H0269274

Nierentumoren

Springer
*Berlin
Heidelberg
New York
Barcelona
Budapest
Hongkong
London
Mailand
Paris
Santa Clara
Singapur
Tokio*

G. Staehler   S. Pomer

Nierentumoren

Grundlagen, Diagnostik, Therapie

Mit 85 Abbildungen und 50 Tabellen

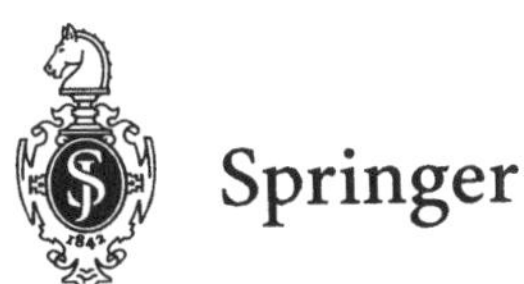

Springer

Professor Dr. Gerd Staehler
Professor Dr. Sigmund Pomer

Klinikum der Universität Heidelberg
Chirurgische Klinik
Abt. Urologie und Poliklinik
Im Neuenheimer Feld 110
69121 Heidelberg

ISBN-13:978-3-642-64357-6 Springer-Verlag Berlin Heidelberg New York

Die Deutsche Bibliothek – CIP-Einheitsaufnahme
Staehler, Gerd:
Nierentumoren: Grundlagen, Diagnostik, Therapie/G.
Staehler; S. Pomer. – Berlin; Heidelberg; New York;
Barcelona; Budapest; Hong Kong; London; Milan; Paris;
Santa Clara; Singapore; Tokyo: Springer, 1997
   ISBN-13:978-3-642-64357-6   e-ISBN-13:978-3-642-60332-7
   DOI:10.1007/978-3-642-60332-7

NE: Pomer, Sigmund:

Dieses Werk ist urheberrechtlich geschützt. Die dadurch begründeten Rechte, insbesondere die der Übersetzung, des Nachdrucks, des Vortrags, der Entnahme von Abbildungen und Tabellen, der Funksendung, der Mikroverfilmung oder der Vervielfältigung auf anderen Wegen und der Speicherung in Datenverarbeitungsanlagen, bleiben, auch bei nur auszugsweiser Verwertung, vorbehalten. Eine Vervielfältigung des Werkes oder von Teilen dieses Werkes ist auch im Einzelfall nur in den Grenzen der gesetzlichen Bestimmungen des Urheberrechtsgesetzes der Bundesrepublik Deutschland vom 9. September 1965 in der jeweils geltenden Fassung zulässig. Sie ist grundsätzlich vergütungspflichtig. Zuwiderhandlungen unterliegen den Strafbestimmungen des Urheberrechtsgesetzes.

© Springer-Verlag Berlin Heidelberg 1997
Softcover reprint of the hardcover 1st edition 1997

Die Wiedergabe von Gebrauchsnamen, Handelsnamen, Warenbezeichnungen usw. in diesem Werk berechtigt auch ohne besondere Kennzeichnung nicht zu der Annahme, daß solche Namen im Sinne der Warenzeichen- und Markenschutz-Gesetzgebung als frei zu betrachten wären und daher von jedermann benutzt werden dürften.

Produkthaftung: Für Angaben über Dosierungsanweisungen und Applikationsformen kann vom Verlag keine Gewähr übernommen werden. Derartige Angaben müssen vom jeweiligen Anwender im Einzelfall anhand anderer Literaturstellen auf ihre Richtigkeit überprüft werden.

Umschlaggestaltung: Design & Production GmbH, Heidelberg

Satz: Best-set Typesetter Ltd., Hong Kong

SPIN: 10047711   21/3133/SPS – 5 4 3 2 1 0 – Gedruckt auf säurefreiem Papier

Vorwort

Es ist unser Anliegen, den Ärzten in Praxis und Klinik mit diesem Buch eine Übersicht über den aktuellen Stand des Wissens über die Nierentumoren zu vermitteln. Dabei wurde versucht, sowohl gesicherte Erkenntnisse als auch kontroverse Meinungen gleichermaßen darzustellen. Dieses Buch stellt eine notwendige Brücke dar zwischen der Darstellung der Grundlagen einzelner Krankheitsbilder unter den Gesichtspunkten Tumorbiologie, Ätiologie und onkologische Merkmale, und der praktischen Einführung in die Diagnostik, Differentialdiagnose und Therapie der Nierentumoren.

Im Kapitel „Gutartige Tumoren" wurde sowohl die Histogenese und Pathologie als auch die Klinik der Nierenzysten und -adenome, Angiomyolipome, Nierenfibrome und juxtaglomerulären Tumoren beschrieben. Zu den bösartigen Tumoren zählen nicht nur die Nierenzellkarzinome, sondern auch Nierenbeckentumoren, Sarkome, Hämangioperizytome, Lymphoblastome und metastatische Tumoren. Entsprechend seinem Stellenwert wird das Nierenzellkarzinom am ausführlichsten abgehandelt. Neue Erkenntnisse über die molekularen Grundlagen der familiären und sporadischen Nierenzellkarzinome, die Ergebnisse aktueller epidemiologischer Studien über Risikofaktoren für das Auftreten des Nierenzellkarzinoms sowie die synoptische Darstellung der Hippel-Lindau-Krankheit werden vermittelt. Tabellarische Übersichten über Patienten mit erhöhtem Nierenkarzinomrisiko als Zielgruppen für Screening sowie veränderte Symptomenmuster sollen dazu beitragen, die Früherkennung weiter zu verbessern.

Ausführlich werden die prognostischen Faktoren des Nierenzellkarzinoms abgehandelt, wobei neben den traditionellen auch die molekularen Merkmale mitberücksichtigt werden. Das Kapitel „Bildgebende Verfahren in der Diagnostik des Nierenzellkarzinoms" beinhaltet das gültige Basisuntersuchungsprogramm und aktuelle Richtlinien zu weiterführenden Untersuchungsverfahren beim prätherapeutischen Staging bzw. zur Therapiewahl nach Nierenkarzinomdiagnose.

Als Grundzüge der chirurgischen Therapie werden die Operationsmethoden beschrieben, die sich in der Heidelberger Urologie bewährt haben, wobei sowohl die radikale Tumornephrektomie als auch die organerhaltenden Operationsverfahren aus elektiver und imperativer Indikation und ihre aktuellen Ergebnisse gewürdigt werden. Die Möglichkeiten der chirurgischen Therapie der Lungen- und Knochenmetastasen werden in gesonderten Kapiteln ausführlich dargestellt. In der umfangreichen Übersicht über das metastasierte Nierenzellkarzinom werden nicht nur die diagnostischen und im Rahmen von Studien erprobten Therapien, sondern auch die augenblicklichen Trends und Perspektiven umrissen.

Die Herausgeber und Autoren hoffen, daß die Zielsetzung dieses Buches, den Kenntnisstand der ärztlichen Kollegen über das Nierenkarzinom weiter zu vertiefen, erreicht wird. Eine breite Resonanz seitens der Leser würde uns freuen.

Heidelberg, Januar 1997   G. Staehler
                                                                     S. Pomer

Inhaltsverzeichnis

Histogenese, Pathologie und prognostische Faktoren des Nierenzellkarzinoms

D. Brkovic und R. Waldherr

Bildgebende Verfahren in der Diagnostik des Nierenzellkarzinoms

T. Roeren

Die operative Behandlung des Nierenkarzinoms 101
G. Staehler und S. Pomer

Mitarbeiterverzeichnis

Brkovic, D., Dr. med.
Klinikum der Universität Heidelberg, Chirurgische Klinik,
Abt. Urologie und Poliklinik, Im Neuenheimer Feld 110,
69120 Heidelberg

Friedl, W., Prof. Dr. med.
Klinikum Aschaffenburg, Chirurgische Klinik II, Am Hasenkopf 1,
63739 Aschaffenburg

Ludwig, R., Dr. med.
Klinikum der Universität Heidelberg, Universitätskinderklinik,
Sektion Hämatologie und Onkologie, Im Neuenheimer Feld 150,
69120 Heidelberg

Pomer, S., Prof. Dr. med.
Klinikum der Universität Heidelberg, Chirurgische Klinik,
Abt. Urologie und Poliklinik, Im Neuenheimer Feld 110,
69120 Heidelberg

Roeren, T., Priv.-Doz. Dr. med.
Radiologische Universitätsklinik Heidelberg, Abt. Radiodiagnostik,
Im Neuenheimer Feld 400, 69120 Heidelberg

Schneider, P., Dr. med.
Thoraxklinik, Chirurgische Abteilung, Amalienstraße 5,
69126 Heidelberg

Staehler, G., Prof. Dr. med.
Klinikum der Universität Heidelberg, Chirurgische Klinik,
Abt. Urologie und Poliklinik, Im Neuenheimer Feld 110,
69120 Heidelberg

Vogt-Moykopf, I., Prof. Dr. med.
Thoraxklinik, Chirurgische Abteilung, Amalienstraße 5,
69126 Heidelberg

Waldherr, R., Prof. Dr. med.
Pathologisches Institut, Im Neuenheimer Feld 220, 69120 Heidelberg

Weirich, A., Dr. med.
Klinikum der Universität Heidelberg, Universitätskinderklinik,
Sektion Hämatologie und Onkologie, Im Neuenheimer Feld 150,
69120 Heidelberg

Nichtkarzinomatöse Nierentumoren

Gutartige Nierentumoren

S. Pomer

Gutartige Nierentumoren

Gutartige Nierentumoren sind selten. Histopathologisch handelt es sich hierbei um

1. mesenchymale Tumoren wie Fibrome, Myome und Lipome,
2. das epitheliale Adenom und
3. Mischtumoren, z. B. Angiomyolipom.

Benigne Nierentumoren sind häufig asymptomatisch und werden oft als sonographischer Zufallsbefund erhoben. Bei Angiomyolipomen und Hämangiomen wird Hämaturie beobachtet: Verdrängungserscheinungen, z. B. Flankenschmerzen, können bei großen Tumoren auftreten. Sonographisch erhobene Befunde einer soliden Raumforderung in der Niere machen eine differentialdiagnostische Abgrenzung von malignen Tumoren erforderlich. Gegebenenfalls kann ein maligner Tumor mit Hilfe von CT, MRT bzw. Angiographie ausgeschlossen werden. Im allgemeinen jedoch ist eine Nierenfreilegung indiziert, wobei eine Teilresektion bzw. eine Nephrektomie (z. B. bei großen Angiomyolipomen) notwendig sein kann.

Nierenzysten

Benigne Nierentumoren können sich aus jeder Zellart innerhalb der Niere bzw. in ihrer unmittelbaren Umgebung entwickeln. Nierenzysten sind die häufigsten gutartigen renalen Raumforderungen. Rund 70 % aller Raumforderungen der Niere sind einfache Zysten ohne klinische Symptomatik (Long 1973). Ihre besondere Bedeutung besteht in einer Größenzunahme, die dann eine klinische Symptomatik bewirken kann, bzw. in der Notwendigkeit, sie im Rahmen der Differentialdiagnose von malignen Nierentumoren abzugrenzen. Nierenzysten können einzeln oder multipel, einseitig bzw. bilateral auftreten. Durch moderne bildgebende Verfahren kann ein Nierenkarzinom von einer einfachen Nierenzyste mit großer Genauigkeit unterschieden werden. Nur bei komplexen Zysten bzw. bei Einblutung kann gelegentlich die Dignität einer zystischen Raumforderung mit

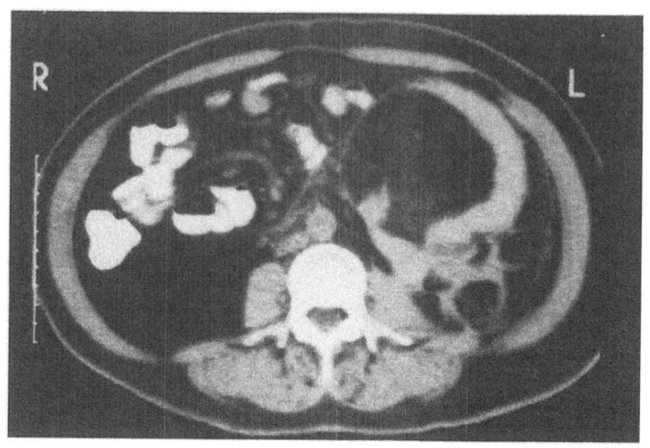

Abb. 1. Großes Angiomyolipom der linken Niere. Präoperatives CT

letzter Sicherheit nur durch chirurgische Freilegung bestimmt werden. Im folgenden sollen die benignen Raumforderungen der Niere beschrieben werden, die entweder zu einer klinischen Symptomatik führen oder wegen ihrer Ähnlichkeit zu malignen Neubildungen der Niere in die differentialdiagnostischen Überlegungen einbezogen werden müssen.

Nierenrindenadenom

Nierenrindenadenome sind sowohl klinisch als auch histologisch benigne und werden gewöhnlich bei der Autopsie festgestellt. Es besteht eine Assoziation zwischen der Tumorgröße und dem malignen Potential. Nierenrindenadenome mit einem Durchmesser von <3 cm weisen eine geringe Tendenz zur Metastasierung auf. In einer Serie von 62 Tumoren, die als Nierenadenome eingestuft wurden, fanden sich dennoch 3, die später Metastasen gesetzt haben (Bell 1950). Traditionelle Lehrmeinung, die Nierenadenome als benigne Tumore definiert, die immer von wahren Adenokarzinomen unterschieden werden können, geht auf Murphy u. Mostofi (1970) zurück. Eine konträre Meinung wurde von Bennington u. Beckwith (1975) vertreten, die postulieren, daß alle tubulären Zelladenome potentiell bösartig sind und lediglich ein frühes Stadium der Karzinogenese darstellen. Die Ätiologie der Nierenrindenadenome bleibt unklar. Es werden – bedingt durch die unterschiedliche Häufigkeit im autoptischen Material bei Männern und bei Frauen – endokrine Faktoren diskutiert. Es ist aber bisher nicht gelungen, jeglichen Verdacht zu untermauern, ebensowenig wie eine Assoziation zur Entwicklung des echten Nierenzellkarzinoms nachzuweisen.

Histologisch ist das Nierenadenom durch uniforme klarzellige oder azidophile Epithelverbände charakterisiert, die eine einheitliche Zell- und Kernbeschaffenheit aufweisen. Die klinische Symptomatik fehlt. Auch ist es ungewöhnlich, wenn durch Tumoreinbruch in die Harnwege eine Makrohämaturie manifestiert wird. Die Unterscheidung von kleinen Adenokarzinomen ist mittels Bildgebung schwierig; als Merkmale der Nierenadenome bei Computertomographie und Arteriographie gelten das Fehlen arteriovenöser Fistel sowie jeglicher Verkalkungen.

Konfrontiert mit dem Dilemma einer kleinen, 3 cm durchmessenden, unklaren Raumforderung der Nierenrinde wird der Kliniker diesen Tumor vorerst wie ein echtes Nierenzellkarzinom behandeln. Im Rahmen einer Nierenfreilegung wird eine Exzision, bzw. Resektion vorgenommen, falls eine sorgfältige histologische Untersuchung im Schnellschnittverfahren keinen Anhalt für das Vorliegen eines Nierenzellkarzinoms ergibt.

Angiomyolipome

Angiomyolipome (Nierenhamartome) sind gutartige Tumoren, die entweder isoliert oder in Assoziation mit tuberöser Sklerose vorkommen.

Die Angiomyolipome treten in 80 % der Fälle familiär auf, in Assoziation mit dem Komplex der tuberösen Sklerose (TSC), und folgen einem autosomal-dominanten Vererbungsmuster. Sporadische Angiomyolipome sind nicht TSC-assoziiert. Merkmale sind: häufigeres Vorkommen bei Frauen, ein um ca. 15 Jahre späteres Manifestationsalter, solitäres und unilaterales Vorkommen, oft in Begleitung mehrerer Nierenzysten.

Für die hereditäre, mit dem tuberösen Sklerosekomplex assoziierten Angio-myolipome wurden zweierlei Koppelungsbeziehungen identifiziert: nämlich entweder zu einem Gen auf dem langen Arm des Chromosoms 9 (9 q 34) (Fryer et al. 1987) oder zu einem Marker, der auf dem kurzen Arm des Chromosoms 16 (16 p 13) lokalisiert ist (Kandt et al. 1992). Es wurden bereits zahlreiche Mutationen des TSC-Gens beschrieben, die für diese Erkrankung verantwortlich sind (Germino et al. 1992).

Diese tumorähnlichen Malformationen mit fehlerhaften, angeborenen Gewebsdifferenzierungen in Form von abnormer Mischung von Geweben, die in dieser Region normalerweise vorkommen, treten bei Patienten auf, die zu 80 % zumindest einige Merkmale der tuberösen Sklerose aufweisen (Stillwell et al. 1987). Die tuberöse Sklerose ist durch mentale Retardierung, Epilepsie und Adenoma sebaceum gekennzeichnet. Sie wird vererbt und weist eine familiäre Häufung auf. Bei Patienten mit dieser Krankheit entwickeln sich Hamartome im Gehirn, Auge, Herz, in der Lunge und in den Knochen. Die Angiomyolipome sind häufig beidseits angelegt. Charakteristisch sind ihre graugelbe Farbe, multifokales Auftreten, Blutungsneigung und eine beträchtliche Größe.

Der Name Angiomyolipom wird von 3 primären Komponenten abgeleitet: ungewöhnlichen Gefäßen sowie Verbänden der glatten Muskelzellen und Adipozyten. Der Tumor weist eine erhebliche Pleomorphie auf. In eher seltenen

Mitosen zeigen sich prominente Kernteilungsfiguren. Obwohl Lymphknotenbefall bereits beschrieben wurde, sind keine Fälle disseminierter Metastasierung bekannt. Aufgrund des multifokalen und bilateralen Wachstums ist ein organerhaltendes chirurgisches Vorgehen angezeigt. Die meisten Angiomyolipome können durch Nieren-CT aufgrund ihres hohen Fettgehaltes und einer dem Fettgewebe entsprechenden Dichte erkannt werden. Gelegentlich aber kann eine Unterscheidung zwischen Nierenzellkarzinom und Hamartom bei gemeinsamem Auftreten der beiden Entitäten schwierig werden (van der Walt et al. 1983). Sind die typischen Angiolipommerkmale beim Nieren-CT nicht einwandfrei erkennbar und werden darüber hinaus Verkalkungen festgestellt, wird die Niere freigelegt und die Tumoren nach Möglichkeit organerhaltend exzidiert. Als alternatives Vorgehen bei Auftreten einer Blutung wurde eine Angiographie und selektive, arterielle Embolisation vorgeschlagen (Oesterling et al. 1986). Der Versuch einer Blutstillung durch Embolisation ist erfolgreich, führt aber bei großen Tumoren selten zu einer Größenabnahme des Tumors nach dem Eingriff. Bei symptomatischen Angiomyolipomen sollte daher bei großen Tumoren (Durchmesser >4 cm) eine Tumorenukleation angestrebt werden. In einigen Fällen wurde eine postoperative Blutdrucknormalisierung bei Vorliegen eines arteriellen Hochdrucks dokumentiert. Bei kleinen und symptomlosen Angiomyolipomen ist ein exspektatives Vorgehen gerechtfertigt. Die Erfahrungen zeigen, daß in vielen Fällen keine Größenzunahme bei Kontrolluntersuchungen zu verzeichnen ist. Diese sollen zunächst in 6monatigen, später in größeren Intervallen vorgenommen werden (Oesterling et al. 1986).

Nierenlipom

Lipome gehören zu den seltenen Nierentumoren. Sie entwickeln sich wahrscheinlich aus den Fettzellen der Nierenkapsel bzw. des Parenchyms. Betroffen sind junge Frauen. Die Patientinnen klagen über Schmerzen als Leitsymptom, das infolge einer beträchtlichen Größenzunahme zu Verdrängungserscheinungen führt. Gelegentlich ist auch eine Hämaturie zu verzeichnen. Makroskopisch erscheint der Tumor meist abgekapselt, seine Schnittfläche ist fettig und weist hellere und dunklere, streifige Bezirke auf, die aus Blutgefäßen bestehen. Mikroskopisch handelt es sich einheitlich um Lipozyten mit peripher gelegenen Kernen. In einigen Tumoren sind auch andere zelluläre Bestandteile vorhanden, die Diagnose des Angiomyolipoms rechtfertigen. Außerdem zeichnen sie sich durch einen benignen Verlauf aus. Die radiologische Diagnose des Lipoms beruht auf dem Nachweis der typischen Fettdichte im CT. Als Therapie wird eine chirurgische Entfernung empfohlen, die oft, insbesondere bei großen Geschwülsten, eine Nephrektomie erforderlich macht. Wegen der einwandfreien Diagnosestellung anhand des CT kann auf die histologische Diagnosesicherung verzichtet werden. Lediglich Kontrolluntersuchungen werden empfohlen.

Nierenfibrome

Fibrome werden im Nierenparenchym, in der Nierenkapsel und im umgebendem Gewebe angetroffen. Diese Tumoren sind sehr selten, haben stets einen gutartigen Verlauf und wurden besonders bei Frauen beobachtet. Sie bleiben meist über längere Zeit symptomlos und führen erst bei erheblicher Größenzunahme zu Verdrängungserscheinungen, ggf. auch zu Hämaturie (bei medullären Fibromen). Die Tumoren sind groß, oft mit der Niere verwachsen und ähneln Gebärmutterfibromen. Mikroskopisch handelt es sich um gutartige Fibroblasten, die im reichlich vorhandenen Stroma eingebettet sind. Die Angiographie läßt eine schlechte Vaskularisierung erkennen. Da jedoch vom angiographischen Bild allein kaum eine Differenzierung vom hypovaskulären Nierenkarzinom möglich ist, wird eine Nierenfreilegung und oft die Nephrektomie aufgrund der Unsicherheit bei der Diagnosestellung vorgenommen.

Der juxtaglomeruläre Tumor

Die juxtaglomerulären Tumoren entstehen aus den juxtaglomerulären Zellen. Sie sind gutartig, allerdings hormonell aktiv. Die reninsezernierenden juxtaglomerulären Tumoren sind klein (selten $>3\,cm$ im Durchmesser) und daher röntgenologisch nicht nachweisbar. Aufgrund der endokrinen Funktion können die Patienten durch Hochdruck, erhöhte Serumreninspiegel und Hyperaldosteronismus auffällig werden. Ein Verdacht auf extraglomerulären Tumor besteht bei extrem hoher Reninkonzentration in der Nierenvene und beim Vorliegen einer ansonsten unerklärlichen Hypertension. Die befallenen Nierenteile können durch fraktionierte Reninbestimmung in der Nierenvene identifiziert werden. Makroskopisch imponieren die Tumoren als grau-gelbe Bereiche mit hämorrhagischen Einschlüssen. Das mikroskopische Bild entspricht dem eines Hämangioperizytoms. Bei der elektronenmikroskopischen Untersuchung wird der typische Aufbau juxtaglomerulärer Zellen mit hoher Reninkonzentration bestätigt. Im Gegensatz zu funktionslosen und im allgemeinen größeren Hämangioperizytomen sind die juxtaglomerulären Tumoren stets gutartig.

Nierenonkozytom

Das Nierenonkozytom ist ein gutartiger Tumor, der von dem Sammelröhrenepithel der Niere ausgeht (Nogueira u. Bannasch 1988). Makroskopisch sind die Onkozytome hellbraun, umschrieben, rund, abgekapselt und enthalten eine zentral gelegene, fibröse Matrix, die multiple Ausläufer bildet. Das narbige Zentrum fällt oft bei der bildgebenden Diagnostik, beispielsweise auf den CT- und

MRT-Bildern, manchmal sogar im Ultraschall auf. Nekrosen und hypervaskuläre Bezirke fehlen. Mikroskopisch besteht der Tumor aus großen eosinophilen Zellen, die eine typische polygonale Form unter reichlich Granula im Zytoplasma aufweisen. Die elektronenmikroskopische Untersuchung zeigt überschnittlich viele Mitochondrien und im Gegensatz zum Nierenzellkarzinom ein endoplasmatisches Retikulum bzw. einen Golgi-Apparat. Die Abgrenzung des Onkozytoms vom Nierenzellkarzinom allein aufgrund morphologischer Kriterien kann Schwierigkeiten bereiten, insbesondere, wenn Nierenkarzinome eosinophile granulareiche Zellen enthalten, die als typisches Merkmal der Nierenonkozytome bezeichnet werden. Der Anteil renaler Onkozytome an soliden Neubildungen der Niere beträgt 3–7 % (Lieber 1990). Das Manifestationsalter entspricht dem Häufigkeitsgipfel des Nierenzellkarzinoms. Männer sind häufiger betroffen als Frauen. Der Tumor kann eine beträchtliche Größe erreichen und auch in anderen Lokalisationen diagnostiziert werden. Onkozytome sind in der überwiegenden Mehrheit unilateral angelegt, kommen aber in 6 % aller Fälle bilateral vor, wobei ein syn- und ein metachrones Auftreten beschrieben wurde. In seltenen Fällen tritt ein multifokales Onkozytom in Form von unzähligen Herden auf und wird als Onkozytomatose bezeichnet (van der Walt et al. 1983).

Onkozytome sind gewöhnlich symptomlos und werden in der überwiegenden Zahl der Fälle durch Zufall gefunden. Schmerzen, Mikro- und Makrohämaturie sowie tastbare Resistenz im Abdomen sind selten. Die radiologischen Verfahren haben entscheidende Bedeutung in der Diagnostik. Die Sonographie und die Computertomographie zeigen den eher uncharakteristischen Befund einer umschriebenen Raumforderung, die Größe und Lage in der Niere kann variieren. Im Angiogramm kommen Onkozytome, arteriovenöse Fisteln und hypovaskuläre, radiär angeordnete Areale vor, die kaum eine Differenzierung vom hypovaskulären Nierenzellkarzinom aufweisen. Angesichts der Unzuverlässigkeit der radiologischen Diagnostik und der Möglichkeit einer Koexistenz des Onkozytoms und des Nierenkarzinoms im selben Organ wird im allgemeinen eine Nierenfreilegung empfohlen. Die organerhaltende Tumorresektion ist nach Histologiegewinnung und Sicherung der Tumorentfernung in sano gerechtfertigt. Ansonsten bleibt, insbesondere bei sehr großen Onkozytomen, die Radikalnephrektomie das Verfahren der Wahl.

Literatur

Bell ET (1950) Renal disease. Lea & Febiger, Philadelphia

Bennington JL, Beckwith JB (1975) Tumors of the kidney, renal pelvis and ureter. In: Armed Forces Institute of Pathology, Washington (DC) (ed) Atlas of tumor pathology, vol 12

Colvin RB, Dickersin GR (1978) Pathology of renal tumors. In: Skinner DG, de Kernion JB (eds) Genitourinary cancer. WB Saunders, Philadelphia, pp 84–94

Fryer AE, Chalmers A, Connor JM et al. (1987) Evidence that the gene for tuberous sclerosis is on chromosome 9. Lancet I:659–661

Germino GG, Weinstat-Saslow D, Himmelbauer H et al. (1992) The gene for autosomal dominant polycystic kidney disease lies in a 750-kb CpG-rich region. Genomics 13:144–151

Kandt RS, Haines L, Smith M et al. (1992) Linkage of an important gene locus for tuberous sclerosis to a chromomosme 16 marker for polycystic kidney disease. Nat Gen 2:37–41

Klinger ME (1951) Secondary tumors of the urinary tract. J Urol 65:144

Lang EK (1973) Roentgenographic assessment of asymptomatic renal lesions. Radiology 109:257

Lieber MM (1990) Renal oncocytoma: Prognosis and treatment. J Urol 18 [Suppl 2]:17–24

Murphy GP, Mostofi FK (1970) Histologic assessment and clinical prognosis of renal adenoma. J Urol 103:31

Nogueira E, Bannasch P (1988) Cellular origin of rat renal oncocytoma. Lab Invest 59:337–347

Oesterling JE, Fishman EK, Goldman SM, Marshall F (1986) The management of renal angiomyolipoma. J Urol 135:1121–1125

Stillwell TJ, Gomez MR, Kelalis PP (1987) Renal lesions in tuberous sclerosis. J Urol 138:477–479

Taylor RS, Joseph DB, Kohaut EC, Wilson ER, Bueschen AJ (1989) Renal angiomyolipoma associated with lymph node involvement and renal cell carcinoma in patients with tuberous sclerosis J Urol 141:930–932

Walt JD van der, Reid HA, Rigdon RA, Shaw JH (1983) Renal oncocytoma: A review of the literature and report of an unusual multicentric case. Virchows Arch [A] 398:291–294

Bösartige Nierentumoren

S. Pomer

Nierenbeckenkarzinome

Das Nierenbeckenkarzinom geht in der überwiegenden Mehrheit der Fälle vom Urothel, selten vom Plattenepithel aus und ist mit einem Anteil von 10 % der zweithäufigste Nierentumor. Eine Reihe von Risikofaktoren, z. B. Nikotin, Endoxan, aromatische Amine sowie chronische Infektionen, z. B. Bilharziose, fördern die Entstehung von Nierenbeckenkarzinomen. Schmerzlose Hämaturie und Flankenschmerzen sind Leitsymptome der Krankheit. Die Diagnose wird radiologisch gestellt, und zwar durch Nachweis von Kontrastmittelaussparungen im Ausscheidungsurogramm bzw. im retrograden Ureteropyelogramm. Der Vollständigkeit halber wird eine Zystoskopie mit Materialentnahme für zytologische Untersuchungen und ggf. eine Ureterorenoskopie mit bioptischer Verifizierung der Diagnose durchgeführt. Die Nephroureterektomie unter Mitnahme einer Blasenmanschette ist die Therapie der Wahl. Hochdifferenzierte oberflächliche Tumoren können jedoch ureterorenoskopisch angegangen werden. Bei Einzelnieren sind parenchymerhaltende Eingriffe indiziert, um Patienten vor drohender Dialyse zu bewahren. Die Prognose ist mit einer Fünfjahresüberlebensrate von 50 % bei Grad-II- bzw. unter 30 % bei Grad-III-Tumoren eher ungünstig.

Grundlagen. Tumoren des Nierenbeckens sind in über 90 % Urothel- und in weniger als 10 % Plattenepithelkarzinome. Sie machen insgesamt etwa 10 % aller Nierentumoren aus. Das Verhältnis von Männern zu Frauen beträgt ca. 3:1. Als ätiologische Faktoren sind nachgewiesen:

1) chemische Stoffe, die durch die Nieren ausgeschieden werden (z. B. aromatische Amine, Zyklophosphamid-Derivate, Nikotin, Phenacetin, Thorotrast);
2) chronische Infektionen, die als chronischer Reiz, z. B. bei Bilharziose, die Entstehung von Plattenepitelkarzinomen fördern.

Wie beim Blasenkarzinom hängt der Malignitätsgrad vom Differenzierungsgrad der Karzinomzellen und der Infiltrationstiefe ab. Man unterscheidet die hochdifferenzierten G-I-, die prognostisch günstiger verlaufen, und die schlecht differenzierten G-III/IV-Tumoren, die rasch die Muskularis infiltrieren und eine schlechtere Prognose haben. Die Metastasierung ist in der Regel lymphogen und betrifft i. allg. die paraaortalen, parakavalen und paravertebralen Lymphknoten. Die seltenere hämatogene Metastasierung erfolgt in Lungen, Leber sowie Knochen. Die kanalikuläre Metastasierung der Nierenbeckentumoren in Ureter und Blase ist häufig: In 30–50 % der Fälle geht einem Blasentumor ein Nierenbecken- bzw. Harnleitertumor voraus. Umgekehrt dagegen muß nach Auftreten eines Blasentumors bei 3 % der Patienten mit Entstehung eines Nierenbeckentumors gerechnet werden.

Diagnose. Die klinische Symptomatologie besteht in der Mehrzahl der Fälle in einer schmerzlosen Makrohämaturie (80–90 %), dumpfen Flankenschmerzen, die durch zunehmende tumorbedingte Obstruktion bzw. Abgang von Koagula bei Blutung verursacht sind, sowie in fortschreitender Kachexie, die manchmal als Erstsymptom in Erscheinung tritt.

Die Diagnose des Nierenbeckentumors wird sehr selten sonographisch, grundsätzlich radiologisch, endoskopisch und zytologisch gestellt. Im Rahmen des i.v. Ausscheidungsurogramms fällt ein Füllungsdefekt im Nierenbeckenkelch- system auf, der manchmal mit Erweiterung der betroffenen Kelche einhergeht. Unvollständige Kelchdarstellung, konkav abgesetzte Kontrastmittelabdrücke sowie polyzyklische Kontrastmittelaussparungen im Bereich des Nierenbecken- kelchsystems kommen ebenfalls zur Darstellung. Nierenweichteilschatten und äußere Organkonturen verändern sich erst in späteren Stadien bei großen, die gesamte Niere infiltrierenden Nierenbeckenkarzinomen. Die radiologische Untersuchungsmethode der Wahl ist die retrograde Ureteropyelographie. Die Kontrastmittelaussparungen sind wegen der höheren Kontrastmitteldichte deutlicher als in der Ausscheidungsurographie.

Die präoperative Diagnostik beinhaltet eine Zystoskopie, die bei Nierenbecken- tumorverdacht die Blutungsquelle im linken bzw. rechten Harnleiterostium lokalisiert. Bei makroskopisch unauffälligem Urin kann seitengetrennt aus beiden Harnleiterostien Urin für die zytologische Untersuchung asserviert werden. Im Falle einer technisch problemlosen Durchführung ist die Ure- terorenoskopie zur endoskopischen und bioptischen Untermauerung der Dia- gnose von Vorteil.

Therapie. Die Nephroureterektomie unter Mitnahme einer das Harnleiterostium vollständig enthaltenen Blasenmanschette ist die Behandlung der Wahl. Bei Einzelniere sind parenchymerhaltende Eingriffe indiziert, um die Patienten vor drohender Dialyse zu bewahren. In Ausnahmefällen lassen sich auch durch ureterorenoskopische Operationen hochdifferenzierte und oberflächliche Tumoren resezieren. Im Rahmen der Nachsorge werden regelmäßige Kontrollzystoskopien vorgenommen.

Prognose. Die globale Fünfjahresüberlebensrate wird mit 30% angegeben, wobei sie vom Grading abhängt: 75% für G-I-, 50% für G-II- und 27% für G-III-Tumoren. Bei infiltrierend wachsendem Karzinom liegt die Fünfjahresüberlebensrate unter 10%. Die Rezidivhäufigkeit nach Belassen des Harnleiterstumpfes beträgt 20%.

Nierensarkome

Fibro-, Lipo-, Osteo- und Myosarkome sowie Angioendotheliom und Hämoangioperizytom gehören zu den mesenchymalen bösartigen Tumoren der Niere. Die Ähnlichkeit der Symptomatik – Schmerzen, tastbare Raumforderung und Hämaturie – erschwert die Abgrenzung der Nierensarkome von Nierenkarzinomen. Im CT-Bild der Nierensarkome sind die Dichtewerte durch Anwesenheit der Fett-, bzw. Knochenanteile charakterisiert. Weitere differentialdiagnostisch verwertbare Hinweise sind das Fehlen vergrößerter Lymphknoten auch bei großen Tumoren und ein hypovaskuläres Bild im Angiogramm. Die Tumornephrektomie ist zwar die Behandlung der Wahl, reicht jedoch oft als Therapie nicht aus. Die wenigen verfügbaren Ergebnisse sprechen für den Nutzen einer adjuvanten Chemotherapie.

2–3% aller bösartigen Nierentumoren sind Nierensarkome. Ihre Häufigkeit steigt mit zunehmendem Alter an. Aufgrund der klinischen Symptomatik kann ihre Abgrenzung vom Nierenzellkarzinom oft schwierig werden, weil die Symptomatik grundsätzlich derjeniger vom großen Nierenkarzinom ähnelt und aus Schmerzen, tastbarer Raumforderung in der Nierengegend und Hämaturie besteht. Mittels Computertomographie scheint eine gute Unterscheidung zwischen einer vom Parenchym und einer von der Nierenkapsel ausgehenden Raumforderung möglich zu sein. Die Dichtewerte dieser Tumoren entsprechen denjenigen der Weichteile. Die Lipo- und Osteosarkome sind durch Anwesenheit der Anteile mit Dichtewerten des Fettes bzw. des Knochens charakterisiert. Ein derartiger Befund innerhalb einer Raumforderung, die vom Nierensinus bzw. von der Nierenkapsel ausgeht, läßt an ein Nierensarkom denken. Ein weiterer Hinweis ist die Abwesenheit vergrößerter, retroperitonealer Lymphknoten, die beim Vorliegen eines großen Nierentumors für ein Nierenkarzinom recht ungewöhnlich ist. Der typische angiographische Befund ist durch ein hypovaskuläres Bild ohne Bildung arteriovenöser Fisteln gekennzeichnet (Scriven et al. 1984).

Leiomyosarkome, die aus den glatten Muskelzellen entstehen, sind die häufigsten sarkomatösen Nierentumoren. Etwa 60% aller Nierensarkome sind Leiomyosarkome. Sie entwickeln sich vorwiegend bei Frauen zwischen dem 40.

und 70. Lebensjahr. Die Tumoren wachsen selten invasiv, eher führen sie zur Verdrängung der Niere. Ihre Merkmale sind die relativ rasche Größenzunahme sowie eine frühe und multilokuläre Fernmetastasierung. Die Tumoren sind abgekapselt und von fester, knotiger Beschaffenheit. Auffallend ist ihre Neigung zu Lokalrezidiven nach einer Resektion. Grundsätzlich ist die radikale Tumornephrektomie die Therapie der Wahl. Da die Nierensarkome selten von Nierenkarzinomen aufgrund der bildgebenden Diagnostik abgegrenzt werden können, stellt ohnehin die Organentfernung als einheitliche Therapie eine sinnvolle Vereinfachung der Behandlungsplanung dar. Die Prognose des nur chirurgisch behandelten Leiomyosarkoms ist grundsätzlich schlecht. Die adjuvante Chemotherapie scheint sie zu verbessern (Rakowsky et al. 1987; Taniguchi et al. 1987). Es gibt nämlich Hinweise darauf, daß die adjuvante Chemotherapie das Auftreten der Rezidive zumindest verzögern kann. So überlebte beispielsweise ein Patient, der im Anschluß an die Operation einer Chemotherapie unterzogen wurde, 4 Jahre rezidivfrei (DeKernion u. Belldegrun 1992). Ähnliche Angaben liegen in Einzelfällen bei adjuvanter kombinierter Chemo- und Radiotherapie nach einer chirurgischen Tumorexstirpation vor (Helmbrecht u. Cosgrove 1974). Möglicherweise führt der Einsatz von Doxorubicin, wie bei anderen Sarkomen, zu einer zusätzlichen Verbesserung der Ergebnisse über die alleinige chirurgische Therapie hinaus.

Rhabdomyosarkome der Erwachsenen, die zu den seltenen und besonders bösartigen Nierenmalignomen gehören, entwickeln sich aus der quergestreiften Muskulatur. Diese Tumoren sind durch einen multinodulären Aufbau und eine gut definierbare Kapsel, die sie umgibt, gekennzeichnet. Die Behandlungsergebnisse sind schlecht. Nach den Erfahrungen von DeKernion u. Belldegrun (1992) stellt die alleinige chirurgische Behandlung keine ausreichende Therapie dar. Die Chemotherapie hat ihre Berechtigung im Anschluß an die Tumornephrektomie, besonders in Form der interarteriellen Doxorubicinbehandlung, und zwar in Kombination mit Bestrahlung. Obwohl die Kasuistiken über die adjuvante Behandlung der Nierensarkome relativ selten sind, scheinen die wenigen verfügbaren Berichte die Verbesserung der Behandlungsergebnisse, und zwar mit einer Chemotherapie mittels Doxorubicin, zu bestätigen (DeKernion u. Belldegrun 1992).

Fibrosarkome machen ca. 19% aller Nierensarkome aus und werden oft mit Angiomyolipomen bzw. mit großen gutartigen Lipomen verwechselt. Diese Tumoren treten in der 5. und 6. Lebensdekade auf. Sie neigen zu Lokalrezidiven, wobei eine erneute Exzision gewöhnlich doch noch zur Heilung führen kann. Im eigenen Krankengut konnten wir ein Liposarkom der Niere finden. Nach Angaben aus der Literatur ist eine postoperative adjuvante Chemotherapie bei positiven Resektionsrändern empfehlenswert. Befürwortet wird auch eine Kombination von Cisplatin, Phosphamid und Bestrahlung (DeKernion u. Belldegrun 1992).

Nach einer Zusammenstellung von Saito et al. (1982) über Anamnese, Diagnostik und Therapie von 2651 Patienten mit Nierentumoren ergab sich eine

Sarkomhäufigkeit von 1%. Davon waren 7 Leiomyosarkome, 5 Rabdomyosarkome und 5 Fibrosarkome. Als die häufigsten Metastasierungsorte waren Leber, Lymphknoten und Lunge zu verzeichnen. Die operative Entfernung ist als alleinige, potentiell kurative Behandlungsmethode bei diesen seltenen Tumoren allgemein anerkannt. Die ansonsten kurze Überlebenszeit der Patienten kann durch adjuvante Behandlungsmodalitäten verlängert werden.

Das osteogene Sarkom gehört zu den Raritäten im Bereich der Nieren. Die klinischen Daten von 7 Fällen eines osteogenen Sarkoms wurden von Biggers u. Stewart (1979) zusammengestellt. Die klinischen Merkmale dieser kalkhaltigen, extrem harten Tumoren waren ein hypovaskuläres Gefäßbild in Verbindung mit massiven Kalzifikationen. In den Fällen mit Metastasen in den Knochen konnte oft nicht entschieden werden, ob der Nierenbefund eine Metastase oder einen echten Primärtumor darstellt. Da eine osteoblastische Differenzierung auch in anderen Nierensarkomen beschrieben wurde (Moon et al. 1983), ist die Einstufung dieses Tumors als osteogenes Sarkom letzten Endes mit einem Fragezeichen in bezug auf den Tumorursprung versehen. Auch hier ist die radikale chirurgische Tumorentfernung im Rahmen der Nephrektomie die anzustrebende Behandlung. Die Heilungsergebnisse einer alleinigen chirurgischen Therapie sind unbefriedigend. Nur wenige echte Heilungen wurden beschrieben.

Hämangioperizytome werden als reninproduzierende Nierentumoren definiert. Sie sind klein und gutartig und führen zu Hochdruck. In wenigen Fällen können sie eine beträchtliche Größe erreichen und entwickeln einen malignen Phänotyp, der die Eigenschaften eines sarkomatösen Wachstums annimmt. In 15% der Fälle ist ein invasives Wachstum der Hämangioperizytome zu erwarten (Ordonez et al. 1982). Das invasive Wachstum betrifft oft die V. cava und hat die Form eines V. cava-Tumorzapfens. Es wurden jedoch auch Fälle mit Metastasierung in die Leber und andere intraabdominelle Organe beschrieben (DeKernion u. Belldegrun 1992). Als diagnostisches Merkmal der Hämangioperizytome gilt ihre beträchtliche Hypervaskularisierung. Die präoperative Embolisation vor der radikalen Nephrektomie bietet sich daher zur Vereinfachung des chirurgischen Vorgehens an.

Eine Reihe weiterer seltener Tumoren im Bereich der Niere wurde beschrieben: Histiozytome, Fibroxanthosarkome und Angiosarkome (Alfred et al. 1981). Als malignes fibröses Histiozytom wird ein Sarkom des späteren Erwachsenenlebens bezeichnet. 8 solcher Tumoren, die in der Niere ihren Ursprung hatten, wurden von Scriven et al. (1984) beschrieben. Maligne fibröse Histiozytome werden außergewöhnlich groß und sind auch ansonsten aufgrund der bildgebenden Diagnostik kaum von Nierenkarzinomen zu unterscheiden. Ihre Histologie ähnelt derjeniger der Histiozytome, die in anderen Körperregionen entstehen. Auch hier ist die radikale Nephrektomie als das Verfahren der Wahl zu bezeichnen, obwohl der Tumor auch strahlensensibel ist (Osamura et al. 1978). Die Lokalrezidive sind häufig und machen eine erneute Tumorexstirpation erforderlich.

Lymphoblastome

Unter dem Oberbegriff Lymphom ist eine Reihe von Tumoren zusammengefaßt, die bezüglich ihres feingeweblichen Aufbaus, ihrer lokalen Wachstumstendenz sowie Metastasierung und damit ihrer Therapiemöglichkeiten recht unterschiedlich sind. Es handelt sich hierbei um Retikulozellsarkom, Lymphosarkom und Leukämie, die als generalisierte Erkrankung auch mit einem Nierenbefall einhergehen können. Die Lymphoblastome sind selten. In der Literatur finden sich meist nur Erfahrungsberichte mit relativ kleinen Fallzahlen. Über gute Heilungsergebnisse beim primären Lymphosarkom der Niere mit einer radikalen Nephrektomie berichten DeKernion u. Belldergrun (1992). Auch Silber u. Chang (1973) gaben bei dem primären Lymphom der Niere einer chirurgischen Tumorentfernung den Vorzug.

Die Häufigkeit des Nierenbefalls bei Leukämie im Obduktionsgut wird auf bis zu 50% beziffert. Charakteristisch ist ein infiltratives Wachstumsmuster, wobei es klinisch als Manifestation zu Hämaturie, Nierenvergrößerung und fortschreitender Niereninsuffizienz kommen kann. Die Therapie richtet sich nach der systemischen Behandlung des zugrundeliegenden Leidens. Nur ausnahmsweise ist eine Nephrektomie indiziert, nämlich im Fall einer nicht beherrschbaren Blutung.

Im Vordergrund der urologischen Diagnostik steht die Abgrenzung des leukämischen Nierenbefalls von anderen Raumforderungen in diesem Bereich. Eine Gegenüberstellung der radiologischen Befunde mit Ergebnissen der Obduktion bei 23 Patienten ließ ein vom charakteristischen Stadium abhängiges Ausbreitungsmuster der neoplastischen Infiltrate erkennen (Hartmann et al. 1982). Zuerst entwickelten sich die tumorösen Absiedlungen zwischen den Nephronen, und erst später kam es zum ubiquitären Übergreifen der Lymphommassen auf die anderen Strukturen des Organs.

Die Computertomographie ist in der Diagnostik der Nierenlymphome unentbehrlich (Heikin et al. 1983). Es werden 4 Stadien bzw. Ausbreitungsmuster der Nierenbeteiligung durch Lymphome unterschieden:

1) solitäre Nierenläsionen,
2) multiple intraparenchymale Knötchen,
3) konfluierende lymphknotenähnliche Massen,
4) diffuse Infiltrate.

Eine vergleichbare Einteilung bei Non-Hodgkin-Lymphomen der Niere wurde von Jafri et al. (1982) vorgenommen. Das CT schien in der Frage nach Größe, Lokalisation und Beurteilung des Ansprechens auf die systemische Behandlung von beträchtlichem Stellenwert zu sein. Es sind verschiedene Beteiligungsmuster, einschließlich solitärer und multipler Knoten, konfluierender Massen, diffuser Infiltrationen und Vergrößerung der gesamten Niere aufgetreten. Als pathognomonisches Zeichen des Lymphoms im CT-Bild wird von anderen Untersuchern das gleichzeitige Auftreten von multiplen intraparenchymalen

Knötchen und Niereninfiltraten mit einer retroperitonealen Lymphadenopathie postuliert (Barbaric 1991). Zur Differentialdiagnose Nierenlymphom vs. Nierenkarzinom bietet sich die CT-gesteuerte Biopsie der Läsionen an.

Metastatische Tumoren

Die Niere ist ein häufiger und bevorzugter Metastasierungsort für eine Reihe von soliden Tumoren und malignen Erkrankungen des hämatopoetischen Systems. Die prädisponierenden Faktoren für die Besiedlung maligner Zellen sind der hohe Blutfluß und die reichliche Vaskularität des Organs. Die Metastasen der Niere werden allerdings selten klinisch, jedoch häufig im Rahmen einer Obduktion festgestellt. Nach einer Zusammenfassung von Klinger (1951) über die Befunde von 5000 Autopsien wurden Nierenmetastasen bei 21 Patienten mit Bronchialkarzinom gefunden. Nach Angaben von Olsson (1971) haben 20% aller an Bronchialkarzinom versterbenden Kranken Metastasen im Bereich der Niere, 40% davon beidseitig. Diese auffälligen Prozentzahlen waren Anlaß für eine Hochrechnung, die ergab, daß bei 19000 Patienten mit Lungenkarzinom in den USA pro Jahr ein metastatischer Nierenbefall zu finden ist (DeKernion u. Belldegrun 1992). Die Metastasen führen allerdings selten zu einer klinischen Symptomatik, die am ehesten in einer Makrohämaturie besteht.

Grundsätzlich können nahezu sämtliche soliden Tumoren in die Niere metastasieren. Dazu gehören vor allem die Darm-, Mamma- und Ovarialkarzinome, obwohl ein multifokaler Befall die Regel ist. Es sind auch Fälle mit solitären Knoten beschrieben worden (Kyaw u. Koehler 1969). Neben einer Blutung gehört auch der Flankenschmerz zu den Symptomen bei Metastasen in der Niere. Als diagnostische Methode der Wahl ist das Computertomogramm zu nennen. Zur Untermauerung der Diagnose wird eine CT-gesteuerte Biopsie empfohlen. Durch Kontrastmittelgabe wird auf dem Bild die ansonsten isodense Raumforderung nur unwesentlich kontrastreicher (Barbaric 1991). Im Angiogramm erscheinen die Metastasen als runde hypovaskuläre Herde, die über wenige Gefäßneubildungen, ähnlich dem Nierenzellkarzinom, verfügen.

Die Frage, ob das Nierenkarzinom in die kontralaterale Niere metastasiert, wird kontrovers diskutiert. Auffallend ist, daß die progressionsfreien Intervalle nach Tumorentfernung aus der kontralateraler Niere i. allg. besser sind, als es nach Metastasektomien ansonsten üblich ist. Es ist jedoch vorläufig unklar, ob der beidseitige Nierenbefall De-novo-Tumoren oder Metastasen darstellt.

Literatur

Alfred CD, Cathey WJ, McDivitt RW (1981) Primary renal angiosarcoma: A case report. Hum Pathol 12:665
Barbaric ZL (1991) Genitourinary Radiology. Thieme, New York, p 171

Biggers R, Stewart J (1979) Primary renal osteosarcoma. Urology 13:674

DeKernion JB, Belldegrun A (1992) Renal tumors. In: Campbells urology, pp 1053–1092

Hartmann DS, Davis CJ, Goldman SM, Friedman AC, Fritzsche P (1982) Renal lymphoma: Radiologic-pathologic correlation of 21 cases. Radiology 144:759

Heiken JP, Gold RP, Schnur MJ, King MJ, Bashist B, Glazer HS (1983) Computed tomography of renal lymphoma with ultrasound correlation. J Comput Assist Tomogr 7:245

Helmbrecht LJ, Cosgrove MD (1974) Triple therapy for leiomyosarcoma of the kidney. J Urol 112:581

Jafri SZ, Bree RL, Amendota MA et al. (1982) CT of renal and perirenal non-Hodgkin lymphoma. Am J Radiol 138:1101

Klinger ME (1951) Secondary tumors of the genitourinary tract. J Urol 65:144–148

Kyaw M, Koehler PR (1969) Renal and perirenal lymphoma: Arteriographic findings. Radiology 93:1055

Moon TD, Dexter DF, Morales F (1983) Synchronous independent primary osteosarcoma and adenocarcinoma of the kidney. Urology 21:608

Olsson CA (1971) Pulmonary cancer metastatic to the kidney: A common renal neoplasm. J Urol 105:492

Ordonez NG, Bracken RB, Strohlein KB (1982) Hemangiopericytoma of the kidney. Urology 20:191

Osamura RY, Watanabe K, Yoneyama L, Hayashi T (1978) Malignant fibrous histiocytoma of the renal capsule: Light and electron microscopic study of a rare tumor. Virchow Arch [A] 380:377

Rakowsky E, Barzilay J, Schujman E, Servadio C (1987) Leiomyosarcoma of kidney. Urology 29:68

Saitoh H, Shimbo T, Wakabayashi T, Takeda M, Ogishima K (1982) Metastases of renal sarcoma. J Exp Clin Med 7:365

Scriven RR, Thrasher TV, Smith DC, Stewart SC (1984) Primary renal malignant fibrous histiocytoma: A case report and literature review. J Urol 131:948

Shirkoda A, Lewis E (1987) Renal sarcoma and sarcomatoid renal cell caricinoma: CT and angiographic features. Radiology 162:353

Silber SJ, Chang CY (1973) Primary lymphoma of the kidney. J Urol 110:282

Taniguchi H, Takabashi T, Fujita Y et al. (1987) Leiomyosarcoma of the kidney: Report of a patient with favorable response to doxorubicin and cisplatin suspended in a lipid contrast medium and cyclophosphamide. Med Pediatr Oncol 15:285

Nierenzellkarzinome

Nierenzellkarzinom – Grundlagen, Symptomatik, Prognose

S. Pomer

Grundlagen

80 % der malignen Nierentumoren sind Nierenzellkarzinome. Ihre Inzidenz weist ein Nord-Süd-Gefälle, eine Häufigkeitsverteilung Männer zu Frauen von ca. 2/1 und einen Altersgipfel im 7. Lebensjahrzehnt auf. Als Entstehungsursachen werden diskutiert:

- genetische Einflüsse (Hippel-Lindau-Syndrom),
- familiäre Prädisposition (polyzystische Nierendegeneration),
- sozioökonomische Faktoren (Leben in städtischen Verhältnissen, Beschäftigung in chemischer Industrie bzw. Metallverarbeitung,
- Ernährung (Übergewicht, fettreiche bzw. eiweißreiche Kost) und
- chemische Noxen (Ölderivate, Tabakgenuß, Kadmium, Blei, Diuretika und Analgetika).

Als Zielgruppen für Screeninguntersuchungen sollen daher folgende Patientengruppen mit erhöhtem Nierenkarzinomrisiko berücksichtigt werden: mit von Hippel-Lindau-Krankheit, Familienanamnese eines Nierenkarzinoms, terminaler Niereninsuffizienz bei Zystenniere sowie tuberöser Sklerose.

Das Nierenzellkarzinom ist ein verhältnismäßig seltener Tumor, der bis zu 3 % aller Malignome im Erwachsenenalter stellt. Seine Inzidenz zeigt eine altersabhängige, eine geographische und eine ethnische Variabilität. Am häufigsten ist die Erkrankung in Nordamerika und in Nordeuropa, während der Tumor in Asien, Afrika und Südeuropa verhältnismäßig selten beobachtet wird. Die geringe Inzidenz bei den Chinesen läßt auf einen ethnischen, bzw. genetischen Einfluß auf die Tumorentstehung schließen. Auf dem Gebiet der Bundesrepublik wird mit ca. 10 000 Neuerkrankungen jährlich gerechnet. In den USA wurden 1991 schätzungsweise 24 000 Fälle neu diagnostiziert, und über 10 000 Patienten erlagen der Krankheit (Silverberg et al. 1990). Es wird ein

Tabelle 1. Synopsis des Hippel-Lindau-Syndroms

Läsion	Befallenes Organ	Häufigkeit des Auftretens bei Genträgern[a] [%]	Untersuchungs-programm	Therapie
1. Angiomatosis retinae	Auge	47	Ophtalmoskopie	Lasertherapie
2. Hämangioblastome	Zentralnervensystem (in 80% hintere Schädelgrube)	42	MRT mit Gadolinium	Tumorresektion
3. Nierenzellkarzinom Nierenzysten	Niere	15–30	CT	Tumorresektion
4. Phäochromozytom	Nebenniere	23	CT	Tumorresektion
5. Zystadenome	Pankreas	17	CT	nicht erforderlich
6. Zysten	Nebenhoden	3	Sonographie	nicht erforderlich

[a] In Anlehnung an Neumann 1993.

leichter Anstieg der Erkrankungsrate und Mortalität in den letzten Jahren angenommen, wobei die Steigerung der Inzidenz um 15–20% liegen dürfte (Senn et al. 1992).

Männer sind häufiger betroffen als Frauen: Das Geschlechtsverhältnis beträgt ca. 2:1. Die Inzidenz steigt mit zunehmendem Alter. Der Altersgipfel liegt im 7. Lebensdezennium. Die sozioökonomische Variabilität zeigt sich darin, daß der Tumor bevorzugt bei Männern in gutem Ernährungszustand auftritt und daß ein Stadt-Land-Gefälle der Tumorinzidenz besteht.

Bei der Ätiologie werden, bedingt durch die unterschiedliche Häufigkeit bei den verschiedenen Rassen, genetisch determinierte Faktoren erwogen. Hierzu gehören Beobachtungen einer Häufung in Familien mit der Hippel-Lindau-Krankheit (s. Tabelle 1) und das gehäufte Auftreten bilateraler Tumoren. Es besteht der dringende Verdacht, daß eine Mutation des von Hippel-Lindau-Gens (VHL-Gen) die ursächliche Rolle bei der Entwicklung von klarzelligen Nierenzellkarzinomen spielt (Gnarra et al. 1994). Eine leichte Prädisposition für die Entwicklung des Nierenkarzinoms wurde bei Patienten mit der polyzystischen Nierenkrankheit festgestellt (s. Tabelle 2). Die Bevorzugung des männlichen Geschlechts spricht für die Bedeutung hormoneller Einflüsse bei der Karzinogenese.

Nierenzellkarzinome entwickeln sich offensichtlich aus dem proximalen Tubulusepithel der Niere (klarzellige und chromophile Karzinome) bzw. von Zellen des distalen Tubulus (chromophobe Karzinome). Als Ursprungsort des seltenen Duct-Bellini-Karzinoms gilt das Sammelrohrsystem. Die immunhistologischen Studien unterstützen diese traditionelle morphologische Klassifikation der epithelialen Tumoren des Nierenparenchyms (Thoenes et al. 1986). Die zytogenetische Unterteilung der Nierenzellkarzinome (s. Kap. Pathologie des

Tabelle 2. Patienten mit erhöhtem Nierenkarzinomrisiko als Zielgruppen für Screening

Risikogruppe	Risikokategorie an NZK zu erkranken	Vermutete Ätiologiefaktoren
Patienten mit Raumforderungssymptomatik		
Terminale Niereninsuffizienz bei Zystenniere	Risiko 5- bis 10 mal > als bei Gesunden (Männer 7 mal häufiger als Frauen) 1–2% erkranken an NZK	*Akumulation nicht dialysabler Wachstumsfaktoren *Urämiebedingte Immunsuppression
Hippel-Lindau-Krankheit	45% erkranken an NZK	VHL-Genmutation bzw. Verlust
Familienanamnese eines Nierenkarzinoms	bis 10% erkranken an NZK	Verlust/Mutation eines Tumorsuppressorgens
Tuberöse Sklerose	?	
Autosomal-dominante polyzystische Nieren	Risiko tendentiell nicht signifikant erhöht; weniger als 1% erkranken an NZK	

Tabelle 3. Erkrankungsrisiken für Nierenkarzinome

Art der Prädisposition zur Nierenkarzinomentstehung	Wahrscheinlichkeitskategorie	Epidemiologische Untersuchungsergebnissse
Genetisch determinierte Faktoren		
– Hippel-Lindau-Krankheit	nachgewiesen	Gnarra et al. (1994)
– Polyzystische Nierendegeneration	möglich	?
Hormonelle Einflüsse		
– (Männer im Verhältnis von 2:1 bevorzugt)	nachgewiesen	Lindblad et al. (1995)
Sozioökonomische Faktoren		
– Beruf (chemische Industrie)	nachgewiesen	Mandel et al. (1995)
(Metallverarbeitung)	nachgewiesen	
– Leben in städtischen Verhältnissen	nachgewiesen	Schlehofer et al. (1995)
Ernährung		
– Fettreiche Kost	möglich	Boeing et al. (1996)
– Übergewicht	nachgewiesen	Mellemgaard et al. (1995)
– Eiweißreiche Kost	nachgewiesen	Chow et al. (1994)
Chemische Noxen		
– Ölderivate	nachgewiesen	Mandel et al. (1995)
– Tabakgenuß	nachgewiesen	McLaughlin et al. (1995a)
– Kadmium	nachgewiesen	Mandel et al. (1995)
– Blei	möglich	?
– Diuretika	möglich	McLaughlin et al. (1995b)
– Analgetika	möglich	McCredie et al. (1995)

Nierenzellkarzinoms) und ihre prognostische Aussagekraft sind z. Z. Gegenstand intensiver Studien.

Die erbliche Disposition zur Nierenkarzinomentstehung wird aufgrund der bereits in den 70er Jahren beschriebenen familiären Häufung, die mit gleichzeitig beobachteten Aberrationen auf dem Chromosom 3 einhergeht, postuliert (Cohen et al. 1979). Als weiterer prädisponierender Faktor gilt das Leben in städtischen Verhältnissen, das die Auswirkung potentieller chemischer Noxen in Industriegebieten nahelegt. Es ist allerdings kein ursächlicher Zusammenhang der Karzinogenese mit in Frage kommenden schädigenden Reagenzien (Blei? Kadmium? Diuretika? Analgetika?) nachgewiesen worden (Paganini-Hill et al. 1985). Das für Tabakraucher zweifach erhöhte Erkrankungsrisiko (s. Tabelle 3) weist auf die Bedeutung dieses Risikofaktors hin (Bennington u. Laubscher 1968). Als nachgewiesener Risikofaktor gilt die unausgewogene Ernährung, insbesondere eiweißreiche Kost, sowie das Übergewicht. Die beiden Faktoren prädisponieren, auch isoliert betrachtet, die Tumorinduktion.

Onkologische Kennzeichen
Morphologische Klassifikationssysteme

Nach den Richtlinien der UICC wird das Tumorstadium mit Hilfe des TNM-Systems folgendermaßen definiert:

TNM-klinische Klassifikation

T	Primärtumor
TX	Primärtumor kann nicht beurteilt werden
T0	Kein Anhalt für Primärtumor
T1	Tumor 2,5 cm oder weniger in größter Ausdehnung, begrenzt auf die Niere (Abb. 1)
T2	Tumor > 2,5 cm in größter Ausdehnung, begrenzt auf die Niere (Abb. 2)
T3	Tumor breitet sich in größeren Venen aus oder infiltriert Nebenniere oder perirenales Gewebe, jedoch nicht jenseits der Gerota-Faszie
T3a	Tumor infiltriert Nebenniere ohne perirenales Gewebe, aber nicht jenseits der Gerota-Faszie (Abb. 3)
T3b	Tumor mit makroskopischer Ausbreitung in die Nierenvene oder V. cava (Abb. 4)
T4	Tumor infiltriert über die Gerota-Faszie hinaus (Abb. 5)
N	Regionäre Lymphknoten Als regionäre Lymphknoten werden die hilären sowie die abdominalen, aortalen und parakavalen Lymphknoten bezeichnet (Abb. 6)
NX	Die regionären Lymphknoten können nicht beurteilt werden
N0	Keine regionären Lymphknotenmetastasen
N1	Metastase in solitären Lymphknoten 2 cm oder weniger in größter Ausdehnung (Abb. 7)
N2	Metastase(n) in solitären Lymphknoten, > 2 cm, aber nicht > 5 cm in größter Ausdehnung (Abb. 8) oder in multiplen Lymphknoten, keine > 5 cm in größter Ausdehnung (Abb. 9)
N3	Metastasen in Lymphknoten > 5 cm in größter Ausdehnung (Abb. 10 u. 11)
M	Fernmetastasen
MX	Die Minimalerfordernisse zur Feststellung von Fernmetastasen liegen nicht vor
M0	Kein Nachweis von Fernmetastasen
M1	Fernmetastasen nachweisbar

Spezifizierung der M-Kategorie
Lunge PUL, Knochen OSS, Leber HEP, Gehirn BEA, Lymphknoten LYM, Knochenmark MAR, Pleura
PLE, Peritoneum EER, Haut SCI, andere OTH.

R	Residueller Tumor
R X	Vorhandensein von residuellem Tumorgewebe, kann nicht bestimmt werden
R 0	Kein residuelles Tumorgewebe
R 1	Mikroskopisch residuelles Tumorgewebe
R 2	Makroskopisch residuelles Tumorgewebe

Bei der postoperativen histopathologischen Klassifikation (pTNM) wird das
definitive Tumorstadium beschrieben. Dieses wird aufgrund aller prätherapeutischen, intraoperativen sowie der histopathologischen Befunde des Operations-
präparates, der regionären Lymphknoten und anderer durch Biopsie
entnommener Gewebe festgelegt. Die Klassifizierung erfolgt ebenfalls nach den
Kriterien der UICC. Die pT-Kategorien entsprechen den T-Kategorien. Die pN-
Kategorien entsprechen den N-Kategorien. Die pM-Kategorien entsprechen den
M-Kategorien. Die histopathologische Klassifizierung erfolgt unter Einbeziehung
der Ergebnisse von Thoenes et al. (1986).

Wachstumsmuster (*a* kompakt, *b* tubulopapillär, *c* zystisch)

Zelltyp (*a* klarzellig, *b* chromophob, *c* chromophil, *d* spindelzellig/
polymorphzellig).

Zytologisches Grading (G 1: regelmäßiger runder Kern von der Größe normaler
Tubuluszellkerne; kleine, nicht vergrößerte Nukleoli, fast keine Mitosen; G II:
Anisonukleose, Kernhyperchromasie, vergrößerte Nukleoli; mehrkernige Zellen;

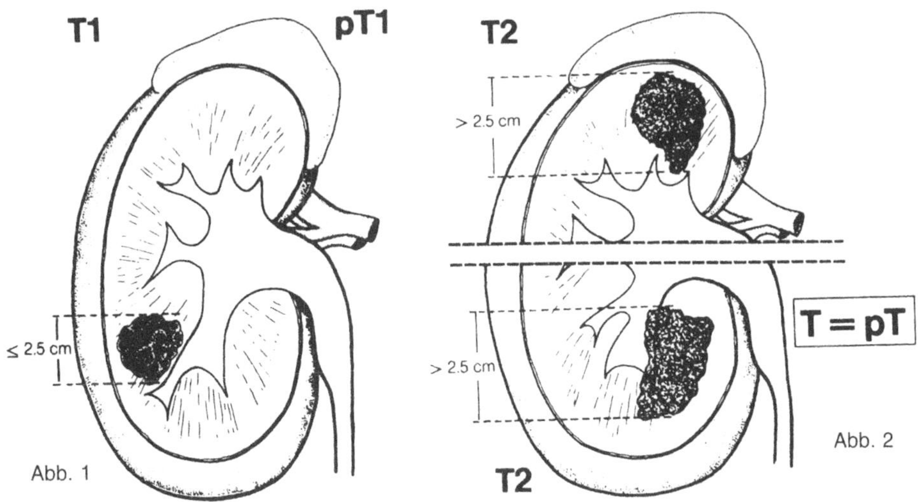

Abb. 1–11. Beispiele für die Klassifikation des Nierenzellkarzinoms nach dem TNM/pTNM-System

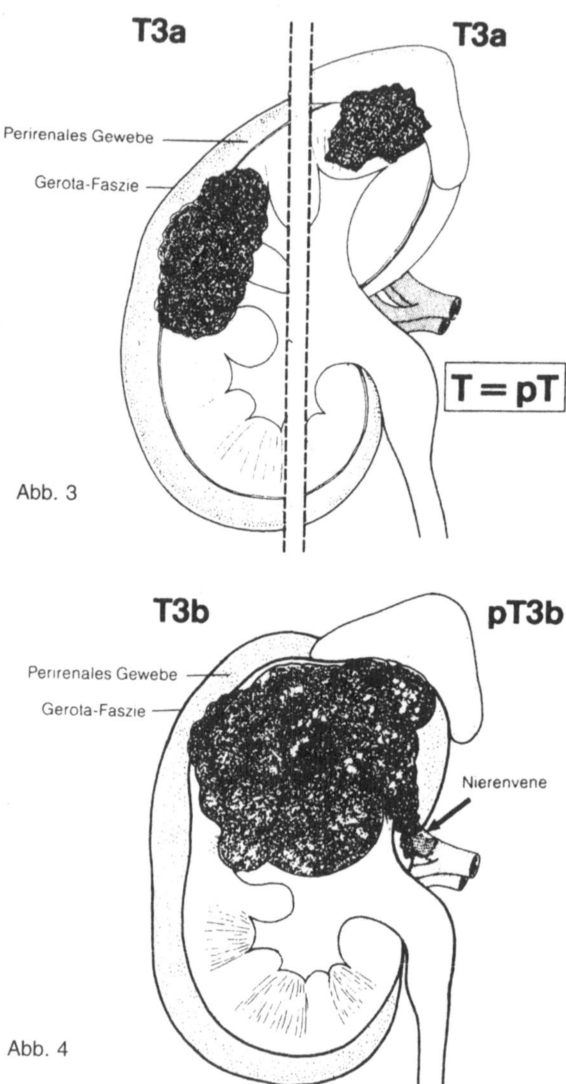

Abb. 3

Abb. 4

Abb. 3–4

T4
pT4
Perirenales Gewebe
Gerota-Faszie
Abb. 5
Abb. 6
N1
pN1
≦ 2 cm
Abb. 7
N2
pN2
> 2 bis 5 cm
Abb. 8
N2
pN2
≦ 5 cm
Abb. 9

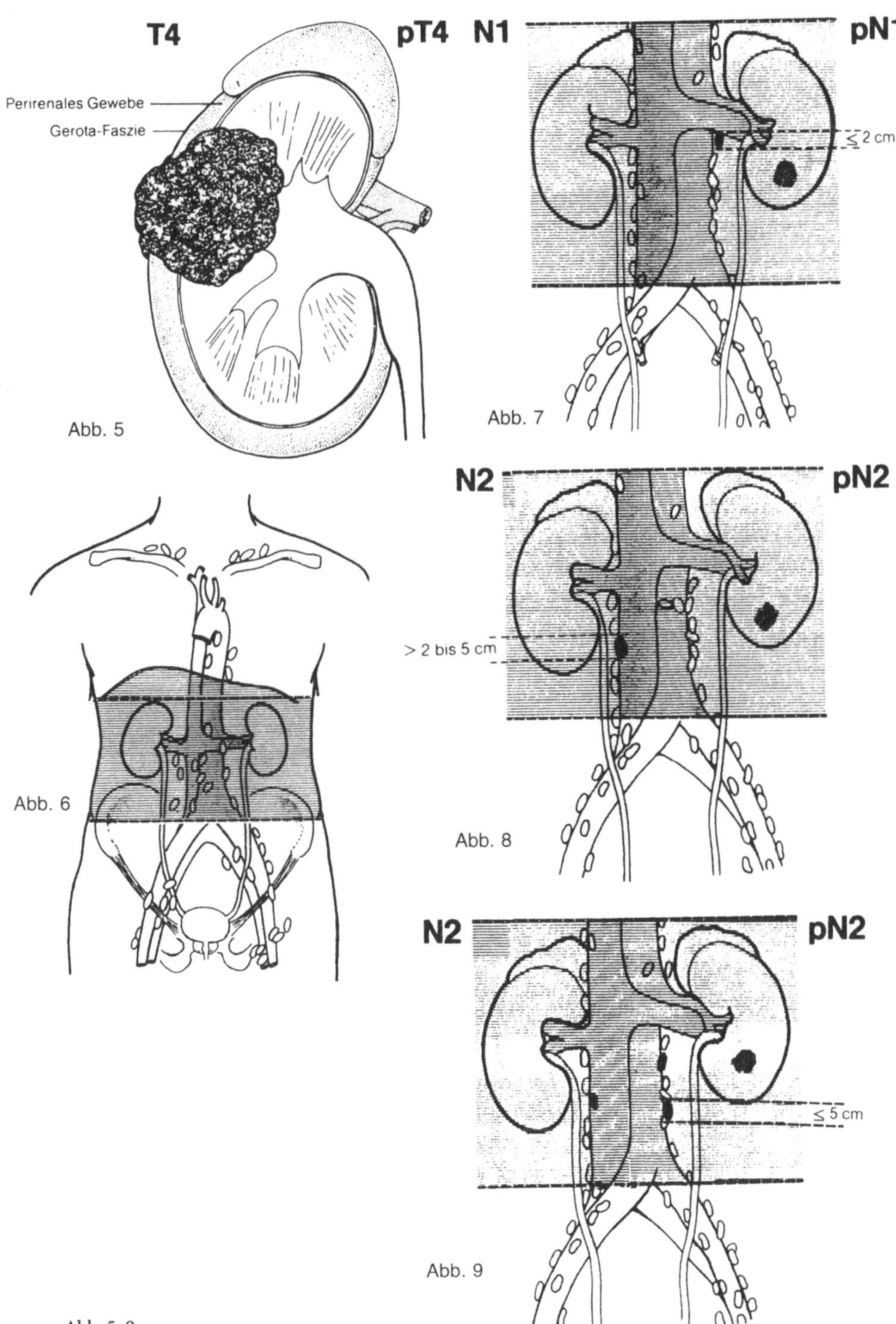

Abb. 5–9

Abb. 10–11

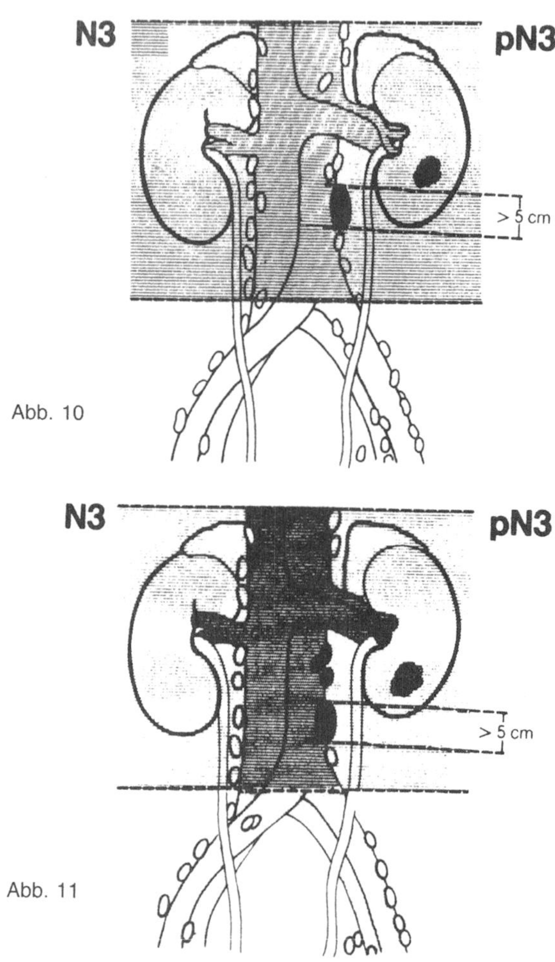

vereinzelt Mitosen; G III/IV: ausgeprägte Kernpolymorphie, stark vergrößerte Nukleoli; Tumorriesenzellen; häufig atypische Mitosen.

Die histopathologische Klassifizierung erfolgt nach den international anerkannten Empfehlungen der WHO (1981) (s. Kap. Pathologie des Nierenzellkarzinoms).

In den USA wird ein modifiziertes Stagingsystem von Robson et al. (1969) verwendet, das in seiner ursprünglichen Form auf Flocks u. Kadeski (1958) zurückgeht. Das Klassifikationssystem von Robson et al. und die nach Kriterien des TNM-Systems definierte anatomische Ausbreitung des Tumors sind miteinander vergleichbar (s. Kap. Prognose des Nierenkarzinoms).

Symptomatik

In der Frühdiagnose des Nierenzellkarzinoms dominieren heutzutage Zufallsbefunde (in ca. 30%), die im Rahmen der Sonographie des Oberbauches bei symptomlosen Patienten erhoben werden. Auch bei symptomatischen Tumoren sind die bildgebenden Verfahren (Ultraschall, CT, bzw. MRT) die Grundlage der Diagnostik. Klassische Tumormarker fehlen. Aufgrund der zunehmend erfolgreichen Früherkennung wird die klassische Trias von Hämaturie, Flankenschmerz und tastbarer Raumforderung nur in 5–15% der Fälle festgestellt. Fieberschübe aufgrund der Tumornekrose und Gewichtsverlust bei zunehmender Kachexie gehören zu Spätsymptomen des Leidens. Paraneoplastische Syndrome wie Polyglobulie, Hypertonie, nichtneoplastische Leberdysfunktion (Stauffer-Syndrom), Thrombozytose und endokrine Paraneoplasien sind für Spätstadien der Tumorerkrankung charakteristisch.

Die klassische Trias von Hämaturie, Flankenschmerz und tastbarer Raumforderung stellt die häufigste Kombination klinischer Symptome und Befunde beim Nierenkarzinom. Aufgrund der zunehmend erfolgreichen Früherkennung wird jedoch das Nierenzellkarzinom nur in 5–15% der Fälle mit Hilfe einer ausgeprägten Trias Hamaturie–Flankenschmerz–Flankentumor diagnostiziert. Manchmal werden nur 1 oder 2 klinische Symptome oder Befunde manifest (Tabelle 5). Fieber, Gewichtsverlust, Hypertonie, BKS-Erhöhung bzw. Varikozele sollen immer Anlaß zum Basisuntersuchungsprogramm (Tabelle 6) und zu weiterführenden Untersuchungen (s. Tabelle 7) geben.

Paraneoplastische Syndrome (s. Tabelle 8) sind für Spätstadien der Tumorerkrankung charakteristisch. Alle Störungen der Erythropoese sind bei Nierenzellkarzinomen häufig. Die tumorassoziierte Erythrozytose kann durch Überproduktion des Erythropoetin im Tumor oder eine tumorbedingte Sekretion eines Faktors, der die Ausschüttung von ektopem Erythropoetin stimuliert, bzw. eine tumorbedingte Störung des Erythropoetinstoffwechsels verursacht sein (Hammond u. Winnick 1974). Das Ausmaß der Polyglobulie ist vom Tumorstadium abhängig. Sie bildet sich üblicherweise mit der Entfernung des Tumors zurück und tritt mit der Progression der Erkrankung wieder auf (Hewlett et al. 1960). In-vitro-Untersuchungen an menschlichen Nierenzellkarzinomen erbrachten den Nachweis, daß diese Erythropoetin synthetisieren können.

Eine Anämie tritt bei Nierenzellkarzinompatienten häufig auf and kann Blutverluste, Tumorinfiltration oder eine Eisenverwertungsstörung als Ursache haben. Die Anämie ist üblicherweise normozytär, normochrom oder hypochrom und weist normale Eisenspeicher auf. Im Anschluß an die Tumorentfernung bessert sich auch die Anämie.

Tabelle 4. Art der Prädisposition zur Nierenkarzinomentstehung

	Wahrscheinlichkeitskategorie
Genetisch determinierte Faktoren	
– Hippel-Lindau Krankheit	nachgewiesen
– Polyzystische Nierendegeneration	möglich
Hormonelle Einflüsse	
– (Männer im Verhältnis von 2:1 bevorzugt)	
Sozioökonomische Faktoren	
– Leben in städtischen Verhältnissen	nachgewiesen
– Altersstufe (Altersgipfel im 6., 7. Dezennium)	nachgewiesen
Ernährung	
– Fettreiche Kost	möglich
– Eiweißreiche Kost	nachgewiesen
– Übergewicht	nachgewiesen
Chemische Noxen	
– Tabakgenuß, Kadmium? Blei? Diuretika? Analgetika?	
– Bluttransfusionen	

Tabelle 5. Häufigste klinische Symptome und Befunde beim Nierenzellkarzinom

	[%]
Mikro- bzw. Makrohämaturie	50
Flankenschmerzen	40
Palpabler Tumor	30
Fieber	20
Gewichtsverlust	25
Hypertonie	6
BKS-Erhöhung	60
Varikozele	4
Trias: Hämaturie-Flankenschmerzen-Flankentumor nur in 5–15%	

Tabelle 6. Basisuntersuchungsprogramm

Allgemeine und spezielle Anamnese (z. B. Makrohämaturie, Gewichtsverlust, Fieberschübe, Hypertonie, Flankenschmerzen, Knochenschmerzen)

Klinische Untersuchung	Flankentumor, Varikozele, Blutdruck
Laboruntersuchungen	BKS, Hb, Hk, Quick-Wert, Kreatinin, Urinsediment, Sangurtest, Urinkultur
Sonographie	Nieren, Leber
Röntgenuntersuchungen	Ausscheidungsurographie
	Thoraxröntgen in 2 Ebenen
Computertomographie	Retroperitonealraum, Leber

Tabelle 7. Weiterführende Untersuchungen nach Nierenkarzinomdiagnose

Labor	Alkalische Phosphatase SGPT, α_2-Globulin, γ-GT
Wissenschaftlich interessant	Albumin, Renin, Erythropoetin, Parathormon, Gonadotropine, Prolaktin, ACTH
Röntgenuntersuchungen	Angiographie, evtl. Pharmakoangiographie, Kavographie bei rechtsseitigen Tumoren bzw. Verdacht auf Veneneinbruch
Computertomographie	Thorax, Schädel (bei V.a.-Metastasierung)
Magnetresonanztomographie	Bei V.a.-Einbruch in die V. cava
Ganzkörperknochenszintigraphie	
Nuklearmedizinische Untersuchungen bei bilateralen Tumoren und Tumoren in Solitärnieren mittels "Regions-of-interest-Technik"	

Eine Thrombozytose (Plättchenzahl $> 400\,000/\mathrm{ul}$) soll bei bis zu 1 % aller Nierenzellkarzinompatienten vorkommen. Sie ist wahrscheinlich zytokinvermittelt, kann aber auch durch Überproduktion des Thrombopoetin entstehen, das die normale Megakariozytenbildung und -reifung reguliert (Waterbury 1979).

Eine Hyperkalziämie wird bei bis zu 10 % aller Patienten mit Nierenkarzinom angetroffen (Nunnensick u. Rüther 1993). Als Ursache werden ein vom Tumor sezerniertes, parathormonähnliches Peptid und auch Skelettmetastasen diskutiert. Als Folge einer Tumornephrektomie normalisiert sich oft der Serumkalziumspiegel, steigt aber bei Entstehung von Metastasen wieder an.

Eine Reihe von Nierentumoren geht mit endokrinen Paraneoplasien einher. In der normalen Niere werden Prostaglandine, 1,25 Dihydroxyd, Kalziferol, Renin und Erythropoetin synthetisiert. Nierentumoren können diese Stoffe vermehrt produzieren und zusätzlich Parathormon und parathormonähnliche Faktoren, Glukagon, Gonadotropin, Insulin und ACTH sezernieren, Auf dem Boden einer Reninproduktion durch einen Tumor kann ein Hochdruck entstehen. Renin, das man in den Tumorextrakten und im Plasma dieser Patienten nachweisen kann, ist biochemisch demjenigen ähnlich, das in der normalen Niere vorkommt (Atlas et al. 1984). An eine ektope Reninproduktion muß dann gedacht werden, wenn ein Patient mit einem Karzinom einen Hochdruck mit einer Hypokaliämie entwickelt (Corrol et al. 1988). Auch eine exzessive Gonadotropinproduktion kann bei Patienten mit Nierenzellkarzinomen vereinzelt nachgewiesen werden.

Ebenfalls mit Nierenzellkarzinomen kann eine ektope ACTH-Bildung vergesellschaftet sein (Liddie et al. 1969). Schließlich wurde eine Überproduktion von PTH und PTH-ähnlichen Peptiden beschrieben, die zu erhöhtem Serumkalziumspiegel führt (Nunnensick u. Rüther 1993). Als ein besonders dramatisches Syndrom gilt die nicht metastatische Leberdysfunktion, die als Stauffer-Syndrom bezeichnet wird (Stauffer 1961). Bei diesen Patienten werden Fieber, Leukopenie, beeinträchtigte Leberfunktion und herdförmige Lebernekrose ohne Vorliegen von Metastasen beobachtet (Jakse u. Madersbacher 1978). Die Leberfunktion normalisiert sich bei den meisten Patienten nach Tumornephrektomie. Im Gegensatz zu den Kranken mit Lebermetastasen ist die Prognose hier gut. Eine Wiederverschlechterung der Leberfunktion ist als ein Zeichen der Tumorprogredienz zu werten. Gelegentlich kann bei Patienten mit Nierenkarzinom eine Störung der neuromuskulären Übertragung auftreten, deren Leitsymptom die Kombination aus Muskelschwäche und vegetativen Störungen ist. Die Muskelschwäche betrifft überwiegend die proximale Beinmuskulatur. Diese als das Lambert-Eaton-Syndrom bezeichnete Erkrankung ist ein Autoimmunprozeß, bei dem die Funktion der präsynaptisch gelegenen, spannungsabhängigen Kalziumkanäle durch Autoantikörper gestört wird (Lambert et al. 1956).

Paraneoplastische Hämostasestörungen manifestieren sich bei Nierenzellkarzinomen überwiegend in Form von thromboembolischen Komplikationen. Beispielhaft sind Mesenterialgefäßinfarkte; auch das vermehrte Auftreten von Lebervenenthrombosen ist auf diesen Mechanismus zurückzuführen. Nicht als paraneoplastisches Syndrom kann die tumorbedingte Kompression der V. cava inferior bzw. ein Einbruch in die untere Hohlvene bezeichnet werden, die in 5–9 % der Fälle beobachtet werden.

Prognose des Nierenzellkarzinoms

Für die Abschätzung des Progredienzrisikos bei Patienten mit in kurativer Absicht operiertem Nierenkarzinom sind das genaue pathologische Stadium – ausgedrückt im TNM-System –, das Grading und die patientenbezogenen Parameter von Bedeutung. Durch sorgfältige pathologische und klinische Untersuchungen kann zwar das Stadium nach dem TNM-System festgelegt werden, aber die in der Praxis benutzten Stadieneinteilungen haben den Nachteil, daß die potentiell relevanten, zellulären und molekularbiologischen Charakteristika weitgehend unberücksichtigt bleiben und somit in bestimmten Stadien prognostisch deutlich unterschiedliche Gruppen zusammengefaßt werden. Im Rahmen der neuen Klassifikation humaner Nierentumoren kommt einigen zytogenetischen und molekularen Befunden eine zunehmende Bedeutung als Malignitätsparameter zu. Als zytogenetische Marker der Progredienz werden beispielsweise Aberrationen auf Chromosom 16q bei den papillären und auf Chromosom 14q bei den nichtpapillären Nierenzellkarzinomen postuliert. Bei Entstehung der nichtpapillären Nierenzellkarzinome spielen Mutationen des Hippel-Lindau-Gens, eines Tumorsuppressorgens auf Chromosom 3, möglicherweise eine Rolle. Die Progressionsmarker bei dieser Tumorart sind jedoch noch unbekannt und derzeit Gegenstand intensiver Untersuchungen. Basierend auf den Ergebnissen der molekularen Forschung wird es möglich sein, Therapieentscheidungen zu treffen, und zwar nach dem Grundsatz, für die prognostisch ungünstigen Patientengruppen adjuvante Therapiemaßnahmen und für die prognostisch günstigen Patienten Verzicht auf eingreifendere zusätzliche Therapien zu fordern.

Prognose des Nierenzellkarzinoms

Die traditionellen Prognosekriterien

Das Wissen um die Prognose unterschiedlicher Stadien des Nierenzellkarzinoms ist von großer Bedeutung, denn es gilt, im Einzelfall unter Abwägen von therapeutischem Gewinn und therapiebedingter Morbidität und Letalität, sinnvolle Therapieentscheidungen zu treffen, und zwar nach dem Grundsatz, für die prognostisch ungünstigen Fälle eingreifendere Therapien und für die prognostisch günstige Fälle Therapieverzicht zu fordern.

Standardtherapie des lokal operablen Nierentumors ist die transperitoneale Tumornephrektomie mit regionaler Lymphknotenausräumung und ggf., und zwar bei im oberen Pol sitzenden Tumoren, unilateraler Adrenalektomie. Liegt ein Tumorthrombus in der V. cava vor, so wird dieser in gleicher Sitzung mitentfernt. Bei Patienten mit Solitärniere und bei beidseitigem Nierenbefall durch den Tumor wird (aus imperativer Indikation) eine organerhaltende Tumorresektion vorgenommen. Die chirurgische Intervention ist somit heute ein anerkanntes Therapieverfahren in der Behandlung von Nierenzellkarzinomen unter kurativer Zielsetzung.

Das Nierenzellarzinom ist jedoch in seiner Prognose ein schwer abschätzbarer Tumor, da ein beträchtlicher Teil aller in kurativer Absicht nephrektomierten Patienten an ihren Metastasen sterben.

Für die Abschätzung des Progredienzrisikos bei Patienten mit in kurativer Absicht operiertem Nierenkarzinom sind derzeit das genaue pathologische Stadium – klassifiziert im TNM-System –, das Grading und die patientenbezogenen Parameter hilfreich.

Pathologisches Tumorstaging

Eine Reihe von Analysen der Krankheitsverläufe ergab schon frühzeitig, daß klassische Tumordeterminanten wie Fettinfiltration, Lymphknotenbefall und Fernmetastasierung den postoperativen Verlauf dieser Tumorerkrankung bestimmen (Hermanek u. Schrott 1990; Maledazys u. de Kernion 1986; Robson et al. 1969). Die differenzierteren multifaktoriellen Analysen der letzten Jahrzehnte, denen die TNM-Klassen als Einflußgrößen zugrunde liegen, belegen detailliert, daß die ansteigenden Kategorien der Stadieneinteilung, und zwar sowohl das TNM- als auch das Robson-System eine Verschlechterung der Prognose implizieren. So zeigte beispielsweise eine retrospektive Studie an 358 Patienten, daß das T-Stadium, isoliert betrachtet, einen deutlichen prognostischen Einfluß hat; die Fünfjahresüberlebenszeit sinkt von 90% im Falle von T1-Tumoren auf 70% bzw. 40% bei T2- und T3-Tumoren und auf 15% bei T4-Tumoren (Liedl et al. 1993). Der Lymphknotenbefall verschlechtert die Prognose deutlich. Mehrere Analysen lassen erkennen, daß Patienten mit positiven Lymphknoten Fünfjahresüberlebensraten zwischen 10 und 20% aufweisen während ein negativer Lymphknotenstatus unabhängig vom T-Stadium eine

Fünfjahresüberlebensrate zwischen 60 und 80% erwarten läßt (Basil et al. 1985; Liedl et al. 1988; Maldazys u. de Kernion 1986).

In ähnlicher Weise belegen retrospektive Studien, daß die Tumorgröße, die zusätzlich zum T-Stadium betrachtet wird, einen deutlichen prognostischen Einfluß hat. Während große Tumoren mit Durchmesser > 10 cm nur in 30% der Fälle heilbar sind, weisen Patienten mit Tumorendurchmesser, die < 5 cm sind, Fünfjahresüberlebensraten von > 80% auf (Liedl et al. 1988).

Das Gradingsystem

Während der prognostische Einfluß klinischer Parameter der regionären Tumorausdehnung (sprich Organüberschreitung) auf die Prognose vielfach untermauert ist, muß daher das Wissen um die Relevanz tumorbiologischer Parameter gegenwärtig als noch unzureichend bezeichnet werden. Die Bestrebungen, das proliferative Verhalten des Nierenzellkarzinoms zu erfassen, ergaben bislang

Tabelle 8. Paraneoplastische Syndrome und ihre Häufigkeit beim Nierenzellkarzinom

	Häufigkeit [%]	Literatur
1. *Hämatologische Paraneoplasien*		Wörmann
Erhöhte BSG	56	u. van de
Anämie	36	Loo (1990)
Polyglobulie	33	
Thrombozytose	1–5	
Leukämoide Reaktion	<1	
Hyperkalzämie	5	
2. *Endokrine Paraneoplasien*		Nunnensick
Fieber (Prostaglandin, IL-6-Erhöhung)	20	u. Rüther
Reninerhöhung	bis zu 33	(1993)
Erythropoetinerhöhung	bis zu 63	
Ektope Sekretion von		
– Parathormon	<1	
– Gonadotropinen	<1	
– Prolaktin	5–13	
– ACTH	<1	
– Glukagon	<1	
– Insulin	<1	
3. *Neuromuskuläre Paraneoplasien*		Lambert et al.
Lambert-Eaton-Syndrom, Myasthenie	<1	(1956)
4. *Nichtmetastasierte Leberdysfunktion* (Stauffer-Syndrom)	15	Stauffer (1961)
Alkalische Phosphatase	erhöht	
α-Globuline	erhöht	
Albumin	erniedrigt	
Quickwert	erniedrigt	
γ-GT	erhöht	

einige wenige prognostisch verwendbare Resultate. Die histomorphologische Beschreibung der Tumorzelldifferenzierung, bekannt als *Gradingsystem*, gehört zu den Methoden, die das tumorspezifische Proliferationsverhalten charakterisieren. Das zytomorphologische, insbesondere nukleäre Grading (Fuhrmann et al. 1982; Störkel et al. 1989) – in Anlehnung an die WHO – zumindest 3 Grade (G I–G III/ G IV) hat einen begrenzten prognostischen Wert beim Nierenzellkarzinom. Fuhrman et al. (1982) haben bei allen ihren Patienten im Stadium I mit Grading 1 keine Metastasen innerhalb von 5 Jahren beobachtet, während in Stadium I und G 2/G 3 bei rund 50 % Metastasen zu verzeichnen waren. Dabei wiesen Patienten mit überwiegendem granulärem Tumorzelltyp eine deutlich schlechtere Prognose als Kranke mit vorwiegend klarzelligen Nierenzellkarzinomen auf (Fünfjahres-metastasierungsrate 71 % vs. 38 %). Nach der "Mainzer Klassifikation" der Nierenkarzinomsubtypen (Thoenes u. Störkel 1991) – in der allerdings der granuläre Tumorzelltyp nicht berücksichtigt wird, da er in den mitochondrialen Varianten der übrigen Grundtypen aufgeht – ergab sich aufgrund der Überlebenskurven von 632 Patienten die beste Prognose für chromophobe Nierenzellkarzinome, gefolgt von chromophilen (papillären) und klarzelligen Nierenzellkarzinomen (s. Tabelle 9).

Die Tumoren mit tubulopapillärem Wachstumsmuster waren durch eine günstigere Überlebenswahrscheinlichkeit als die kompakt wachsenden gekennzeichnet. Der Unterschied der Fünfjahresüberlebenszeit zwischen G I-, G II- und G III-Tumoren ist weniger ausgeprägt im Vergleich zu den Parametern des T-, N- und M-Stadiums. So ließ sich in einer Studie an 358 Patientenüberlebenskurven, die nach den Gradingkategorien erstellt wurden, erkennen, daß der Unterschied in der Fünfjahresüberlebensrate zwischen G I-Tumoren (Thoenes u. Störkel 1991) und G III-Tumoren 36 % beträgt (Liedl et al. 1993). Das Grading – so die Ergebnisse einer Analyse an einem großen Patientengut (Thoenes u. Störkel 1991) – ist jedoch insgesamt als Prognoseparameter von erheblichem Wert. Die Zehnjahresüberlebenszeit sinkt von ca. 90 % bei G I-Tumoren auf ca. 55 % bzw. 20 % bei GII- und GIII-Tumoren.

Die *DNA-Durchflußzytometrie*, in den 80er Jahren zunächst im Sinne der prognostischen Aussage bei Patienten mit Nierenzellkarzinom eingesetzt (Kleinhans et al. 1987; Liedl et al. 1993; Ljunberg et al. 1986), brachte eine Reihe von verwertbaren Ergebnissen, aber bislang nicht den erhofften Durchbruch. Eine wesentliche Schwäche dieser Technik ist die mangelnde Repräsentativität des untersuchten Materials für die Gesamtheit der Tumormasse. Einigen Studien zufolge, die an begrenzten Patientenzahlen durchgeführt wurden, korreliert die Aneuploidie mit dem Grading (Kleinhans et al. 1987; Ljunberg et al. 1986). Die Patienten mit aneuploidem Nierenzellkarzinom weisen insgesamt kürzere Überlebenszeiten auf (de Riese et al. 1990, 1991), und ihre Metastasierungstendenz nach kurativ geplanter Nephrektomie liegt höher als bei diploiden Tumoren (Kleinhans et al. 1987; Liedl et al. 1993; Oosterwijk et al. 1988). Der DNA-Gehalt lieferte damit zwar zusätzliche Informationen zur Prognose von Patienten, war allerdings dem Staging als der aussagekräftigeren, prognostischen Einflußvariable unterlegen (Oosterwijk et al. 1988).

Die alleinige Einteilung von Nierenzellkarzinomen in euploide und aneuploide Grundmuster wird beispielsweise dem Anspruch einer subtilen prognostischen Aufschlüsselung nicht gerecht. Es wurde daher versucht, die Ploidieklassen zu definieren. So war der Befund eines triploiden bzw. hypertetraploiden Grundmusters im DNA-Histogramm in einer Studie bei 25 der 93 analysierten Patienten mit einer signifikant schlechteren 18-Monate-Überlebensrate gegenüber den übrigen

Patienten behaftet (Liedl et al. 1993). Die erhöhte Tumordynamik von triploiden und hypertetraploiden Klonen bietet eine Erklärung für das aggressive Tumorwachstum und die ungünstige Prognose bei den jeweiligen tumortragenden Patienten.

Die genannten, in der Praxis benutzten Stadieneinteilungen haben den Nachteil, daß die potentiell relevanten und molekularbiologischen Charakteristika weitgehend unberücksichtigt bleiben, Andererseits wird bei Patienten mit ähnlichen Überlebenszeiten oft retrospektiv unterschiedliches Typing, Stadium und Grading festgestellt. *Somit werden in bestimmten Stadien prognostisch deutlich unterschiedliche Gruppen zusammengefaßt.*

In dieser Situation sind zytogenetische und molekulare Befunde zunehmend als wertvolle prognostische Parameter zu betrachten.

Chromosomale und molekularbiologische Prognosefaktoren

Die Hypothese, daß Nierenzelltumoren in genetisch deutlich abgrenzbare Tumortypen unterteilt werden können, führte zu einer neuen Klassifikation der Nierenzellkarzinome (Kovacs 1993). Die molekularpathologische Klassifikation von Nierenzellkarzinomen unterscheidet:

1) die nichtpapillären Nierenzellkarzinome, die ungefähr 80 % der Nierenzelltumoren ausmachen und durch Allellenverluste in einer der homologen Chromosom-3 p-Regionen gekennzeichnet sind (Zbar et al. 1988),
2) die papillären Nierenzellkarzinome, die bei ungefähr 10 % der Patienten mit Nierenkarzinom festgestellt werden und als hochspezifische zytogenetische Veränderungen eine Trisomie des Chromosoms 7 und 17 sowie den Verlust des Y-Chromosoms, ferner Trisomie 16, 12 und 20 aufweisen (Kovacs et al. 1991), und schließlich
3) chromophobe Nierenzellkarzinome, die durch Allelenverlust der Chromosome 3 p, 5 q und 17 sowie durch eine ausgeprägte Neuanordnung der mitochondrialen DNS charakterisiert sind (Kovacs et al. 1992; Speicher et al. 1995).

Das renale Onkozytom, ein benigner Tumor des Nierenparenchyms, der ca. 5 % aller Nierengeschwülste umfaßt, zeichnet sich durch Veränderungen der mitochondrialen, nicht aber der genomischen DNS aus (Kovacs et al. 1989).

Im folgenden soll diese neue Klassifikation, die molekular-zytogenetische Aspekte der Entstehung und Progredienz von Nierengeschwülsten berücksichtigt, den Überlegungen über die Prognosefaktoren zugrunde gelegt und die jüngst erhobenen molekularen Befunde auf ihre Brauchbarkeit als Prognoseparameter analysiert werden. Da die papillären und die nichtpapillären Nierenzelltumoren sowohl unterschiedliche zytogenetische Merkmale als auch eine divergierende Stammesgeschichte aufweisen, sollen hier die genetischen Veränderungen in beiden Tumorarten und ihre klinische Relevanz getrennt betrachtet werden.

Zytogenetische Befunde

Nichtpapilläre Nierenzellkarzinome. Der zytogenetische Marker für diese solitär und sporadisch auftretenden Tumoren ist der Verlust des Chromosomensegmentes 3p (Boldog et al. 1993; Zbar et al. 1988). Die mutationsbedingte Inaktivierung eines vermeintlichen Tumorsuppressorgens und die Deletion des normalen Allels in der Region des 3p-Chromosoms stellt das initiale Ereignis bei der Entwicklung nichtpapillärer Nierenzelltumoren dar. Diese Veränderung, die durch die Chromosomenanalyse und unter Verwendung von DNS-Proben, die den Restriktionsfragmentlängenpolymorphismus (RLFP) erkennen, bei 96% der sporadischen und hereditären nichtpapillären Nierenzellkarzinome gefunden wird, ist zwar als Merkmal für die Unterscheidung der nichtpapillären Nierenzellkarzinome von Tumoren mit gemischtem Phenotyp von großem Wert, jedoch nicht als Progredienzmarker brauchbar. Mit Hilfe der Chromosomen- und RLFP-Analyse wurde in der Region des Chromosoms 5q bei 65% der nichtpapillären Nierenzellkarzinome eine Trisomie festgestellt (Morita et al. 1991). Es handelt sich hierbei vermutlich um eine mitotische Rekombination und nachfolgende Chromatidsegregation, die zur Deletion des Segmentes 3p, 3-pter und Trisomie des Segmentes 5q22-qter führt. Ein Zusammenhang zwischen dieser Veränderung und der Tumorprogression ist nicht gesichert. Die erwähnten zytogenetischen Alterationen und Heterozygotieverluste auf Chromosom 5g können auch als Hinweis auf eine Beteiligung des Gens APC und des proximal vom APC-Gen gelegenen DEL-27-Gens an der Entstehung von Nierenkarzinomen gedeutet werden (s. Tabelle 9), bedürfen allerdings noch entsprechender molekularer Verifizierung.

Die häufig beobachteten zytogenetischen Veränderungen beim fortgeschrittenen, nichtpapillären Nierenzellkarzinom sind ferner: Der Verlust des Chromosomensegmentes 14q (Wu et al. 1996) sowie der Verlust der Chromosomen 6q, 8p, 9 und die Trisomie 7. Diese Ergebnisse deuten darauf hin, daß die Chromosomen 14, 6q, 8p, 9 und die Trisomie 7 untersucht werden sollten, um Tumorsuppressorgene zu identifizieren, die vermutlich auf diesen Chromosomen lokalisiert sind (Kovacs 1994).

Die am Erwerb der metastatischen Eigenschaften beteiligten Gene sind für nichtpapilläre Nierenzellkarzinome noch weitgehend unbekannt. Studien über Genveränderungen in Zusammenhang mit der Progredienz des Nierenkarzinoms liegen noch nicht vor. In Anlehnung an die bereits gemachten Beobachtungen weiterer Chromosomenaberrationen bei Spätstadien von Nierenzellkarzinomen werden daher zukünftige Studien zeigen müssen, welche Gene mit der Invasion oder Metastasierung korrelieren.

Papilläre Nierenzelltumoren. Offenbar im Gegensatz zu sporadisch und in solitärer Form auftretenden nichtpapillären Nierenzellkarzinomen ist der Entwicklungsweg papillärer Nierenzelltumoren schrittweise und durch eine Kaskade genetischer Alterationen charakterisierbar. Für die Vorläuferläsion papilläres Nierenzelladenom ist die Kombination: Trisomie des Chromosoms 7 und 17 sowie

Tabelle 9. Histopathologische Kategorien der Nierenkarzinome als prognostische Kriterien. (In Anlehnung an Thoenes u. Störkel 1991)

			Geschätzte Fünfjahresüberlebens-wahrscheinlichkeit [%]
Wachstumsmuster		a) Kompakt (trabekulär, solide, azinär etc.)	65–75
		b) Tubulopapillär (tubulär, papillär oder Kombination)	75–85
		c) Zystisch	100
Zelltyp		a) Klarzellig	ca. 60
		b) Chromophob	ca. 80
		c) Chromophil	ca. 70
		d) Spindelzellig/polymorphzellig	?
		e) Ductus bellini	?
Zytologisches Grading	GI	– Regelmäßige runde Kerne von der Größe normaler Tubuluszellkerne; kleine, nichtvergrößerte Nukleoli; fast keine Mitosen	85–95
	GII	– Anisonukleose, Kernhyperchromasie, vergrößerte Nukleoli; mehrkernige Zellen; vereinzelt Mitosen	60–70
	GIII/GIV	– Ausgepräge Kernpolyporphie, stark vergrößerte Nukleoli; Tumorriesen-zellen; häufig atypische Mitosen	ca. 40

der Verlust des y-Chromosoms (Kovacs et al. 1991) pathognomonisch. Die Kombination dieser Aberrationen wurde als einzige konstante Veränderung auch bei großen Tumoren mit Adenomphänotyp entdeckt, die stets den Differenzierungsgrad GI zeigten. Ungeachtet ihrer Größe stellt bei diesen Tumoren die Trisomie des Chromosom 7 und 17 sowie der Verlust des y-Chromosoms den wesentlichen Parameter für die Identifizierung benigner papillärer Nierenzelladenome und ihre Unterscheidung von malignen papillären Nierenzellkarzinomen dar.

Die infiltrativ oder metastatisch wachsenden papillären Nierenzellkarzinome haben den ungünstigen Differenzierungsgrad, nämlich GII bzw. GIII. Das Merkmal des aggressiven Wachstums in Ergänzung zu den beim papillären Nierenzelladenom vorliegenden Veränderungen kann in Trisomie 16, 12 und 20 bestehen. Es ist anzunehmen, daß der Erwerb der metastatischen Eigenschaften vermutlich auf Veränderungen der Gene zurückzuführen ist, die beispielsweise auf dem Chromosom 16 vorhanden sind.

Für den Metastasierungsprozeß entscheidend ist grundsätzlich ein Adhäsionsverlust der Tumorzellen, eine veränderte Zellmotilität sowie die Fähigkeit zu Extra- und Intravasation (Tomita et al. 1990). Auf dem Chromosom 16q ist der Genort für das Zelladhäsionsmolekül Uvomorulin (L-CAM) lokalisiert, dessen Funktionsverlust zu einer Dissoziation der Tumorzellen und zur

Metastasenbildung führen kann (Cunningham 1991). Da es sich hierbei um ein prognostisch relevantes Kandidatengen bei Nierenzellkarzinomen handeln könnte, liegt es nahe, die Uvomorulinexpression bei diesen Geschwülsten auf Protein-(Immunzytochemie-) und mRNA-Ebene (In-situ-Hybridisierung, Northern-Blot-PCR) zu analysieren.

Molekulare Befunde. Die Erforschung der potentiellen Bedeutung bereits bekannter Gene bei der Krebsentstehung sowie der an der Invasion und Metastasierung beteiligten Gene steht auch im Hinblick auf Nierengeschwülste im Zentrum der Forschung. Insbesondere ist die Analyse der mutierten Gene und ihrer Proteinprodukte von großem Interesse.

Um Einsichten darüber zu gewinnen, welche dieser Gene an der Nierenkarzinogenese beteiligt sind, müssen hunderte Tumorsuppressorprotoonkogene, wachstumskodierende Gene, Wachstumsfaktorrezeptoren und Transkriptionsfaktoren in Betracht gezogen werden.

Tumorsuppressorgene. Erst vor kurzem wurde die Bedeutung des Hippel-Lindau-(VHL)-Gens, eines Tumorsuppressorgens auf Chromosom 3 in Region 1, Band 4 (3 p 14) erkannt.

Seine Mutationen spielen offenbar eine entscheidende Rolle bei der Entstehung der angeborenen (Linehan et al. 1993) und sporadischen Form (Gnarra et al. 1994) des nichtpapillären Nierenkarzinoms. Nach der Zweitreffertheorie von Knudson (1986) erfolgt auch dieser Genfunktionsverlust in 2 Schritten. Zunächst inaktiviert eine Mutation oder Deletion das eine Allel. Dies führt zu einer Prädisposition, aber – infolge der Suppression der Karzinogenese durch die Restfunktion des normalen Allels – nicht zur Tumorentstehung.

Das 2. Ereignis ist der Verlust oder eine Mutation des 2. Allels. Dieses initiiert die NZK-Entstehung.

Für eine ätiologische Beteiligung des VHL-Gens bei der Nierenkarzinogenese spricht, daß 57% aller nichtpapillären Tumoren VHL-Genmutationen und 97% einen Verlust der Heterozygotie aufweisen (Gnarra et al. 1994).

Das VHL-Gen ist bereits teilweise sequenziert (Latif et al. 1993). Die 3 bekannten kodierenden Abschnitte (Exons) enthalten 852 Basenpaare, die für 284 Aminosäuren kodieren. Dazwischen liegen unterschiedlich große, nichtkodierende Abschnitte (Introns) (s. Abb. 12). In einer vor kurzem veröffentlichten Arbeit wurden mit Hilfe der Polymerasekettenreaktion (PCR) jeweils die 3 Exons amplifiziert und im Material der 144 Tumoren von 110 Patienten analysiert (Gnarra et al. 1994).

In der Mehrzahl der Fälle mit sporadischem klarzelligem NZK handelte es sich um somatische VHL-Mutationen – im Gegensatz zum hereditären NZK in Assoziation mit dem Hippel-Lindau-Syndrom, bei dem VHL-Keimzellenmutationen gefunden wurden (Linehan et al. 1993). Die nichthereditäre Form ist daher unifokal und unilateral, weil sie auf eine *somatische Mutation* auf einer einzelnen Tubuluszelle zurückzuführen ist. Keine VHL-Mutationen wurden erwartungsgemäß in papillären Nierenkarzinomen nachgewiesen – im Einklang

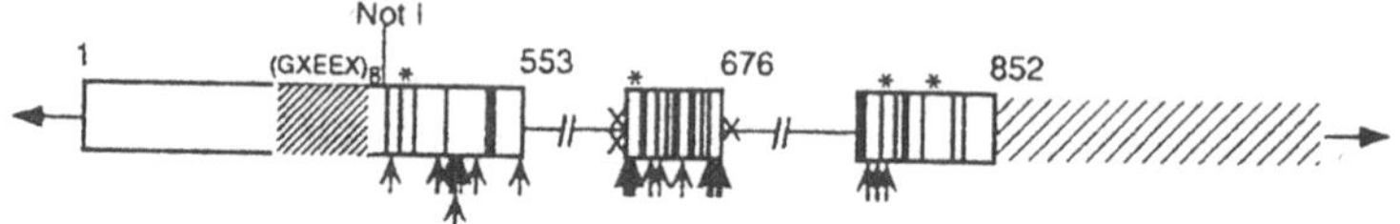

Abb. 12. Überblick über die Organisation des Hippel-Lindau-(VHL-)Gens und der Verteilung der VHL-Genmutationen. Die 3 bereits klonierten Exone sind als *Kästchen* dargestellt. Die Zahlen beziehen sich auf ihre Länge bzw. die Lokalisation der Introne. Das vollständige VHL-Gen wurde noch nicht identifiziert. Die Mutationen (Nukleotiddeletionen bzw. -einfügungen, Mutationen der Splicingstellen sowie Nonsense-Mutationen wurden schematisch gekennzeichnet. (In Anlehnung an Gnarra et al. 1994)

mit der Hypothese über das Fehlen jeglicher Chromosom-3-Aberrationen bei dieser Tumorart. Auch bei Tumoren anderer Organe wurden ebenfalls keine VHL-Mutationen gefunden, darunter auch nicht bei solchen, die 3p-Chromosomen-aberrationen aufweisen (Gnarra et al. 1994) (Tabelle 10).

Das Tumorsuppressorgen p 53 ist auf dem kurzen Arm des Chromosoms 17p lokalisiert. Die Mutationen in kodierenden Sequenzen des p 53-Gens führen zum Funktionsverlust der DNA und des entsprechenden Proteingenproduktes. Es wurde gezeigt, daß Punktmutationen bei p 53, einem erwiesenermaßen an mehreren humanen Karzinomformen beteiligten Tumorsuppressorgens (Yandell u. Thor 1993), bei nichtpapillären humanen Nierenzellkarzinomen insgesamt selten vorkommen. Bei papillären Nierenzellkarzinomen ist dagegen ein Allel des p 53-Gens stets dupliziert (Trisomie des Chromosoms 17), und eine Genüberexpression wird in fast allen diesen Tumoren festgestellt. Mit Hilfe des Verfahrens des Einzellstrang-Konformationspolymorphismus (ESKP-PKR oder SSCP), das sich der Tatsache bedient, daß die einsträngige DNA im Falle der Durchführung des Verfahrens unter nichtdenaturierenden Bedingungen eine Sekundärkonformation bildet, die durch Punktmutationen verändert wird, konnten jedoch selten Alterationen des p 53-Gens festgestellt werden (Suzuki et al. 1992). Die neuerdings auch beschriebenen Mikrosatelliteninstabilitäten im p 53-Gen in nichtpapillären Nierenzellkarzinomen bedürfen noch einer Bestätigung durch methodisch einwandfreie Analysen (Uchida et al. 1994).

Das gesamte Chromosom 17 geht bei 76% der chromophoben Nierenzellkarzinome verloren (Boldog et al. 1993). Mit dem Verfahren des ESKP-PKR wurde eine Mutation des p 53-Gens bei 20% dieser Tumoren nachgewiesen. In ihrer Gesamtheit legen diese Befunde nahe, daß die Mutation des p 53-Gens in papillären und chromophoben Nierenzellkarzinomen zwar vorkommt, allerdings in einer niedrigen Häufigkeit, die gegen einen Beitrag dieser Alteration zur Entwicklung dieser Tumoren spricht.

Die Mutationen der Tumorsuppressorgene RB, WT und PCC scheinen ebenfalls keine bedeutende Rolle bei der Nierenkarzinogenese zu spielen (Ishikawa et al. 1991; Kovacs 1994).

Protoonkogene. Bis zum gegenwärtigen Zeitpunkt wurden bei Nierenkarzinomen keine charakteristischen, die Protoonkogene betreffenden genetischen Veränderungen nachgewiesen.

Die bereits umfangreich charakterisierten Protoonkogene HER-2/9 (erbB-2 sowie c-myc und c-fos) sind auch in bezug auf ihre Expression beim Nierenzellkarzinom analysiert worden und scheinen mit dem nukleären Grading dieses Tumors geringgradig zu korrelieren (Rotter et al. 1992; Tomita et al. 1990). Es wurde eine umgekehrte Korrelation der HER-2 und EGFR-Genexpression festgestellt. Da sich die Genorte der sog. ERBB-Genfamilie (EGFR, HER-2 und ERBB-3) auch auf den Chromosomen 7, 17 und 12 befinden, deren Trisomien als hochspezifische Alterationen beim papillären Nierenzellkarzinom gelten, war es naheliegend, die Korrelation zwischen der Expression von ERBB-Genen und Trisomien der Chromosome 7, 12 und 17 zu untersuchen. Es wurde jedoch kein diesbezüglicher Zusammenhang festgestellt (Kovacs 1994) (Tabelle 9).

Die zukünftigen Studien werden zeigen, ob die Veränderungen der ERBB-Genfamilie an der Progredienz von papillären Nierenzellkarzinomen beteiligt sind. Es wurde berichtet, daß die Expression der c-myc- und c-fos-Onkogene mit dem nukleären Grading von Nierenzellkarzinomen korreliert (Weidner et al. 1990). Demgegenüber fand sich in einer anderen Untersuchung keine Korrelation zwischen dem Expressionsmuster der genannten Onkogene und dem Tumorstadium, Tumorgrading und dem klinischen Verlauf von Patienten mit Nierenkarzinom (Strohmeyer et al. 1994). Ergänzende Studien an umfangreicheren Patienkollektiven sind noch erforderlich, um zu klären, ob sich diese Protoonkogene tatsächlich als Prognosefaktoren bei diesem Tumortyp eignen.

Auch die Häufigkeit von ras-Mutationen ist beim Nierenzellkarzinom gering (Uchida et al. 1994). Eine Korrelation zwischen Überexpression der ras-Onkogene und Tumorprogredienz, wie sie durch Untersuchungen bei kolorektalem Karzinom des Menschen bekannt wurde, ist daher bei Nierenkarzinomen nicht anzunehmen (Tabelle 10).

Tabelle 10. Potentielle Progressionsmarker bei NZK – inaktivierte Tumorsuppressorgene

Faktor		Vorkommen	Beteiligung an der Progredienz	Wertigkeit als Marker	Literatur
VHL-Gen		ca. 50 %	nicht anzunehmen	ätiol. Beteiligung	Gnarra et al. (1994)
nicht papilläre NZK	P53	selten	nicht anzunehmen	keine	Strohmeyer et al. (1994)
papilläre NZK		häufig	möglich	möglich	Kovacs (1994)
Rb		nicht beobachtet	nicht anzunehmen	keine	Ishikawa et al. (1991)
APC del-27		?	möglich	möglich	Morita et al. (1991)

Tabelle 11. Potentielle Progressionsmarker bei NZK – aktivierte Onkogene

Faktor	Beteiligung an der Progredienz	Korrelation mit Grading	Wertigkeit als Marker	Literatur
EGFR HER-2/neu ERBB-3	nicht anzunehmen	geringgradig	ungeeignet	Rotter et al. (1992) Thompson et al. (1975)
c-myc	nicht anzunehmen	geringgrading	ungeeignet	Strohmeyer et al. (1994)
c-fos	nicht anzunehmen	geringgrading	ungeeignet	Strohmeyer et al. (1994)
H-, K- und N-ras	nicht anzunehmen	?	ungeeignet	Takanawa et al. (1991)

Wachstumsfaktoren. Im überwiegenden Teil der Tumoren sind die Nierenkarzinomzellen selbst in der Lage, TNFα, Interleukin-1β (Krüger et al. 1994), Interleukin-6 (Takenawa et al. 1991) sowie den epidermalen Wachstumsfaktor (EGF) (Petrides et al. 1990) zu bilden. Der transformierende Wachstumsfaktor (TGFβ) hemmt das Wachstum der Nierenkarzinomzellen in vitro (Gomella et al. 1989). Über eine klinische Bedeutung der konstitutiven IL-1β und TNFα kann zum jetzigen Zeitpunkt nur spekuliert werden. Eine konstitutive Produktion von IL-1β und TNFα könnte sowohl eine wachstumshemmende wie auch eine wachstumsfördernde Wirkung auf die Tumorzellen haben. Eine Tumorprogression könnte durch die Expression von Adhäsionsmolekülen (Cunningham 1991; Tomita et al. 1990), eine Stimulation der Angiogenese (Fajardo et al. 1992) oder eine Onkogenaktivierung (Malik et al. 1990; Martin-Padura et al. 1991) gefördert werden. Die Bedeutung dieser Ergebnisse für die Klinik des Tumors ist allerdings noch völlig offen (Tabelle 11).

Es ist bekannt, daß die Nierenzellkarzinome im fortgeschrittenen Stadium große Mengen an basischem Fibroblastenwachstumsfaktor (b-FGF) enthalten (Reiter et al. 1993). Die Tatsache, daß der b-FGF in Nierenzellkarzinomen von Patienten mit kurzem Überleben angetroffen wurde, liefert einen Hinweis auf die potentielle Rolle des b-FGF bei progredientem Nierentumorwachstum (Nanus et al. 1993; Reiter et al. 1993).

Ursprünglich als ein durch die T-Zellen produziertes Zytokin entdeckt, wurde Interleukin-6 (IL-6) als ein autokriner Wachstumsfaktor bei Nierenkarzinom identifiziert (Miki et al. 1989; Tabenawa et al. 1991). Zwischen der Expression von IL-6 in Tumorzellen und einer Metastasierung des Nierenzellkarzinoms in die Lymphknoten fand sich eine positive Korrelation (Tsukamoto et al. 1992). Mit IL-6-Serumspiegel steht offenbar ein autokriner Marker zur Verfügung, der auch die therapeutische Ansprechbarkeit der Metastasen auf systemische Zytokintherapie voraussagen lassen kann (Blay et al. 1992). Als Progressionsmarker insgesamt wird jedoch IL-6 noch kontrovers diskutiert.

Klinische Relevanz verbesserter Prognosebeurteilung

Für die Selektion der einer adjuvanten Therapie zuzuführenden Patienten sind daher neben den klinischen, prognostisch relevanten Kriterien wie lokale Tumorgröße (Basil et al. 1985; Herrlinger et al. 1984; Oosterwijk et al. 1988; Thoenes u. Störkel 1991), Tumorgrading (Fuhrmann et al. 1992; Thoenes u. Störkel 1991) weitere tumorbezogene, und zwar molekulare Parameter von zunehmender Bedeutung.

Zu den *Gewinnen*, die, basierend auf den Ergebnissen der molekular-biologischen und klinischen Forschung, erhofft werden können, gehören:

1. Die großzügigere Indikationsstellung zur organerhaltenden, parenchymschonenden Nierenoperation in allen Fällen ohne erhöhtes Tumorprogredienzrisiko.

Seit Einführung der Sonographie wird nämlich aufgrund der frühen Tumorerkennung die Mehrheit der Nierenzellkarzinome in einem noch auf die Niere beschränktem Stadium diagnostiziert. Durch Einbeziehung zuverlässiger molekularbiologischer Parameter wird die prognostische Differenzierung der Nierenzellkarzinome erleichtert. Einer größeren Gruppe von Patienten wird statt einer Tumornephrektomie eine organerhaltende Nierentumoroperation mit einem Gewinn für die Lebensqualität und ohne Tumorprogredienzrisiko mit Zuversicht angeboten werden.

Das *multifokale* Auftreten der papillären Nierenkarzinome und das ubiquitäre Potential ihrer Progredienz liefert dagegen die rationale Begründung für radikale Operationen bei diesen Tumoren. Auf die Gefahr des möglichen Auftretens der Geschwülste in der kontralateralen Niere zu einem späteren Zeitpunk thin empfiehlt es sich, die Indikation zur radikalen Tumornephrektomie auch bei resektablen papillären Nierenkarzinomen großzügiger zu stellen. Die konträre Ansicht, daß gerade bei diesen Tumoren eine parenchymschonende Operation durchgeführt werden sollte, wäre allerdings erst mit Hilfe prospektiv-randomisierter Studien unter Einbeziehung zytogenetischer Charakteristika schlüssig zu bestätigen und ist nach dem jetzigen Kenntnisstand abzulehnen.

2. Die gezielte Indikationsstellung zur möglichst kompletten Lymphade-nektomie im Rahmen der Tumornephrektomie bzw. zum Verzicht auf eine ausgedehnte Lymphknotendissektion

Grundsätzlich ist die Überlegenheit der kompletten Lymphadenektomie bei der operativen Behandlung des Nierenzellkarzinoms bis heute nicht gesichert. Die Meinungen über den Nutzen dieses Verfahrens sind geteilt. Für die Befürworter der kompletten Lymphadenektomie wäre von Bedeutung, daß durch bessere Erfassung der Patienten mit erhöhtem Risiko möglicherweise die Zielgruppe korrekt definiert würde, die von einer erweiterten, ausgedehnten Lymphknoten-dissektion profitiert und daher der radikalen sorgfältigsten systematischen En-bloc-Lymphadenektomie zugeführt werden soll.

Durch zusätzliche Entfernung der auch in mikroskopisch unentdeckten Formationen vorhandenen Tumorzellen wird die Prognose des Patienten mit erhöhtem Tumorrezidivrisiko verbessert werden können. Umgekehrt wird mit Hilfe molekularbiologischer Merkmale möglicherweise eine Patientengruppe mit ausgesprochen guter Prognose definiert werden können, die keiner ausgedehnten Lymphknotendissektion bedarf.

Als Handicap bleibt, daß zum Zeitpunkt der Operation diese molekularbiologischen und zytogenetischen Informationen verfügbar sein müssen. Als eine Möglichkeit kann die Befunderhebung mittels einer Feinnadelpunktion aus dem Tumor zu einem früheren Zeitpunkt postuliert werden.

3. Die Auswahl der Kranken, denen in Zukunft eine adjuvante Behandlung angeboten werden soll

Es wird für die Selektion der Patienten, die den adjuvanten Therapien künftig zugeführt werden, eine verläßlichere Hilfestellung geleistet. Die Wirksamkeit der adjuvanten Therapien ist bislang zwar nicht gesichert, da es derzeit keine kurative Therapie mit einer mindestens 50%igen kompletten Remissionsrate beim metastasierenden Nierenzellkarzinom gibt. Vielmehr konnten bisherige prospektiv randomisierte adjuvante Therapiestudien, beispielsweise die Delta-P-Studie zum Einsatz von α-Interferon als Rezidivprophylaxe bei Patienten nach einer in kurativer Absicht durchgeführten Nephrektomie, keinen Überlebensvorteil für die Kranken, die adjuvant behandelt wurden, nachweisen. Die Verbesserung der Therapieergebnisse beim metastasierten Nierenzellkarzinom gibt jedoch Grund zum Optimismus und läßt auch eine positive Wirkung der verbesserten adjuvanten Therapien auf die Rezidivrate und die Lebenszeit der Patienten in baldiger Zukunft erhoffen. Es wird allerdings vorerst unklar bleiben, ob die Behandlung auf Patienten mit bestimmer Prognose beschränkt werden sollte.

4. Planung therapeutischer adjuvanter Studien

Die bessere Abschätzung des individuellen Rezidivrisikos in Form von differenzierenden prognostischen Parametern wird für die Planung und Durchführung therapeutischer adjuvanter Studien hilfreich und wünschenswert sein.

Eine spezifische und individuelle Antwort auf die aufgeworfenen Fragen wird die Molekularbiologie nach Vervollständigung unseres Wissens über die mit der

Tabelle 12. Potentielle Progressionsmarker bei NZK – Wachstumsfaktoren

Faktor	Umgekehrte Korrelation mit Überleben	Korrelation mit Metastasierung	Wertigkeit als Marker	Literatur
TGF-β	?	nein	–	Gomella et al. (1989)
EGF	?	?	–	Petrides et al. (1990)
bFGF	ja	ja	möglich	Nanus et al. (1993) Reiter et al. (1993)
IL6	?	ja	möglich	Miki et al. (1989) Suzuki et al. (1992) Thrash-Bingham et al. (1995)

Invasion und Metastasierung im Zusammenhang stehenden Gene geben. Nach dem Nachweis der VHL-Tumorsuppressorgenmutationen, die vermutlich den ersten Schritt der Karzinognese darstellen, besteht nun die Aufgabe in der Identifizierung weiterer Alterationen potentieller Tumorsuppressorgene, Onkogene und der Wachstumsfaktoren, die die Tumorprogredienz des Nierenzellkarzinoms bestimmen.

Resumee

Für die Abschätzung des Progredienzrisikos bei Patienten mit in kurativer Absicht operiertem Nierenkarzinom sind das genaue pathologische Stadium – ausgedrückt im TNM-Sytem –, das Grading und die patientenbezogenen Parameter von Bedeutung. Durch sorgfältige pathologische und klinische Untersuchungen kann zwar das Stadium nach dem TNM-System festgelegt werden; aber die in der Praxis benutzten Stadieneinteilungen haben den Nachteil, daß die potentiell relevanten, zellulären und molekularbiologischen Charakteristika weitgehend unberücksichtigt bleiben und somit in bestimmten Stadien prognostisch deutlich unterschiedliche Gruppen zusammengefaßt werden. Im Rahmen der neuen Klassifikation humaner Nierentumoren kommt einigen zytogenetischen und molekularen Befunden eine zunehmende Bedeutung als Malignitätsparameter zu. Als genetischer Marker der Progredienz wird beispielsweise eine Aberration auf dem Chromosom 16 bei den papillären Nierenzellkarzinomen postuliert.

Bei der Entstehung der nichtpapillären Nierenzellkarzinome spielen Mutationen des von Hippel-Lindau-Gens, eines Tumorsuppressorgens auf Chromosom 3, eine entscheidende Rolle. Die Progressionsmarker bei dieser Tumorart sind jedoch noch unbekannt und derzeit Gegenstand intensiver Untersuchungen.

Basierend auf den Ergebnissen der molekularen Forschung wird es möglich sein, Therapieentscheidungen zu treffen, und zwar nach dem Grundsatz, für die prognostisch ungünstigen Patientengruppen adjuvante Therapiemaßnahmen und für die prognostisch günstigen Gruppen Verzicht auf eingreifendere zusätzliche Therapien zu fordern.

Literatur

Atlas SA, Hesson TE, Sealey JE, Dharmgongartama B, Larah JH, Ruddy MC, Aurell M (1984) Characterization of inactive renin (prorenin) from reninsecreting tumors of non-renal origin. Similarity to inactive renin from kidney and normal plasma. J Clin Invest 73:437

Basil B, Dosoretz D, Proud GR Jr (1985) Validation of the tumor, nodes and metastasis. Classification of renal cell carcinoma. J Urol 134:450–554

Bennington JF, Laubscher (1968) Epidemiologic studies on carcinoma of kidney. Association of renal carcinoma with smoking. Cancer 21:1069–1073

Berg E van den, Hout AH van der, Oosterhuis JW et al. (1993) Cytogenetic analysis of epithelial renal-cell tumors: relationship with a new histopathological classification. Int J Cancer 55:223–228

Blay J, Negrier S, Combaret V et al. (1992) Serum level of interleukin 6 as a prognostic factor in metastatic renal cell carcinoma. J Urol 52:3317–3322

Boeing H, Schlehofer B, Wahrendorf J (1996) Diet, obesity and risk for renal cell carcinoma: Results from a case-control study in Germany. Eur J Nutrit (in press)

Boldog F, Gemmill RM, Wilke CM et al. (1993) Positional cloning of the hereditary renal cell carcinoma 3;8 chromosome translocation breakpoint. Proc Natl Acad Sci USA 90:8509–8513

Chow WH, Gridley G, McLauglin JK et al. (1994) Protein intake and risk of renal cell cancer. J Natl Cancer Inst 86:1131–1139

Cohen AJ, Li FP, Berg S et al. (1979) Hereditary renal-cell carcinoma associated with a chromosomal translocation. N Engl J Med 301:592–595

Corvol P. Pinet F, Galen FX et al. (1988) Seven lessons from seven renin secreting tumors. Kidney Int 34 [Suppl 25]:38–44

Cunningham BC (1991) Cell adhesion molecules and the regulation of development. Am J Obstet Gynecol 164:939–948

Fajardo LF, Kwan HH, Kowalski J, Prionas SD, Allison AC (1992) Dual role of tumor necrosis factor-alpha in angiogenesis. Am J Pathol 140:539–544

Flocks RH, Kadesky MC (1958) Malignant neoplasms of the kidney on analysis of 353 patients followed five years or more. J Urol 79:196–201

Fuhrmann SA, Lasky LC, Limas C (1982) Prognostic significance of morphologic parameters in renal cell carcinoma. Am J Surg Pathol 6:655–663

Gerdes J, Lemke H, Baisch H, Wakker HH, Schwab U, Stein H (1984) Cell cycle analysis of a cell proliferation – associated human nuclear antigen defined by the monoclonal antibody Ki-67. J Immunol 133:1710–1715

Gnarra JR, Tory K, Weng Y et al. (1994) Mutations of the VHL tumour suppressor gene in renal carcinoma. Nat Genetics 7:85–90

Gomella LG, Sargent ER, Linehan WM, Kasid A (1989) Transforming growth factor-beta inhibits the growth of renal cell carcinoma in vitro. J Urol 141:1240–1244

Hammond D, Winnick S (1974) Paraneoplastic erythrocytosis and ectopic erythropoietins. Ann NY Acad Sci 230:219–227

Hermanek P, Schrott KM (1990) Evaluation of the new tumor, nodes and metastases classification of renal cell carcinoma. J Urol 144:238–241

Herrlinger A, Sigel A, Giedl J (1984) Methodik der radikalen transabdominalen Tumornephrektomie mit fakultativer oder systematischer Lymphknotendissektion und deren Ergebnisse an 381 Patienten. Urologe [A] 23:267–274

Hewlett FS, Hoffmann GC, Senhauser DA, Battle JD (1960) Hypernephroma with erythrocythemia. N Engl J Med 262:1058–1063

Ishikawa J, Xu H-J, Hu S-X et al. (1991) Inactivation of the retinoblastoma gene in human bladder and renal cell carcinomas. Cancer Res 51:5763–5743

Jakse G, Madersbacher H (1978) Stauffer's syndrome, reversible hepatic dysfunction in renal cell carcinoma. Wien Klin Wochenschr 90:268–270

Kleinhans G, Langer EM, Pohl J, Leusmann DB (1987) Aneuploidie und Prognose beim Nierenzellkarzinom. Tumor Diagn Ther 8:97–101

Knudson AG (1986) Genetics of human cancer. Annu Rev Genet 20:231–251

Kovacs G (1993) Molecular differential pathology of renal cell tumours. Histopathology 22:1–8

Kovacs G (1994) The value of molecular genetic analysis in the diagnosis and prognosis of renal cell tumours. World J Urol 12:64–69

Kovacs G, Welter C, Wilkens L, Blin N, DeRiese W (1989) Renal oncocytoma – a phenotypic and genetic entity of renal parenchymal tumors. Am J Pathol 134:967–971

Kovacs G, Füzesi L, Emanuel A, Kung H (1991) Cytogenetics of papillary renal cell tumors. Genes Chromosomes Cancer 3249–255

Kovacs A, Störkel S, Thoenes W, Kovacs G (1992) Mitochondrial and chromosomal DNA alterations in human chromophobe renal cell carcinomas. J Pathol 167:273–277

Krüger C, Noronha IL, Stein H, Waldherr R (1994) In situ expression of cytokines in renal cell carcinoma. In: Staehler G, Pomer S (eds) Contemporary research on renal cell carcinoma. Springer, Berlin Heidelberg New York Tokyo, pp 104–111

Lambert EH, Eaton LM, Rooke ED (1956) Defect of neuromuscular conduction associated with malignant neoplasms. Am J Physiol 187:612–620

Latif F, Tory K, Gnarra J, Linehan WM, Zbar B (1993) Identification of the von Hippel-Lindau disease tumor suppressor gene. Science 260:1317–1320

Liddle GW, Nicholson WF, Island DP, Orth DN, Abe K, Lowder SC (1969) Clinical and laboratory studies of ectopic humoral syndromes. Recent Prog Horm Res 25:283–314

Liedl B, Staehler G, Fabricius PG (1988) Prognose des Nierenkarzinoms nach Tumornephrektomie mit Lymphadenektomie. In: Staehler G (Hrsg) Das Nierenkarzinom: Aktuelle Therapie. Springer, Berlin Heidelberg New York Tokyo, S 53–57

Liedl B, Liedl Th, Staehler G, Hölzel D, Gokel JM (1993) Vergleich klinischer und experimenteller Prognoseparameter beim Nierenzellkarzinom. In: Hofstetter A, Kriegmair M (Hrsg) Aktuelle Kontroversen in der Therapie des Nierenzellkarzinoms. Zuckschwerdt, München, S 93–101

Lindblad P, Mellemgaard A, Schlehofer B (1995) International renal-cell cancer study. V. Reproductive factors, gynecologic operations and exogenous hormones. Int J Cancer 61:192–198

Linehan WM, Gnarra JR, Lerman MI, Latif F, Zbar B (1993) Genetic basis of renal cell cancer. In: DeVita VT, Hellman S, Rosenberg SA (eds) Important advances in oncology. Lippincott, Philadelphia, pp 47–70

Ljunberg B, Stenling R, Roos G (1986) DNA content and prognosis in renal cell carcinoma. Cancer 57:2346–2350

Maldazys JD, de Kernion JB (1986) Prognostic factors in metastatic renal carcinoma. J Urol 136:376–379

Malik STA, Naylor MS, East N, Oliff A, Balkwill FR (1990) Cells secreting tumor necrosis factor show enhanced metastasis in nude mice. Eur J Cancer 26:1031–1034

Mandel JS, McLanughlin KJ, Schlehofer B et al. (1995) International renal-cell cancer study. IV. Occupation. Int J Cancer 61:601–605

Martin-Padura I, Mortarini R, Lauri D et al. (1991) Heterogeneity in human melanoma cell adhesion to cytokine activated endothelial cells correlates with VLA-4 expression. Cancer Res 51:2239–2241

McCredie M, Pommer W, McLaughlin JK et al. (1995a) International renal-cell cancer study. II. Analgesics. Int J Cancer 60:345–349

McLaughlin JK, Lindblad P, Mellemgaard A, McCredie M et al. (1995b) International renal-cell cancer study. I. Tobacco use. Int J Cancer 60:194–198

McLaughlin JK, Chow HW, Mandel JS et al. (1995c) International renal-cell cancer study. VIII. Role of diuretics, other antihypertensive medications and hypertension. Int J Cancer 63:216–221

Mellemgaard A, Lindblad P, Schlehofer B et al. (1995) International renal-cell cancer study. III. Role of weight, height, physical activity, and use of amphetamines. Int J Cancer 60:350–354

Middleton RG (1967) Surgery for metastatic renal cell carcinoma. J Urol 97:973–977

Miki S, Iwano M, Miki Y et al. (1989) Interleukin-6 (IL-6) functions as an in vitro autocrine growth factor in renal cell carcinomas. FEBS Lett 250:607–609

Morita R, Saito S, Ishikawa J (1991) Common regions of deletion on chromosome 5q, 6q and 10q in renal cell carcinoma. Cancer Res 51:5817–5820

Nanus DM, Schmitz-Dräber BJ, Motzer RJ et al. (1993) Expression of basic fibroblast growth factor in primary human renal tumor: correlation with poor survival. J Natl Cancer Inst 85:1597–1599

Neumann HP (1993) Von-Hippel-Lindau-Syndrom. Unterschätzt und häufig verkannt. Dt Ärztebl 90 [B]:571–575

Nunnensick C, Rüther V (1993) Paraneoplastische Endokrinopathien. In: Rüther V, Nunnensiek C (Hrsg) Paraneoplastische Syndrome. Tumordiagnostik, Leonberg

Oosterwijk E, Warnarr SO, Zwartendijk J, van der Velde EA, Fleuren GJ, Cornelisse CJ (1988) Relationship between DNA ploidy, antigen expression and survival in renal cell carcinoma. Int J Cancer 42:703–708

Paganini-Hill A, Ross RK, Henderson BE (1985) Epidemiology of kidney cancer. In: Skinner DG (ed) Urological cancer. Grune & Stratton, New York, pp 383–407

Petrides PE, Bock S, Bovens J, Hofmann R, Jakse G (1990) Modulation of proepidermal growth factor, pro-transforming growth factor-alpha and epidermal growth factor gene expression in human renal carcinomas. Cancer Res 50:3943–3939

Reiter RE, Anglard P, Liu S, Gnarra JR, Linehan WM (1993) Expression of basic fibroblast growth factor in primary human renal tumor: correlation with poor survival. J Natl Cancer Inst 85:1597–1599

Riese W de, Allhoff E, Lenis G, Schlick R (1990) Die in vivo Proliferationsrate des Nierenzellkarzinoms als neuer prognostischer Faktor. Urologe A 29 [Suppl]:A33

Riese W de, Allhoff E, Werner M, Stief CG, Atzpodien J, Kirchner H (1991) Proliferation kinetics and prognosis of renal cell carcinoma. Onkologie 14:297–302

Robson CJ, Chruchill BM, Anderson W (1969) The results of radical nephrectomy for renal cell carcinoma. J Urol 101:297–301

Rotter M, Block T, Busch R, Thanner S, Höfler H (1992) Expression of HER-2/neu in renal cell carcinoma. Correlation with histologic subtypes and differentiation. Int J Cancer 52:213–217

Schlehofer B, Heuer C, Blettner M et al. (1995) Occupation, smoking and demographc factors, and renal cell carcinoma in Germany. Int J Epidemiol 24:51–57

Senn HJ et al. (1992) Checkliste Onkologie. Thieme, Stuttgart, S 126–130

Silverberg E, Boring CC, Squires TC (1990) Cancer Statistics:9

Speicher M, Scholl B, Manoir S du (1995) Loss of chromosomes 1, 2, 6, 10, 13, 17 and 21 in chromophobe renal cell carcinomas revealed by comparative genomic hybridisation. Am J Pathol

Stauffer MH (1961) Nephrogenic hepatosplenic megaly. Gastroenterology 40:694A

Störkel S, Thoenes W, Jacobi GH, Lippold R (1989) Prognostic parameters in renal cell carcinoma – a new approach. Eur Urol 16:416–422

Strohmeyer T, Leyin W, Press M, Effer P, Slamon D (1994) Expression of immediate early transcription factors in human renal cell tumors In: Staehler G, Pomer S (eds) Contemporary research on renal cell carcinoma. Springer, Berlin Heidelberg New York Tokyo, pp 90–96

Suzuki Y, Tamura G, Satodate R, Fujioka T (1992) Infrequent mutation of p53 gene in human renal cell carcinoma detected by polymerase chain reaction single-strand conformation polymorphism analyses. Jpn J Cancer Res 83:223

Takenawa J, Kaneko Y, Fukumoto M et al. (1991) Enhanced expression of interleukin-6 in primary human renal cell carcinomas. J Natl Cancer Inst 83:1668–1672

Thoenes W, Störkel ST (1991) Die Pathologie der benignen und malignen Nierenzelltumoren. Urologe A 30:W41–W50

Thoenes W, Störkel St, Rumpelt HJ (1986) Histopathology and classification of renal cell tumors (adenomas, oncocytomas and carcinomas). The basic cytological and histopathological elements and their use for diagnostic. Pathol Res Pract 187:125

Thrasch-Bingham CA, Greenberg RE, Howard S et al. (1995) Comprehensive allelotyping of human renal cell carcinomas using microsatelite DNA probes. Proc Natl Acad Sci USA 92:2854–2858

Thompson IM, Shannon H, Ross GJ, Montie J (1975) An analysis of factors affecting survival in 150 patients with renal carcinoma. J Urol 114:694–696

Tomita Y, Nishiyama T, Watanabe H, Fujiwara M, Sato S (1990) Expression of intercellular adhesion molecule-1 (ICAM-1) on renal-cell cancer: possible significance in host immune responses. Int J Cancer 46:1001–1006

Tsukamoto T, Kumamoto Y, Miyao N, Masumori N, Takahashi A, Yanase M (1992) Interleukin-6 in renal cell carcinoma. J Urol 148:1778–1782

Uchida T, Wada C, Shitara T, Egawa S, Mashimo S, Koshiba K (1994) Genomic instability of microsatellite repeats and mutations of H-, K-, and N-ras, and p53 genes in renal cell carcinoma. Cancer Res 54:3682

Waterbury L (1979) Hematologic problems. In: Abeloff MD (ed) Complications of cancer. Diagnostic and management. Johns Hopkins, Baltimore, pp 121–145

Weidner U, Peter S, Strohmeyer T (1990) Inverse relationship of epidermal growth factor receptor and HER2/neu gene expression in human renal cell carcinoma. Cancer Res 50:4504–450

Whitmore JNF jr (1989) Renal cell carcinoma: Overview. Semin Urol 7:271–273

Wolk A, Gridley G, Niwa S et al. (1996) International renal cell cancer study. VII. Role of diet. Int J Cancer (in press)

Wörmann B, von de Loo J (1990) Fieber, Gewichtsverlust und seltene Paraneoplasien. Internist 31:532–537

Wu SQ, Hafez GR, Xing W, Newton M, Messing E (1996) The correlation between the loss of chromosome 14 with histologic tumor grade, pathologic stage and outcome of patients with nonpapillary renal cell carcinoma. Cancer 77:1154–1160

Yandell DW, Thor AD (1993) p53 analysis in diagnostic pathology. Biologic implications and possible clinical applications. Diagn Mol Pathol 2:1–3
Zbar B, Brauch H, Talmadge C, Linehan M (1988) Loss of alleles of loci on the short arm of chromosome 3 in renal cell carcinoma. Nature 327:721–724
Zetter BR (1990) The cellular basis of site-specific tumor metastasis. N Engl J Med 322:605–612

Nachsorge

Diese Empfehlungen beziehen sich auf kurativ behandelte Patienten. Bis 24 Monate postoperativ sollten Nachsorgeuntersuchungen alle 3 Monate durchgeführt werden, danach alle 6 Monate, ab dem 5. postoperativen Jahr jährlich. Außer der Erhebung einer Zwischenanamnese und klinischen Untersuchung (siehe Basisdiagnostik) sollten folgende Untersuchungen durchgeführt werden:

Nachsorgeprogramm bei Patienten mit Nierenzellkarzinom

Monate	3	6	9	12	15	18	21	24	30	36	42	48
BKS/Hb	X	X	X	X	X	X	X	X	X	X	X	X
Urinsediment	X	X	X	X	X	X	X	X	X	X	X	X
S-Kreat, AP, γ-GT	X	X	X	X		X		X		X	X	X
Rö-Thorax	X	X	X	X		X		X		X		X
Sonographie[a]	X	X	X	X	X	X	X	X	X	X	X	X
Ausscheidungsurogramm	X		X			X			X			
CT[b]		X		X		X			X		X		X
Knochenszintigraphie	X			X				X		X		X

[a] Nephrektomielager und kontralaterale Niere, Leber
[b] Retroperitoneum, Leber, Schädel

Histogenese, Pathologie und prognostische Faktoren des Nierenzellkarzinoms

D. Brkovic und R. Waldherr

Epidemiologie

Das Nierenzellkarzinom ist mit ca. 90 % der häufigste Nierentumor. Er macht ca. 3 % aller bösartigen Neubildungen des Erwachsenenalters aus. Nach einem Bericht des National Cancer Institute erkrankten in den USA 1990 24000 Patienten an einem Nierenzellkarzinom, 10000 Todesfälle/Jahr können auf das Nierenzellkarzinom zurückgeführt werden. 9 Neuerkrankungen/100000 Einwohner werden pro Jahr beobachtet. Der Häufigkeitsgipfel liegt in der 6. Lebensdekade, jedoch können Nierenzellkarzinome auch bei Kindern auftreten. Männer sind etwa doppelt so häufig betroffen wie Frauen. Obwohl Nierenzellkarzinome bei allen ethnischen Gruppen und in allen Ländern beobachtet wurden, scheinen demographische Faktoren eine Rolle zu spielen. Die Häufigkeitsrate ist in Skandinavien am höchsten, Indien, Japan und Teile von Afrika weisen die geringste Rate auf.

Ätiologie

Im Tiermodell konnten durch zahlreiche Noxen (Diäthylstilböstradiol, Bestrahlung u. a.) experimentelle Nierentumore induziert werden. Die Ätiologie beim menschlichen Nierenzellkarzinom bleibt unklar, möglicherweise spielen Nikotinabusus (Cadmium?), hormonelle Ursachen und industrielle Abgase (Blei?) eine ätiologische Rolle. Des weiteren soll eine Thorotrastexposition im Rahmen von Ausscheidungsurographien Nierentumoren induziert haben. Es besteht eine positive Korrelation zwischen dem Tod durch Nierenzellkarzinome und dem Pro-Kopf-Verbrauch von Ölen, Fetten, Milch und Zucker. Eine heriditäre Kausalität ist aufgrund mehrerer Berichte über die familiäre Häufung von Nierenzellkarzinomen anzunehmen; hier scheinen Gentranslokationen (3;8, 3;6) mit Fehlen von Tumorsuppressorgenen die entscheidenden ätiologischen Faktoren zu sein. Auch die Penetranz von Nierenzellkarzinomen bei der autosomal vererbten Hippel-Lindau-Erkrankung wird auf Chromosomenalterationen (Deletion des kurzen Arms von Chromosom 3 p) zurückgeführt. 38–55 % der Patienten mit Hippel-Lindau-Syndrom entwickeln im Verlauf ihrer Krankheit Nierenzellkarzinome, 1/3 dieser Patienten stirbt am Nierenzellkarzinom. Diese Tumoren haben Ihren Altersgipfel zwischen dem 3. und 4. Lebensjahrzehnt. Ein erhöhtes Risiko (5- bis 10fach) besteht auch bei Patienten mit unter Dialyse erworbenen Nierenzysten.

Bilaterale Nierentumoren und multifokales Wachstum

In 2–3 % der Fälle treten Nierenzellkarzinome synchron oder asynchron bilateral auf. Ungeklärt bleibt die Frage im Einzelfall, ob es sich hier um eine genetische Disposition oder um Metastasen eines kontralateralen Nierentumors handelt. Ein multifokales Tumorwachstum im Nephrektomiepräparat konnte in 16–30 % histologisch nachgewiesen werden. Bilaterale Nierentumoren und multifokales Wachstum sind in typischer Weise assoziiert mit einem von Hippel-Lindau-Syndrom.

Morphologie und Histogenese

1883 vertrat Grawitz die Hypothese, daß in der Niere auftretende Tumoren nicht aus nephrogenem Gewebe, sondern von der Nebenniere versprengten, heterotopen Gewebsinseln ausgehen. Danach würde es sich um Nebennierengeschwülste handeln, die sich in der Niere entwickelten. Obwohl schon frühzeitig angezweifelt, hielt sich die Grawitz-Lehre von der dysontogenetischen Herkunft der sog. Hypernephrome bis in die 60er Jahre. Aufgrund ultrastruktureller Untersuchungen von Nierenzellkarzinomen vermuteten erstmals Oberling et al. (1959), daß der Ursprung des Nierenzellkarzinoms in Zellen des proximalen Tubulusepithels zu sehen sei. Grundlage der Vermutung war die Beobachtung, daß Nierentumoren häufig tubuläre Strukturen mit apikalen Bürstensäumen aufwiesen, die den proximalen Tubuli der normalen Niere ähneln. In den 70er und 80er Jahren wurde diese Hypothese durch zahlreiche Untersuchungen, u. a. durch Einsatz von monoklonalen Antikörpern, gefestigt. Die postulierte einheitliche Herkunft von Nierenkarzinomen aus Zellen des proximalen Tubulus wurde durch neuere elektronenmikroskopische und immunhistochemische Untersuchungen jedoch in Zweifel gezogen. Daneben wurde Mitte der 80er Jahre das bis dahin als einheitliche Entität mit unterschiedlichem Wachstumsmuster angesehene Adenokarzinom der Niere in Subtypen klassifiziert, wobei sowohl mikroskopische Charakteristika als auch histogenetische Gesichtspunkte berücksichtigt wurden. Neben dem am häufigsten auftretenden klarzelligen Nierenkarzinom, dessen Ursprung sich aus dem proximalen Tubulus herleiten läßt, konnte ein weiterer Tumortyp – das chromophile Nierenkarzinom – mit vermutlich gleicher histogenetischer Herkunft definiert werden. Die Grundlage der Zuordnung zu Zellen des proximalen Tubulus waren enzymhistochemische Analysen (alkalische Phosphatase, Aminopeptidase, GGT) sowie der Nachweis von proximal-tubulären Antigenen (Villin, CD 10, CD 13, CD 15).

Mitte der 80er Jahre haben erstmals Störkel et al. (1989) einen weiteren zytologisch definierten Tumortyp – das chromophobe Nierenzellkarzinom – charakterisiert, welches bis dahin nur aus dem Tierexperiment bekannt war. In der konventionellen Mikroskopie (HE-Schnitt) hat es mit dem klarzelligen Nierenzellkarzinom ein helles oder schwach eosinophiles Zytoplasma gemeinsam, in der elektronenmikroskopischen Analyse beruht die Transparenz des Zytoplasmas jedoch nicht – wie beim klarzelligen Nierenzellkarzinom – auf herausgelösten Glykogen- und Fettsubstanzen, sondern auf dem ultrastrukturellen Nachweis von invaginierten Mikrovesikeln, wie sie sonst in den Schaltzellen des Sammelrohrs gefunden wurden.

Ein weiterer nichtmaligner Nierentumor, das renale Onkozytom, konnte histogenetisch dem Sammelrohrsystem zugeordnet werden. Histochemisches Kennzeichen des Onkozytoms ist ebenfalls die Produktion von Carboanhydrase C sowie in ca. 60% der Fälle der Nachweis des schaltzellentypischen Band-III-Glykoproteins. Die unterschiedliche Herkunft des klarzelligen und des chromophilen Karzinoms aus dem proximalen Tubulus sowie des chromophoben Karzinoms und des Onkozytoms aus dem Sammelrohrsystem ist auch von embryologischem Interesse, da der proximale Tubulus aus dem metanephrogenen Blastem, das Sammelrohrsystem aus der Ureterknospe gebildet wird.

Ergänzend sei erwähnt, daß die Herkunft des sehr seltenen Duct-Bellini-Karzinoms (ca. 1%) seit Ende der 70er Jahre dem Sammelrohrsystem zugeordnet wird.

Häufigkeit von Nierenzellkarzinomen und Onkozytomen
(Thoenes u. Störckel 1991) (n = 1257)

Tumortyp	
Klarzellig	76%
Chromophil	10%
Chromophob	5%
Spindelzellig	1%
Duct-Bellini-Karzinom	1%
Nicht klassifizierbar	1%
Onkozytom	5%

Stadieneinteilung des Nierenzellkarzinoms

Es existieren mehrere Stagingsysteme für das Nierenzellkarzinom. In den europäischen Ländern erfolgt die Stadieneinteilung des Nierenzellkarzinoms entsprechend dem TNM-System der UICC (1987), ICD/O 189.0.

T	Primärtumor
T X	Primärtumor kann nicht beurteilt werden
T 0	Kein Anhalt für Primärtumor
T 1	Tumor 2,5 cm oder weniger in der größten Ausbreitung, auf die Niere begrenzt
T 2	Tumor größer als 2,5 cm in der größten Ausdehnung, auf die Niere begrenzt
T 3	Tumor breitet sich in den Venen aus oder infiltriert Nebenniere oder perirenales Gewebe, jedoch nicht jenseits der Fascia Gerota
T 3 a	Tumor infiltriert Nebenniere oder perirenales Gewebe, aber nicht die Fascia Gerota
T 3 b	Tumor mit makroskopischer Ausbreitung in die Nierenvenen oder in die V. cava unterhalb des Diaphragmas
T 3 c	Tumor mit makroskopischer Ausbreitung in die V. cava oberhalb des Diaphragmas
T 4	Tumor infiltriert über die Gerota-Faszie hinaus
	Regionäre Lymphknoten
N X	Regionäre Lymphknoten können nicht beurteilt werden
N 0	Keine regionären Lymphknotenmetastasen
N 1	Metastase in solitären regionären Lymphknoten, 2 cm order weniger durchmessend
N 2	Metastase in solitären Lymphknoten, mehr als 2 cm, aber nicht mehr als 5 cm in größter Ausbreitung oder multiple Lymphknotenmetastasen, keine mehr als 5 cm in größter Ausbreitung
N 3	Metastasen in Lymphknoten, mehr als 5 cm in größter Ausdehnung
M	Fernmetastasen
MX	Vorliegen von Fernmetastasen kann nicht beurteilt werden
M 0	Keine Fernmetastasen
M 1	Fernmetastasen

Die Kategorien M 1 und pM 1 können weiter anhand folgender Abkürzungen spezifiziert werden.

Lunge	PUL	Knochenmark	MAR
Knochen	OSS	Pleura	PLE
Leber	HEP	Peritoneum	PER
Hirn	BRA	Haut	SKI
Lymphknoten	LYM	andere	OTH

In den USA erfolgt die Tumorklassifikation meist entsprechend des von Robson et al. (1969) modifizierten Stagingsystems von Flox und Kadesky.

Stadieneinteilung des Nierenzellkarzinoms nach Robson et al. (1969)

Stadium I		Auf die Niere beschränkter Tumor
Stadium II		Infiltration in das peri-/pararenale Fettgewebe innerhalb der Fascia Gerota
Stadium III		Makroskopische Veneneinbrüche und/oder Lymphknotenmetastasen
	III a	Makroskopische Veneninvasion
	III b	Regionäre Lymphknotenmetastasen
	III c	Makroskopische Veneninvasion zusammen mit regionären Lymphknotenmetastasen
Stadium IV		Infiltration in Nachbarorgane oder Fernmetastasen
	IV a	Der Tumor befällt, abgesehen von den Nebennieren, weitere Organe
	IV b	Fernmetastasen

Morphologie

Klarzelliges Nierenkarzinom

Das klarzellige Nierenkarzinom ist der häufigste zytologische Subtyp und macht ca. 70–80 % der Nierenzellkarzinome aus. Die Schnittfläche des Tumors ist gelblich, bei großen Tumoren können nekrotische Areale, zystische Degenerationen oder Einblutungen auftreten. Kalzifikationen und Ossifikationen werden in ca. 10 % beobachtet. Häufig bildet sich eine makroskopisch sichtbare, pseudomembranöse Kapsel zwischen Tumor und normalem Nierengewebe aus. Die Bildung dieser Pseudokapsel wird durch die tumorbedingte Verdrängung von normalem Nierengewebe induziert; allerdings können häufig auch Kapselinfiltrationen des Tumors gesehen werden. In der Mikroskopie (Abb. 1) zeigt sich häufig ein wasserklares Zytoplasma mit scharfen Zellgrenzen. Die Zellkerne liegen zentral oder exzentrisch, sind rundlich und fein granuliert. Nukleoli können vollständig fehlen oder prominent sein. Bei der eosinophilen Variante zeigen sich perinukleäre Granulierungen. Diese simd durch einen erhöhten Gehalt an Mitochondrien und endoplasmatischem Retikulum bedingt.

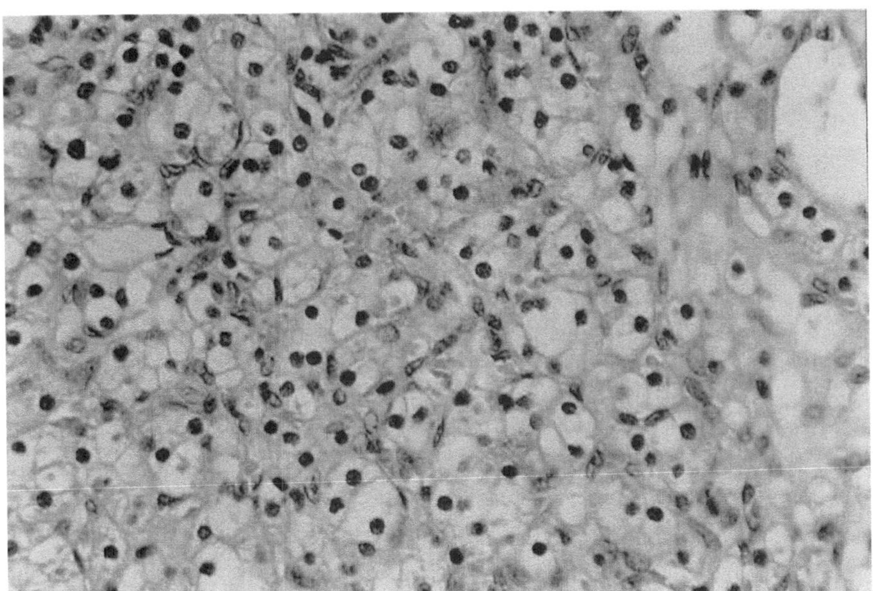

Abb. 1. Kompaktes (solides) klarzelliges Nierenzellkarzinom mit wasserklarem Zytoplasma der Tumorzellen und geringer Kernvergrößergung (G 1). HE-Färbung, Vergr. 250:1

Chromophiles Nierenkarzinom

Chromophile Karzinome sind mit ca. 10% der zweithäufigste zytologische Subtumortyp des Nierenzellkarzinoms. Die Tumoren sind meist größer als 3 cm, gut abgegrenzt und wachsen häufig exophytisch. Durch den hohen Lipidgehalt erscheint die Schnittfläche gelblich bis graubräunlich. Wachstumsbedingte Degeneration führt häufig zu Zystenbildungen und intratumoralen Einblutungen, durch Freisetzung von Lipiden und Cholesterol können kleine Verkalkungen vorkommen. Chromophile Nierenzellkarzinome sind i. allg. papillär strukturiert (Abb. 2). Daher wird dieser Tumortyp in der amerikanischen Klassifikation als papilläres Nierenzellkarzinom bezeichnet. Histologisch lassen sich 2 Zellvarianten unterscheiden: *Eosinophile Varianten* sind durch den hohen Zytoplasmagehalt an Mitochondrien sowie durch eine feingranuläre Zytoplasmareaktion gekennzeichnet. Die ausgeprägte Eosinophilie kann den Zellen ein onkozytenähnliches Aussehen verleihen, so daß die Abgrenzung zum Onkozytom schwierig sein kann. Die kleinzellige *basophile Variante* ist durch eine hohe Zell- bzw. Kerndichte gekennzeichnet. Die Kerne sind klein und hyperchromatisch, es finden sich kaum Mitochondrien.

Chromophobes Nierenkarzinom

Chromophobe Karzinome sind zirkumskripte solide Tumoren. Makroskopisch imponieren sie durch eine homogene, graue bis gelbliche Schnittfläche ohne

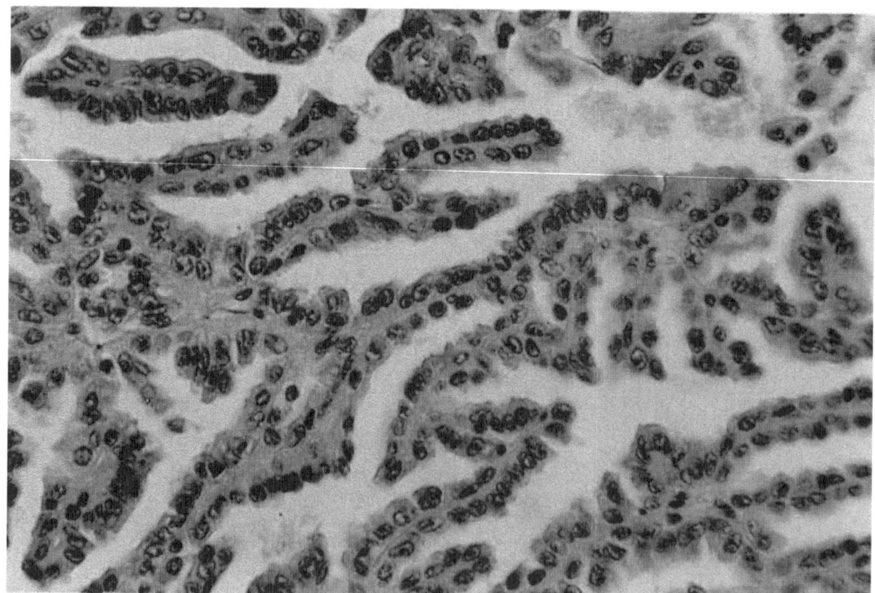

Abb. 2. Papilläres (chromophiles) Nierenzellkarzinom mit kubischen Tumorzellen, eosinophil-granuliertem Zytoplasma und geringen Kernpleomorphien (G 1). HE-Färbung, Vergr. 250:1

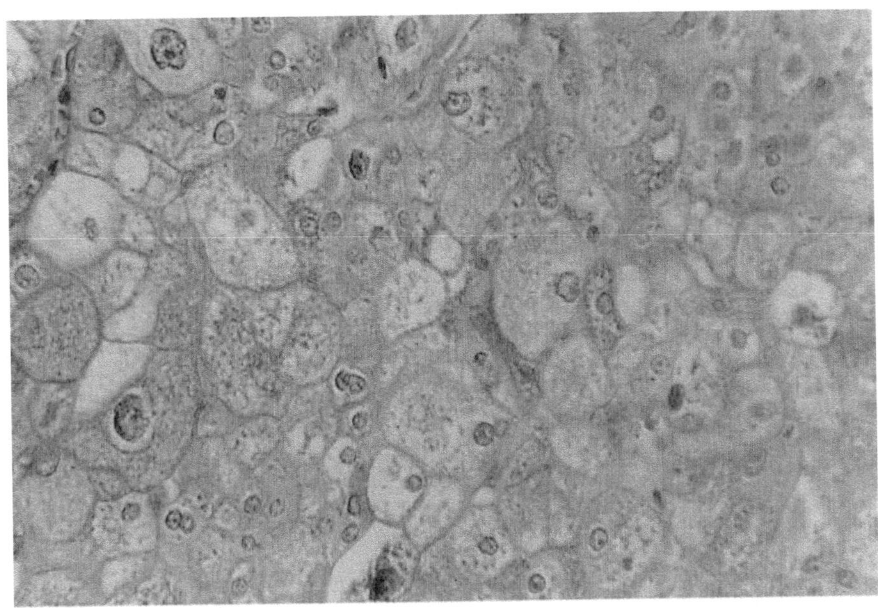

Abb. 3. Chromophobes Nierenzellkarzinom mit polygonalen Tumorzellen in solider Anordnung (G 2). Positive Hale-Eisenreaktion, Vergr. 250:1

Einblutungen oder Nekrosen. Die Zellen sind groß, gut abgrenzbar und besitzen ein feinretikuläres Zytoplasma (Abb. 3), das kaum Glykogen, jedoch reichlich saure Mukopolysaccharide enthält. Bei vermehrtem Mitochondriengehalt zeigt sich eine stärkere Eosinophilie, so daß auch beim chromophoben Nierenzellkarzinom onkozytomähnliche Zellen imponieren können (eosinophile Variante). Die prominenten Zellgrenzen verleihen dem Tumor z.T. ein pflanzenzellartiges Aussehen. Die Zellkerne sind zentral gelegen und weisen eine leichte Pleomorphie auf, manchmal zeigen sich prominente Nukleoli. Kennzeichen der chromophoben Karzinome ist der ultrastrukturelle Nachweis von zahlreichen invaginierten Mikrovesikeln.

Duct-Bellini-Karzinome

Makroskopisch ist der Tumor in der Medulla renalis lokalisiert, er kann jedoch gelegentlich kortikale Nierenanteile infiltrieren. Einblutungen und Nekrosen finden sich typischerweise nicht. Der architektonische Aufbau ist teils kompakt, teils papillär-zystisch mit kuboidalen oder zylindrischen Tumorzellen (Abb. 4). Manchmal zeigt sich eine verstärkte Eosinophilie, die durch einen gesteigerten Mitochondrienanteil bedingt ist. Die Kerne variieren in Form und Größe. Eine atypische Hyperplasie des unmittelbar dem Tumor benachbarten Sammelrohrepithels weist auf die histogenetische Verwandschaft mit dem Sammelrohrsystem hin.

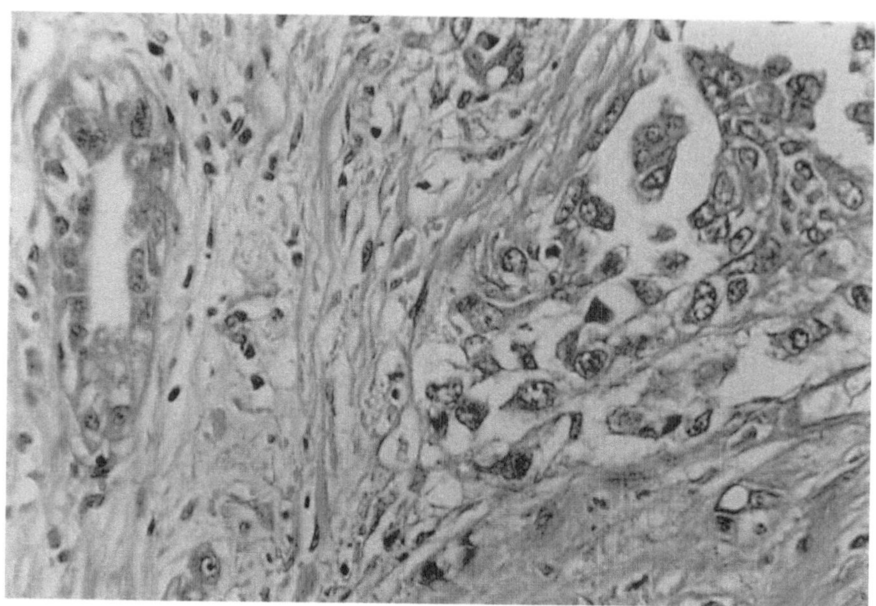

Abb. 4. Duct-Bellini-Karzinom mit atypischen, teils mikrozystisch-tubulären, teils tubulo-papillären Epithelformationen (G 3-Karzinom). HE-Färbung, Vergr. 250:1

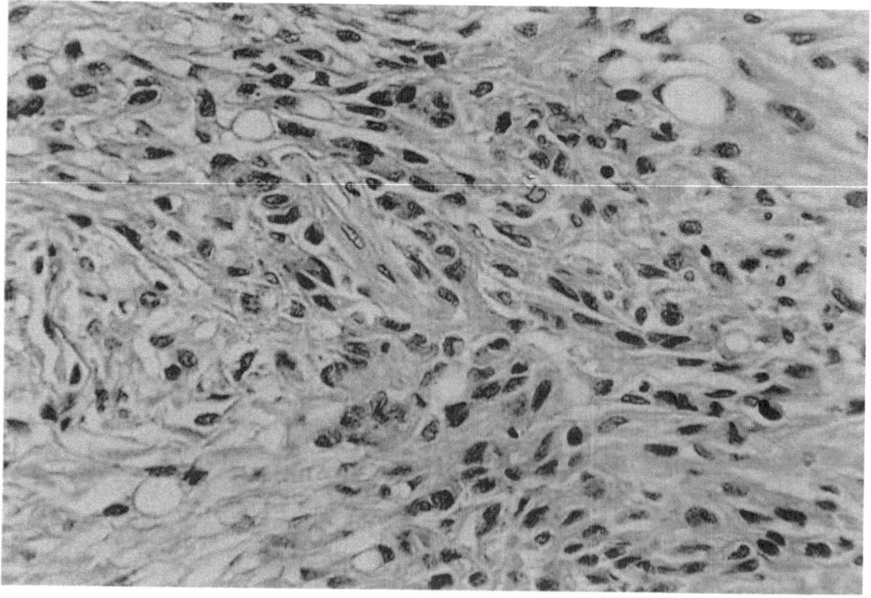

Abb. 5. Sarkomatoides Nierenzellkarzinom mit spindeligen Tumorzellelementen. An anderer Stelle des Tumors war eine typische, nichtpapilläre klarzellige Tumorkomponente identifizierbar. HE-Färbung, Vergr. 250:1

Spindelzellig pleomorphes Karzinom

Es handelt sich i. allg. um entdifferenzierte Tumoren, bei denen eine zytologische Zuordnung schwer zu erkennen ist. Die Schnittfläche ist sarkomähnlich weiß bis grau. Der Tumor ist häufig groß und wächst breitflächig invasiv. Mikroskopisch finden sich häufig spindelzellige Formationen (Abb. 5), gelegentlich auch Riesenzellen. Der Nachweis klarzelliger Epithelformationen bei eingehender histologischer Untersuchung weist darauf hin, daß in der Mehrzahl der Fälle der Ursprung spindelzellig-pleomorpher Karzinome in entdifferenzierten klarzelligen Nierenzellkarzinomen zu sehen ist.

Onkozytom

Onkozytome zeichnen sich durch eine benigne Tumorbiologie aus. Im Rahmen von Langzeitbeobachtungen sind rezidiv- und metastasenfreie Intervalle von mehr als 10 Jahren bekannt. Obwohl Onkozytome nicht metastasieren, wird in vereinzelten Fällen über Kapseldurchbrüche und Veneninfiltrationen berichtet. Der Häufigkeitsgipfel liegt in der 7. Lebensdekade, das männliche Geschlecht wird bevorzugt befallen. Lange Zeit war die Histogenese der renalen Onkozytome umstritten, erst in den letzten Jahren konnte durch immunhistochemische und elektronenmikroskopische Untersuchungen als Entstehungsort das Sammelrohrsystem bestimmt werden. Onkozytome sind gewöhnlich verhältnismäßig große, solide, einheitlich braun-rundliche Tumoren ohne Einblutung oder Nekrosen. Charakteristisch ist eine zentrale Narbenbildung. Sie setzen sich aus eosinophilen Epithelzellen zusammen (Abb. 6), die ein feingranuläres Zytoplasma aufweisen. Multifokales Wachstum und bilaterale Onkozytome wurden beschrieben, in seltenen Fällen wurde ein gemeinsames Vorkommen von Onkozytomen mit Nierenzellkarzinomen oder Angiomyolipomen beobachtet. Eine gehäufte Assoziation zum Hippel-Lindau-Syndrom ist jedoch nicht bekannt. Chromosomale Abnormitäten bei Onkozytomen (Deletion von Chromosomen 1 mit einem Verlust des Y-Chromosoms) sind häufig.

Die exakte Unterscheidung von Onkozytomen und Onkozytom-ähnlichen Nierenzellkarzinomen ist aufgrund des unterschiedlichen biologischen Verhaltens dieser Tumoren kritisch. Insbesondere die Abgrenzung von eosinophilen Varianten des chromophoben Nierenkarzinoms, aber auch zu eosinophilen klarzelligen und chromophilen Nierenzellkarzinomen kann differentialdiagnostische Schwierigkeiten bereiten. Entscheidende Kriterien für das Vorliegen von Onkozytomen sind deren Mitosearmut sowie das Fehlen von prominenten Nukleoli. In der Elektronenmikroskopie zeigt sich ein deutlicher Mitochondrienreichtum, während andere Zellorganellen wie das rauhe endoplasmatische Retikulum oder der Golgi-Apparat nur mäßig ausgeprägt sind. Lipide, Glykogen und saure Mukopolisaccharide sind nicht nachweisbar.

Der Vollständigkeit halber sei hier auch der im amerikanischen Schrifttum als eigenständige Entität geführte „granuläre" Typ des Nierenkarzinoms erwähnt,

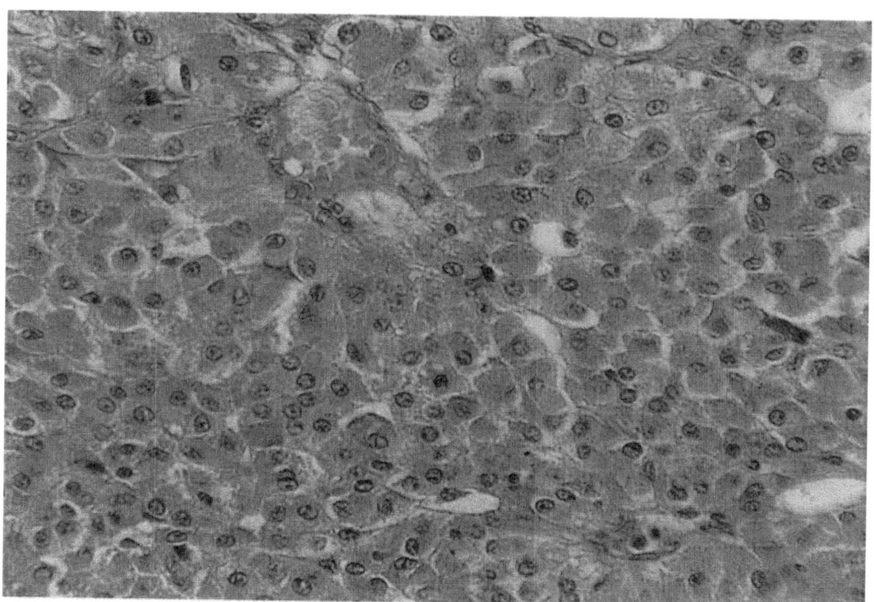

Abb. 6. Benignes renales Onkozytom (onkozytäres Adenom) mit solider Anordnung der Tumorzellen und breitem eosinophilem, feingranuliertem Zytoplasmasaum. HE-Färbung, Vergr. 250:1

dessen Tumorzellen in der HE-Färbung ein ausgeprägt granuläres Zytoplasma aufzeigen. In der von Thoenes et al. (1986) vorgestellten Klassifikation spielt dieser Tumortyp keine Rolle, da ein granuläres Muster ein Zeichen von hohem Gehalt an Mitochondrien ist und lediglich eine eosinophile Variante der beschriebenen Grundtypen darstellt.

Nierenadenome

Diese Tumorform ist in der Klassifikation der WHO als eigenständige Entität aufgelistet. Es handelt sich dabei um meist zufällig festgestellte hochdifferenzierte papilläre Raumforderungen unter 1 cm Durchmesser. Kortikale Adenome sind von der Umgebung gut abgegrenzt, ohne eine Pseudokapsel auszubilden (Abb. 7). Multifokalität im Sinne einer renalen Adenomatose kann vorkommen. Bei dialysebedingter, erworbener zystischer Nephropathie findet sich eine erhöhte Häufigkeit (20–30%), ebenso beim Hippel-Lindau-Syndrom. Auch beim chromophilen Karzinom wird ein gehäuftes koinzidentelles Auftreten dieser „Adenome" beschrieben. Zytogenetische Untersuchungen zeigten den Verlust des Y-Chromosoms sowie eine Trisomie der Chromosomen 7 und 17, ähnlich wie bei papillären Nierenzellkarzinomen, so daß sog. kortikale Adenome möglicherweise prämaligne Läsionen darstellen und in Progression gehen können. Das maligne

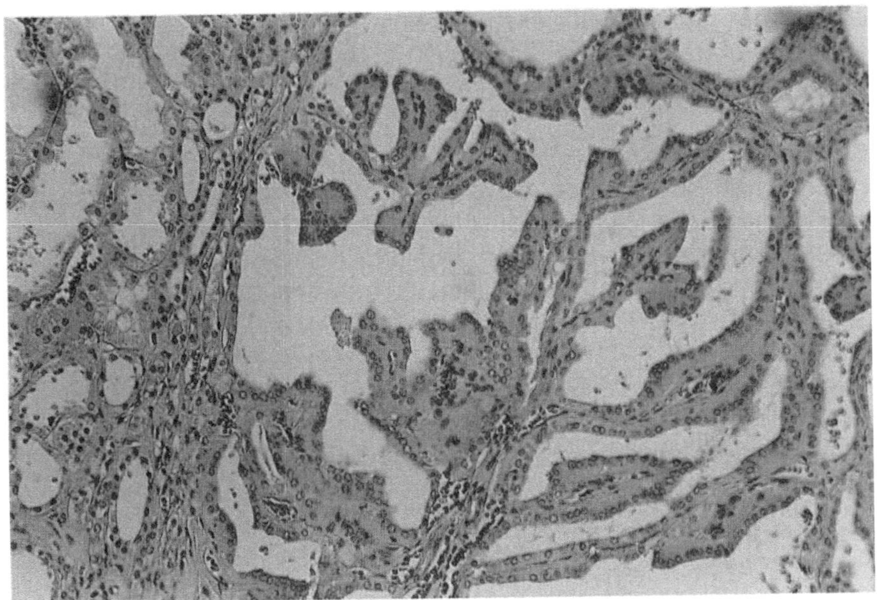

Abb. 7. Kleines papilläres „Nierenrindenadenom" mit unscharfer Abgrenzung zum angrenzenden, tumorfreien Nierenparenchym. HE-Färbung, Vergr. 250:1

Potential dieser Raumforderungen ist jedoch unklar, so daß die durch den Begriff Adenom gekennzeichnetete Gutartigkeit mit absoluter Sicherheit nicht nachweisbar ist. Aufgrund des unklaren biologischen Verhaltens sollte das renale Adenom als potentiell maligner Tumor betrachtet werden.

Wachstumsmuster

Das histologische Wachstumsmuster wird durch die Anordnung von epithelialen Tumorzellen und Stroma bestimmt. Das histologische Erscheinungsbild kann kompakt, kompakt-zystisch, zystisch und tubulär oder papillär imponieren.

Malignitätsgrading

Der histologische und zytologische Atypiegrad wird in die Kriterien G 0 und G I–III unter Berücksichtigung von Kerngröße, Kernformen, Mitoserate, Kernplasmarelation und Chromasiegrad eingeteilt (Thoenes et al. 1986). Daneben wird die Häufigkeit von Nukleolen, Zahl der Nukleolen pro Zellkern, Nukleolengröße und Nukleolenlokalisation in der Auswertung berücksichtigt.

Prognostische Faktoren des Nierenzellkarzinoms

Demographische Faktoren

Einige Untersucher haben den Einfluß von Alter und Geschlecht hinsichtlich der prognostischen Aussagekraft überprüft. Es gibt Hinweise, daß Nierenzellkarzinome im Kindes- und Jugendalter möglicherweise mit einer günstigeren Prognose einhergehen, aufgrund der Seltenheit des Nierenkarzinoms in diesem Alter ist dies jedoch nicht endgültig zu bewerten. Auch der Einfluß des Patientengeschlechts auf die Prognose ist in kontroverser Diskusion. Zwar konnte in mehreren Studien aufgezeigt werden, daß Frauen mit Nierenkarzinomen eine etwas günstigere Prognose aufweisen; nach Stratifizierung hinsichtlich Tumorstadium und Atypiegrad war der beschriebene Überlebensvorteil jedoch meist nicht mehr nachvollziehbar. Rassenbedingte Unterschiede sind nicht bekannt.

Tumordurchmesser

1950 postulierte erstmals Bell, daß der Tumordurchmesser beim Nierenzellkarzinom einen prognostischen Aussagewert besitzt. Wegen der geringen Metastasierungstendenz bei Tumoren unter 3 cm Durchmesser (5 %) schlug er sogar vor, diese Tumoren als benigne anzusehen. In einer retrospektiven Analyse anhand von 740 Patienten mit einer Mindestnachbeobachtungzeit von 3 Jahren konnten Herrlinger et al. (1992) eine deutliche Abhängigkeit der Fünfjahresüberlebensrate vom Tumordurchmesser aufzeigen. Entsprechend ihrer Analysen beträgt bei Karzinomen unter 4 cm die Fünfjahresüberlebensrate 76 %, bei Karzinomen zwischen 4 und 6 cm 70 %, zwischen 6 und 8 cm 62 %, zwischen 8 und 10 cm 53 % sowie 31 % bei Tumoren über 10 cm Tumordurchmesser. Es besteht auch ein enger Zusammenhang zwischen Tumordurchmesser und Tumorstadium. Bei Tumordurchmesser zwischen 4 und 6 cm zeigt sich in 20 % ein Tumoreinbruch in die Nierenvenen, bei Tumoren über 10 cm beträgt der Anteil 60 %. Zum Zeitpunkt der Nephrektomie hatten bei Tumoren bis 3 cm 6 % der Patienten synchrone Fernmetastasen. Bei Tumoren über 10 cm betrug die Häufigkeit schon 31 %.

TNM-System und Robson-Klassifikation

Entsprechend dem TNM-System (1987) ergibt sich im T1-Stadium eine Fünfjahresüberlebensrate von 98 %, im T2-Stadium von 83 %, im T3a-Stadium von 58 % und im T3b-Stadium von 35 %. Die Fünfjahresüberlebensrate von Patienten mit T4-Tumoren liegt bei 16 % bei einer mittleren Überlebensrate von ca. $1\frac{1}{2}$ Jahren. Im Stadium N1 und N2 beträgt die Fünfjahresüberlebensrate ca. 20 %, bei Lymphknotenmetastasen mit größerem Durchmesser als 5 cm ist eine mittlere Überlebensrate von 6 Monaten zu erwarten. In der Robson-Klassifikation zeigt sich eine Fünfjahresüberlebensrate von 92 % für das Stadium I, 77 % für das Stadium II, 59 % für das Stadium III a, 34 % für das Stadium III b sowie 16 % für das Stadium III c. Im Stadium IV ergibt sich eine Fünfjahresüberlebensrate von 12 % bei mittlerer Überlebenszeit von 8,8 Monaten (Hermanek u. Schrott 1990).

Fernmetastasen

Bei Fernmetastasen beträgt die Fünfjahresüberlebensrate 18 % bei einer mittleren Überlebensrate von 13,8 Monaten. Tendenziell scheinen Patienten mit ausschießlichen Lungenmetastasen noch eine verhältnismäßig günstige Prognose zu haben. Bei Multiorganmetastasen und multiplen Metastasen (Außnahme Lungenmetastasen) ist die Prognose, unabhängig von der Therapie, infaust, während bei radikal (R0) resezierten Solitärmetastasen Fünfjahresüberlebensraten bis zu 35 % bekannt sind. Maldazys u. de Kernion (1989) beschrieben anhand einer Analyse von 181 metastasierenden Nierenzellkarzinome folgende prognostisch „günstige" Charakteristika:

- Guter Allgemeinzustand des Patienten,
- asynchrone Metastasen (Differenz zwischen Primärtumor und Metastasen von 2 Jahren),
- auf das Lungenparenchym begrenzte Metastasen und
- durchgeführte Tumornephrektomie.

Allerdings wird der therapeutische Wert einer palliativen Nephrektomie bei M+ kontrovers diskutiert.

Malignitätsgrad

Der klinische Verlauf der Erkrankung hängt signifikant vom Atypiegrad des Tumors ab. Bei G1-Tumoren liegt die Fünfjahresüberlebensrate bei 92 % bei einer mittleren Überlebensrate von 129 Monaten. Bei G2-Tumoren ist über eine Fünfjahresüberlebensrate von 60 % bei einer mittleren Überlebensrate von 93 Monaten und bei G3-Tumoren über eine Fünfjahresüberlebensrate von 32 % bei einet mittleren Überlebensrate von 38 Monaten berichtet worden (Störkel et al. 1989).

Zelltyp und Wachstumsmuster

In Abhängigkeit von den von Thoenes et al. (1986) zytologisch definierten Tumortypen findet sich eine typenspezifische Mortalitätsrate von 14 % bei einer mittleren Überlebensrate von 119 Monaten bei chromophilen Nierenzellkarzinomen. Chromophobe Karzinome weisen eine Letalität von 17 % bei mittlerer Überlebenszeit von 79 % auf. Das klarzellige Karzinom hat mit einer Letalität von 25 % und einer Überlebenszeit von 86 Monaten die ungünstigste

Diagnose. Die prognostische Relevanz des Wachstumsmusters wird kontrovers beurteilt. Golimbu et al. (1986) bewerten papilläre, tubuläre und zystische Nierenkarzinome prognostisch am günstigsten, dem soliden Nierenzellkarzinom wird die ungünstigste Prognose zugeschrieben. Dagegen sahen Green et al. (1989) keine Beziehung zur Prognose.

Veneninvasion

Die ausschließlich mikroskopische Veneninvasion wird in der TNM-Klassifikation des Nierenzellkarzinoms nicht berücksichtigt. Es zeigt sich jedoch sowohl im T2- als auch im T3-Stadium eine erhöhte Fünfjahresüberlebensrate bei mikroskopisch freien Venen. Im T2-Stadium beträgt sie 94% gegenüber 77% bei Veneninvasion, im T3-Stadium 73% gegenüber 59% (Hermanek u. Schrott 1990). Dagegen scheint die makroskopische Tumorinvasion in die V. renalis oder ein Tumorzapfen in der V. cava prognostisch nicht relevant zu sein. Golimbo et al. (1986) weisen darauf hin, daß eine Tumorausbreitung in der V. renalis die Fünfjahresüberlebensrate bei sonst lokalisierten Nierenkarzinomen nicht beeinflußt. Auch ein freier Tumorthrombus in die V. cava beeinflußt, nach Nephrektomie und erfolgreicher Thrombusexstirpation, die Überlebensrate nicht. Bei nicht-organinfiltrierenden und nichtmetastasierenden Nierenkarzinomen sind, unabhängig von der Höhe des Tumorzapfens, Fünfjahresüberlebensraten bis 70% bekannt.

DNA-Zytometrie

Durch die Bestimmung des DNA-Gehalts und der DNA-Ploidie konnte bei zahlreichen Tumoren, wie dem Mammakarzinom, dem Ovarialkarzinom oder kolorektalen Tumoren eine Korrelation zwischen aneuploiden Tumoren und einer verkürzten Überlebenszeit nachgewiesen werden. Vergleichbar dazu bestehen auch beim Nierenzellkarzinom Hinweise darauf, daß die Ploidie von prognostischem Wert hinsichtlich Überlebenszeit und Ausbildung von Metastasen ist. Al-Ababi u. Nagel (1988) konnten anhand von 112 Fällen aufzeigen, daß Patienten mit diploiden Tumoren nach Nephrektomie keine Metastasen entwickelten, während Patienten mit überwiegend aneuploidem DNA-Gehalt in 37,9% progredient waren. de Kernion et al. (1989) zeigten, daß bei metastasierenden Nierenkarzinomen nach palliativer Nephrektomie diejenigen Patienten, die 2 Jahre nach Nephrektomie noch lebten, in 87% der Fälle diploide bzw. peridiploide Muster besaßen, während 91% der innerhalb von 2 Jahren nach Operation verstorbenen Patienten aneuploide Tumoren aufwiesen. Ljundberg et al. (1991) beschrieben bei Patienten mit T1- und T2- (N0, M0-)Tumoren eine 100%ige Fünfjahresüberlebensrate bei diploiden und eine 82%ige bei aneuploiden Tumorzellen. Der Ploidiegrad korreliert dabei zum morphologischen Grading, 91% der G1-Tumoren haben einen diploiden DNA-Gehalt, während etwa 70% der GIII-Tumoren aneuploid sind (Al-Abadi u. Nagel 1988). Diese Untersuchungen weisen darauf hin, daß die zytometrische Analyse eine zusätzliche Information für die individuelle Prognosebeurteilung haben kann. Da jedoch bei den meisten Untersuchungen keine Stratifizierung hinsichtlich Atypiegrad und Tumorstadium durchgeführt worden ist, ist z.Z. noch unklar, ob die zytometrische Analyse einen eigenständigen prognostischen Faktor bildet oder lediglich eine Objektivierung des histologischen Gradings bedeutet.

Immunhistochemische Marker

Ein möglicher prognostischer Faktor ist die Bestimmung der Proliferationsrate mit dem monoklonalen Antikörper Ki67. Ki67 ist ein zyklusspezifischer Proliferationsantikörper, der mit einem proliferationsassoziierten Zellkernantigen reagiert. Bei Nierenzellkarzinomen mit hohem Anteil an Ki67-positiven Zellen wurde eine niedrigere Überlebensrate nachgewiesen als bei Tumoren mit geringerer Expression des proliferationsassoziierten Antigens. Auch hier zeigt sich jedoch eine starke Korrelation zwischen Proliferationsrate und Atypiegrad, während eine Korrelation zwischen Tumorstadium und dem Anteil Ki67-positiver Zellen nicht gesehen wurde (de Riese et al. 1992).

Die Expression des P170-Glykoproteins wird ebenfalls als prognostischer Parameter diskutiert. Es handelt sich dabei um ein membranständiges Glykoprotein (170 kD), dessen Wirkungsprinzip auf dem energieabhängigen Efflux von primär intrazellulär aufgenommenen Chemotherapeutika beruht und somit mit dem vielschichtigen „Multi-drug-resistance-Phänomen" in Zusammenhang steht. Es ergeben sich Hinweise, daß P-170-Glykoprotein-exprimierende Karzinome hinsichtlich Überlebensrate und progressionsfreiem Intervall eine günstigere Prognose aufweisen (Al-Abadi u. Nagel 1988; Brkovic et al. 1994). Allerdings korreliert – ähnlich der DNA-Zytometrie und der Ki67-Expression – die Expressionsrate des P170-Glykoproteins mit dem Atypiegrad.

Zytogenetik

Eine kürzlich von Kovacs (1993) vorgeschlagene, zytogenetisch orientierte Einteilung der Nierenzellkarzinome in papilläre (10% aller Nierenzellkarzinome), nichtpapilläre Karzinome (80%) sowie chromophobe Karzinome (5%) hat vermutlich prognostischen Stellenwert. Die Klassifikation stellt die Genetik der Nierenzellkarzinome, unabhängig von zytologischen Merkmalen, in den Vordergrund. Papillär wachsende Nierenzelltumore – Adenome und Karzinome – weisen eine hochspezifische Karyotypveränderung in Form eines Verlustes des Y-Chromosoms (93%) sowie eine Trisomie der Chromosomen 7 (75%) und 17 (80%) auf. Die Übereinstimmung dieser Karyotypveränderung weist darauf hin, daß papilläre Karzinome aus kortikalen Vorläuferinseln – den papillären Nierenzelladenomen – hervorgehen, die selbst ihren Ausgang von primitivem nephrogenem Blastem („nephrogenetic rests") haben (Kovacs et al. 1991). Während jedoch Adenome ausschließlich die oben genannten Karyotypveränderungen aufzeigen, sind papilläre Nierenkarzinome mit weiteren zusätzlichen Trisomien (3 q, 8, 12, 16, 20) in unterschiedlicher Häufigkeit vergesellschaftet. Im Gegensatz zu nichtpapillären Karzinomen findet sich jedoch keine genetische Aberration am Chromosom 3 p. Nichtpapilläre Nierenkarzinome weisen in 97% der Fälle eine Deletion des Chromosoms 3 p auf. Mutationen des Hippel-Lindau-Gens sind bei 50–60% der Fälle bekannt. Der Verlust von DNA-Sequenzen auf Chromosom 6 q, 8 p, 9 und 14 q könnten beim nichtpapillären Nierenkarzinom mit einem erhöhten Risiko hinsichtlich einer Tumorprogression verbunden sein. Bei chromophoben Karzinomen zeigt sich ein konstanter Verlust der Chromosomen 1, 2, 6, 10, 13, 17 und 21 (Kovacs 1991). Der prognostische Stellenwert der genetischen Einteilung der Nierenkarzinome wird z. Z. in Langzeitstudien überprüft.

Literatur

Al-Abadi H, Nagel R (1988) Prognostic relevance of ploidy and proliferative activity of renal cell carcinoma. Eur Urol 15:271–276

Bell ET (1950) Tumors of the kidney. In: Bell ET (ed) Renal disease, 2nd edn. Lea & Febiger, Philadelphia, p 424

Brkovic D, Pomer S, Staehler G, Volm M (1994) P 170 Glykoprotein: ein möglicher Prognosefaktor beim unbehandelten Nierenzellkarzinom. Tumordiagn Ther 15:168–170

Dekernion JB, Mukamel E, Ritchie AW, Blyth B, Hannah J, Bohman R (1989) Prognostic significance of DNA content of renal carcinoma. Cancer 64:1669–1673

Golimbu M, Joshi P, Sperber A et al. (1986) Renal cell carcinoma: survival and prognostic factors. Urology 27:291

Green LK, Ayala AG, Ro JY et al. (1989) Role of nuclear grading in stage I renal cell carcinoma. Urology 34:310

Hermanek P, Schrott KM (1990) Evaluation of the new tumor, nodes and metastases classification of renal cell carcinoma. J Urol 144:238–242

Herrlinger A, Schott G, Schafhauser W, Schrott KM (1992) Die Bedeutung des Tumordurchmessers beim Nierenzellkarzinom. Urologe A 8:70–75

Kovacs G (1993) Molecular cytogenetics of renal cell carcinoma. Adv Cancer Res 62:89–124

Kovacs G, Füzesi L, Emanuel A, Kung H (1991) Cytogenetics of papillary renal cell tumors. Genes Chromosomes Cancer 3:256–262

Ljungberg B, Larsson P, Stenling R, Roos G (1991) Flow cytometric deoxiribonucleic acid analysis in stage I renal cell carcinoma. J Urol 146:697–699

Maldazys JD, de Kernion JB (1986) Prognostic factors in metastatic renal carcinoma. J Urol 136:376–379

Oberling CH, Ribiere M, Hagueneau FR (1959) Ultrastructure des epitheliomas à cellules claires du rein (hypernéphromes ou tumeurs de Grawitz) et son implication pour l'histiogenèse de ces tumeurs. Bull Assoc Fr Cancer 46:356–381

Riese W de, Allhoff EP, Stief CG, Schlick R, Anton P, Jonas U (1992) Clinical relevance of proliferation rates in renal cell carcinoma. In: Staehler G, Pomer S (eds) Basic and clinical research on renal cell carcinoma. Springer, Berlin Heidelberg New York Tokyo, pp 61–67

Robson CJ, Churchill BM, Anderson W (1969) The results of radical nephrectomy for renal cell carcinoma. J Urol 101:297–301

Störkel S, Toenes W, Jacobi GH, Lippold R (1989) Prognostic parameters in renal cell carcinoma- a new approach. Eur Urol 16:416–422

Thoenes W, Störkel S (1991) Die Pathologie der benignen und malignen Nierenzelltumoren. Urologe A 30:6

Thoenes W, Störkel S, Rumpelt HJ (1986) Histopathology and classification of renal cell tumors (adenomas, oncocytomas and carcinomas). Pathol Res Pract 181:125–143

Bildgebende Verfahren in der Diagnostik des Nierenzellkarzinoms

T. Roeren

Einleitung

Die bildgebende Diagnostik des Nierenzellkarzinoms beginnt oft mit seiner zufälligen Entdeckung, sei es, daß bei der Abklärung anderer Erkrankungen der Tumor entdeckt wird, sei es, daß bei der Abklärung einer unspezifischen Symptomatik ein renaler Tumor als Ursache gefunden wird. Die früher als typisch beschriebene klinische Präsentation mit Hämaturie, Flankenschmerz und palpablem Tumor ist heute selten geworden und wird nur bei 5 % der Patienten mit einem Nierenzellkarzinom beobachtet (Riches et al. 1951).

Etwa die Hälfte der Tumoren wird zufällig entdeckt (Lieber 1985). Dies geschieht meist im Rahmen einer abdominellen Sonographie oder Computertomographie (CT), bei denen heute grundsätzlich die Nieren und das Retroperitoneum mit beurteilt werden sollten. Bei den symptomatischen Tumoren sind, abhängig von Klinik und Anamnese des einzelnen Patienten, die Sonographie oder das intravenöse Urogramm die Verfahren, mit denen der Tumor zuerst diagnostiziert wird (Levine 1990). Jede unklare renale Raumforderung muß unabhängig von ihrer Ausdehnung abgeklärt werden. Die Einteilung der Dignität solider Tumoren nach ihrer Größe, die man gelegentlich immer noch findet, ist obsolet. Auch Tumoren mit einer Ausdehnung von weniger als 3 cm können maligne sein, und mehrere Studien haben bestätigt, daß Tumoren dieser Größe bei Diagnosestellung häufig bereits metastasiert haben (Amendola et al. 1988; Birnbaum et al. 1990; Levine et al. 1990; Yamashita et al. 1992). Aus der Tatsache, daß die räumliche Auflösung bildgebender Verfahren in den letzten Jahren deutlich verbessert wurde und in den Bereich von einigen Millimetern vorgestoßen ist, darf nicht der Schluß gezogen werden, daß man bei kleinen Tumoren zuwarten kann.

Nach einer Übersicht von Singer u. McClennan (1989) verteilen sich Nierenzellkarzinome zum Zeitpunkt ihrer Erstdiagnose wie folgt auf die einzelnen Tumorstadien: etwa je 1/3 auf T1 und T4, ca. 1/4 auf T3 und 12 % auf T2. Vergleiche einer Patientenklientel aus den Jahren 1966–1980 mit einem Kollektiv von 1982–1985 haben gezeigt, daß die Größe der diagnostizierten Nierentumoren durch die verbesserte Sensitivität der Bildgebung deutlich abgenommen hat (Stenze u. de Kernion 1989). Interessant ist, daß die klinische Bedeutung dieser Tatsache unterschiedlich gewertet wird: Mevorach et al. (1992) dokumentieren, daß sich trotz verbesserter Sensitivität der Diagnostik die Stadien der entdeckten

Tumoren nicht wesentlich unterschieden. Diese Arbeitsgruppe unterteilte nach symptomatischen und zufällig entdeckten Tumoren. Tosaka et al. (1990) fanden dagegen eine signifikant verbesserte Überlebenszeit für die Patienten, deren Tumoren zufällig entdeckt wurden, da diese Gruppe einen deutlich höheren Anteil an T1-Tumoren aufwies (100% gegenüber 41% bei symptomatischen Tumoren).

Nierenzellkarzinome sind überwiegend solide Tumoren, die die Kontur der Nierenrinde überschreiten. Selbst kleine Tumoren zeigen schon oft eine Lobulierung mit unregelmäßiger Begrenzung. Makropathologisch findet man typischerweise ein sehr gemischtes Bild mit alten oder frischen Einblutungen und Nekrosen (Baumgartner u. Chezmar 1989); fibröse Septen durchziehen den Tumor und können in Einzelfällen Verkalkungen aufweisen (Brkovic et al. 1992). Viele Tumoren besitzen eine Kapsel, die im wesentlichen aus atrophiertem Nierenparenchym und Bindegewebe besteht. Nierenzellkarzinome haben keine bevorzugte Seitenlokalisation.

Ein für diesen Tumor charakteristischer Befund ist die Invasion in die V. renalis oden die V. cava inferior. Hier fehlen meist die klinischen Zeichen einer venösen Obstruktion (z. B. symptomatische Varikozele, untere Einflußstauung), so daß in jedem Fall dieses mit einer eigenen TNM-Klassifikation bedachte Stadium (IIIb) abgeklärt werden muß.

Entsprechend dem venösen Vorwachsen des Tumors ist sein bevorzugter Metastasierungsweg hämatogen. In absteigender Häufigkeit findet man man Metastasen in Lunge und Mediastinum, Knochen, Haut, Leber und Gehirn (Frohmüller et al. 1987). 23% aller Patienten haben zum Zeitpunkt der Diagnosestellung Metastasen (Stenzl u. de Kernion 1989) und 9% werden durch Metastasen klinisch auffällig (Berger u. Sinkoff 1957). Lymphknotenmetastsasen findet man in 6–32% aller Tumoren (Stenzl u. de Kernion 1989). Die Aufgabe der Bildgebung beim Nierenzellkarzinom ist dreifach:

1. müssen bildgebende Parameter vorliegen, die die spezifische Diagnose ermöglichen. Insbesondere im Rahmen abdomineller Sonographien werden häufig klinisch stumme Nierentumoren entdeckt. Ein Screening der Gesamtbevölkerung ist nicht praktikabel, aber es muß Ziel bildgebender Diagnostik sein, den asymptomatischen Tumor als Zufallsbefund sicher zu erkennen.

2. Aufgabe der Bildgebung ist das korrekte präooperative Staging des Tumors, das für ein adäquates onkologisches Therapiekonzept unabdingbar ist. Die T- und N-Stadien müssen mit einer definierten Zuverlässigkeit festgelegt werden können. Das M-Stadium muß durch ein diagnostisches Schema definiert werden, das die typischen Metastasierungswege dieses Tumors berücksichtigt. Nicht zuletzt muß die morphologische und funktionelle Normalität der kontralateralen Niere nachgewiesen sein, damit eine Nephrektomie durchgeführt werden kann.

3. Nach radikaler Entfernung des Tumors ist es Aufgabe der „bildgebenden Nachsorge", in regelmäßigen Abständen ein Restaging durchzuführen, das mit vertretbarem Aufwand eine frühzeitiges Erkennen von Metastasen und Rezidiven ermöglicht.

Im folgenden werden zuerst die verfügbaren bildgebenden Verfahren mit ihren diagnostischen Kriterien und ihrer Zuverlässigkeit für Tumorerkennung und Tumorstaging vorgestellt. In einem 2. Abschnitt wird der Einsatz dieser Verfahren für die onkologische Nachsorge diskutiert. Ein 3. Abschnitt befaßt sich mit den interventionell-radiologischen Verfahren zur begleitenden oder alleinigen Therapie. Für alle folgenden Ausführungen gilt, daß die Güte der Interpretation bildgebender Befunde entscheidend von der klinischen Information abhängt, die dem Radiologen zur Verfügung steht. Die Sicherheit aller diagnostischen Verfahren hat ihre Grenzen. Für eine gute diagnostische Ausbeute der gewonnenen Information müssen sowohl Anamnese und klinischer Befund als auch die Ergebnisse bisheriger Untersuchungen zur Verfügung stehen. Der behandelnde Arzt muß klar sehen, daß er mit einer rein beschreibenden Bildgebung wenig vorankommen wird; der Diagnostiker andererseits muß sich um die geforderten Vorinformationen bemühen, um mitverantwortlich für den Patienten arbeiten zu können.

Bildgebende Verfahren in der Diagnostik des Nierenzellkarzinoms

Sonographie

Wie bereits erwähnt, wird die Diagnose eines Nierenzellkarzinoms häufig zufällig gestellt, und das meist bei der abdominellen Sonographie. Es gehört inzwischen zur klinischen Routine, im Rahmen abdomineller Sonographien die Nieren und das Retroperitoneum ebenfalls zu beurteilen.

Tumorerkennung

Folgende Kriterien werden zum Tumornachweis herangezogen:

- raumfordernder Prozeß mit Verlagerung der anatomischen Strukturen und Grenzen,
- Verlust typischer Gewebeschichten (z.B. Pyelon-Parenchym-Grenze, Nieren-kapsel),
- fokale Echogenitätsveränderungen (Inhomogenität, gemischt echoarme und echodichte Strukturen) mit oft unscharfer Abgrenzung zum normalen Nierenparenchym.

Üblicherweise wird die Echogenität der ipsilateralen, bei ausgedehnten Tumoren gelegentlich auch die der kontralateralen Nierenrinde als Referenz herangezogen. Wegen der pleomorphen Darstellung der Nierenzellkarzinome können diese echoarm, echoreich oder in ihrer Echogenität der Nierenrinde vergleichbar sein (Abb. 1). Auch wenn 86 % der Tumoren in die letztgenannte Gruppe fallen (Levine 1990), so sind sie doch meist durch Vorwölbung der Nierenkontur und

Abb. 1a–c. Variabilität der sonographischen Darstellung von Nierenzellkarzinomen (alle sonographischen Abbildungen in koronaler Schnittebene). **a** 2,5 cm großer, zentraler Tumor (*Pfeile*) mit homogener Echogenität, die sich nur gering von normalem Nierenparenchym unterscheidet. **b** Vorwiegend exophytisch wachsender Tumor mit einem maximalen Durchmesser von 8 cm und inhomogener Echotextur; der Tumor wächst zapfenförmig bis zum Nierenhilus. **c.** Überwiegend zystisch degenerierter und septierter Tumor, der die Niere nach medial abdrängt. Differentialdiagnostisch wurde bei negativer Serologie ein Echinococcus cysticus erwogen, histologisch eindeutig nekrotisch zerfallendes Nierenzellkarzinom

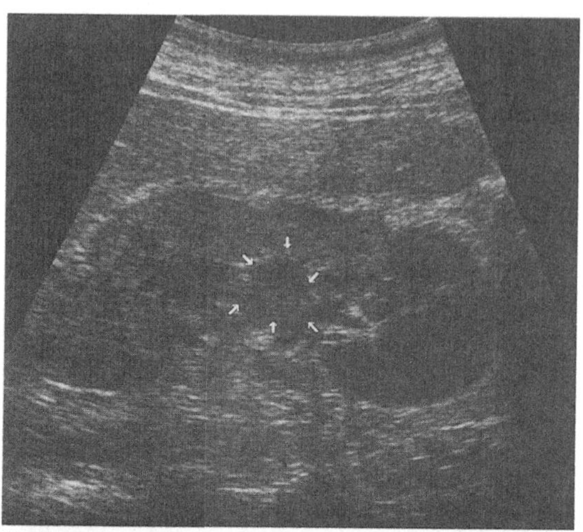

a

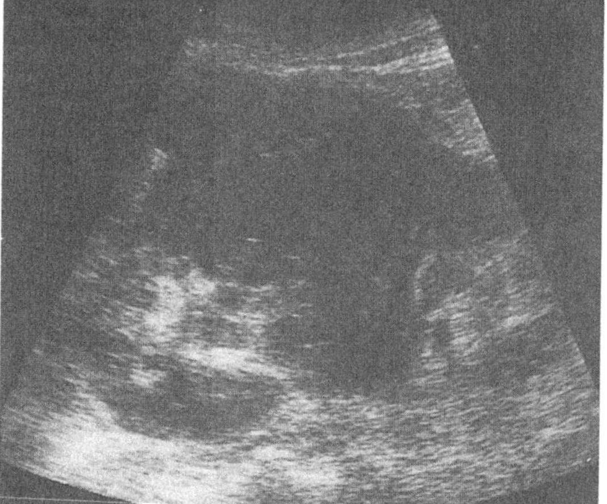

b

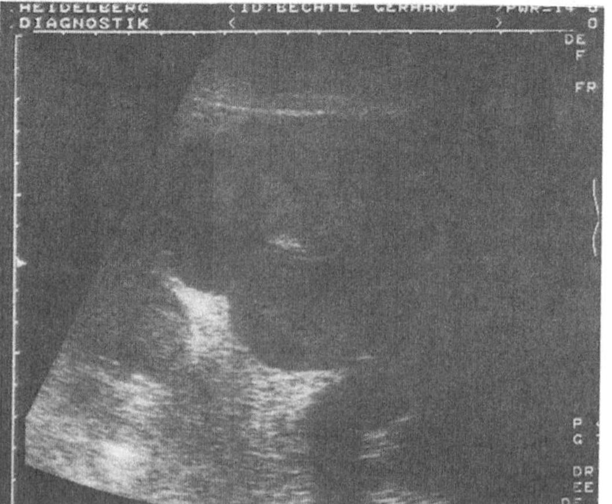

c

insbesondere durch ihre inhomogene Echotextur zu erkennen. Während die sog. „kleinen" Nierentumoren (< 3 cm) eher homogen imponieren (Abb. 1a), werden die Tumoren mit zunehmender Größe inhomogen (Abb. 1b). Echoreiche Tumoren (ca. 4 %) können häufig nicht von Angiomyolipomen abgegrenzt werden; hier hilft jedoch meist die CT, die das für diese Gruppe der Hamartome typische Fettgewebe nachweist. Die gelegentlich zu beobachtenden Kalkeinlagerungen erschweren wegen ihrer Schallwellenreflektion die sonographische Beurteilung und können ebenso bei Hämatomen, Zysten oder Abszessen beobachtet werden (Brkovic et al. 1992; Pollack u. Goldberg 1984). Auch wenn die Mehrzahl der Nierenzellkarzinome sonographisch unscharf begrenzt ist, findet sich in 6 % eine gute Abgrenzung zum gesunden Nierenparenchym (Charbonneau et al. 1983). Liquifizierte, nekrotische Tumoren könne gelegentlich Zysten imitieren, auch wenn sie meist dicke, unregelmäßige Wände haben und fast immer Binnenechos aufweisen (Abb. 1c). Ein Aufstau des Hohlsystems der tumorbefallenen Niere ist selten, da das Nierenzellkarzinom den Ureter eher verlagert als infiltriert. Sind jedoch bereits die retroperitonealen Lymphknoten befallen, kann hierdurch sekundär der Ureter gestaut sein. Bei Einbruch in das Nierenbecken können abhängig von der Tumorlokalisation einzelne Kelchgruppen gestaut sein.

Die Sonographie ist somit ein sehr zuverlässiges Verfahren zur Entdeckung von Nierentumoren; ihre Sensitivität wird mit bis zu 96 % angegeben (Hollerweger et al. 1990). Auch Tumoren von weniger als 3 cm Durchmesser lassen sich noch in knapp 80 % der Fälle nachweisen (Amendola et al. 1988). Die nicht vorhersagbare Echotextur bzw. die weite morphologische Überschneidung mit anderen pathologischen Entitäten bedingen jedoch eine deutlich geringere Spezifität.

Farbdopplersonographisch können als Ausdruck einer hohen Flußgeschwindigkeit häufig hochfrequente Dopplersignale in Nierenzellkarzinomen nachgewiesen werden. Bei Verwendung der Farbcodierung findet sich oft ein irregulärer pathologischer Gefäßverlauf. Da fehlende Farbdopplerkriteriem in einer renalen Raumforderung einen malignen Tumor jedoch nicht ausschließen, ist durch diese Untersuchungsmethode kein wesentlicher diagnostischer Gewinn zu erwarten (Kalender et al. 1990; Kauffmann et al. 1992).

Tumorstaging

In den meisten Fällen läßt sich die Tumorgröße exakt bestimmen. Lediglich begleitende inflammatorische Reaktionen können zu einer Überschätzung führen. Fascia Gerota und perirenales Fettgewebe können aber gelegentlich sonographisch nicht zuverlässig dargestellt werden.

Bei dem Verdacht oder Nachweis eines Nierentumors ist eine alleinige Untersuchung des Harntrakts insuffizient; es muß immer eine kombinierte abdominale und retroperitoneale Sonographie durchgeführt werden. Für das lokale Staging des Tumors müssen insbesondere Pankreas, Duodenum, Leber und Milz evaluiert werden. Die Infiltration dieser Organe läßt sich aufgrund ihrer Atemverschieblichkeit im Vergleich zur Niere abklären. Die Existenz eines venösen Tumorzapfens läßt sich nach unseren Erfahrungen in der Mehrzahl ebenfalls sonographisch nachweisen. Der Tumorthrombus stellt sich meist als echoarmer, intraluminaler Reflex dar. Literaturangaben sprechen bei Tumorinvasion der Nierenvene von einer Sensitivität zwischen 18 und 95 % und einer hohen Spezifität (93–100 %); in der V. cava inferior liegen Spezifität und Sensitivität mit 89–100 % deutlich höher (Kalender et al. 1990).

Mesenteriale und retroperitoneale Lymphknoten müssen mituntersucht werden. Das Staging der Lymphknoten im Becken erweist sich oft als schwierig und ist zuverlässiger mit der CT durchzuführen. Abgesehen von ihrer Größe stellen sich tumorbefallene Lymphknoten wie bei anderen Tumoren auch meist als echoarm dar.

Pleuraergüsse können bei fehlender kardialer Ursache Ausdruck einer pleuralen Metastasierung oder Lymphangiosis carcinomatosa sein.

Auch wenn die Sonographie in der Mehrzahl der Fälle das T- und N-Stadium korrekt klassifizieren kann, bleibt sie mit einer Zuverlässigkeit von 70–78 % deutlich hinter den anderen Schnittbildverfahren zurück.

Infusionsurographie (IU)

Vor dem Zeitalter der Querschnittsdiagnostik wurden Nierentumoren fast immer mit dieser Untersuchung diagnostiziert. Es ist umstritten, ob dieses Verfahren heutzutage noch regelmäßig in der Tumordiagnostik durchzuführen ist, wenn man voraussetzt, daß Sonographie und Computertomographie und/ oder MRT obligatorische präoperative Untersuchungverfahren sind. Sicherlich sind historische Gründe und manchmal auch die Vertrautheit des Urologen mit dieser Untersuchungsmethode maßgeblich für ihre Anwendung bei Nierentumorpatienten.

Anders verhält es sich natürlich, wenn zur Abklärung des Leitsymptoms Hämaturie nach nicht eindeutigem sonographischem Befund eine IU durchgeführt und dabei ein Nierentumor gefunden wird. Die Kombination eines unklaren sonographischen Befundes mit eindeutigem urographischem Befund ist jedoch eher die Ausnahme.

Tumorerkennung

Auch wenn die IU üblicherweise die Dignität einer Raumforderung nicht bestimmen kann, so gibt es doch einige radiologische Zeichen, die auf ein Nierenzellkarzinom hinweisen:

Auf der Abdomenübersicht, die immer vor Durchführung einer IU angefertigt werden muß, können Verkalkungen Zeichen eines malignen Nierentumors sein. Viele renale Läsionen können Kalk aufweisen, aber die wichtige differentialdiagnostische Entscheidung ist die zwischen einer benignen Zyste und einem Nierenzellkarzinom. Letzteres weist in 8–18 % Kalkeinlagerungen auf, während unkomplizierte Zysten dies nur in 1% der Fälle tun (Daniel et al. 1972). Viele Versuche, bestimmte Verkalkungsmuster einzelnen Krankheitsentitäten zuzuordnen, sind fruchtlos geblieben, da maligne Tumoren diesbezüglich keine spezifischen Veränderungen aufweisen. Lediglich die rein zentrale Kalzifikation kann diagnostisch zumindest richtungsweisend sein, da Raumforderungen, die nur zentrale, nicht aber periphere Verkalkungen aufweisen, zu 87% maligne sind (Daniel et al. 1972). Periphere Verkalkungen sind jedoch immerhin noch in 20% maligner Ursache, was das vorher Gesagte wieder relativiert. Dies und die Tatsache, daß im IU oft nicht sicher zwischen peripherer und zentraler Verkalkung differenziert werden kann, macht die Dignitätsbestimmung schwierig.

Vorwölbungen der Nierenkontur oder Verlagerung des gesamten Organs sind wiederum lediglich unspezifische Zeichen einer Raumforderung (Abb. 2a). Auf der anderen Seite können exophytisch nach ventral oder dorsal wachsende Tumoren durch ihre Projektion auf die Niere in den Standardaufnahmen übersehen werden. Auf mögliche Schrägprojektionen möchte ich nicht weiter eingehen, da sie bei verfügbarer Sonographie nicht notwendig sind.

Verändern Karzinome nicht die Nierenkontur, so deformieren sie dann entsprechend ihrer zentralen Lage häufig das Hohlsystem (Abb. 2b). Hier unterscheiden sie sich jedoch wiederum nicht von Zysten. Brechen sie in das Hohlsystem ein, so ist ein für Malignität spezifisches Kriterium gegeben. Dieses Vorwachsen des Tumors führt häufig auch zum Aufstau einzelner Kelche oder der gesamten Niere. Impressionen des Nierenbeckens oder des Ureters könne Zeichen erweiterter Kollateralvenen oder vergrößerter Lymphknoten sein. Während der nephrographischen Phase können Nierenzellkarzinome gelegentlich als hypodens im Vergleich zu normalem Nierengewebe abgebildet werden (Abb. 2b). Bei Tumoren mit ausgeprägter zentraler Nekrose kann sich der noch vaskulär versorgte Randsaum als röntgendichte Wandung abbilden. Eine stumme Niere bei Nierenzellkarzinom weist auf einen Verschluß der Nierenvene oder eine ausgedehnte tumoröse Infiltration des gesamten Organs hin.

Die Beurteilung der Morphologie und der Ausscheidungsfunktion der kontralateralen Niere und des unteren Harntrakts sind integraler Bestandteil der IU. Ein Tumorstaging kann mit dem IU nicht zuverlässig durchgeführt werden.

Computertomographie (CT)

Dieses Verfahren wird heute präoperativ bei fast jedem Patienten mit einem Nierenzellkarzinom durchgeführt. Bei der allgemeinen Verdachtsdiagnose einer renalen Raumforderung ist es aus Gründen der Kosten und Strahlenhygiene nicht Verfahren der 1. Wahl, aber bei dem Verdacht eines Nierenzellkarzinoms unbedingt indiziert.

Grundsätzlich soll vor Durchführung der CT der obere Gastrointestinaltrakt adäquat kontrastiert werden, damit unkontrastierte Dünndarmschlingen nicht als Tumor fehlgedeutet werden. Die Untersuchung beginnt mit einer Nativdar-

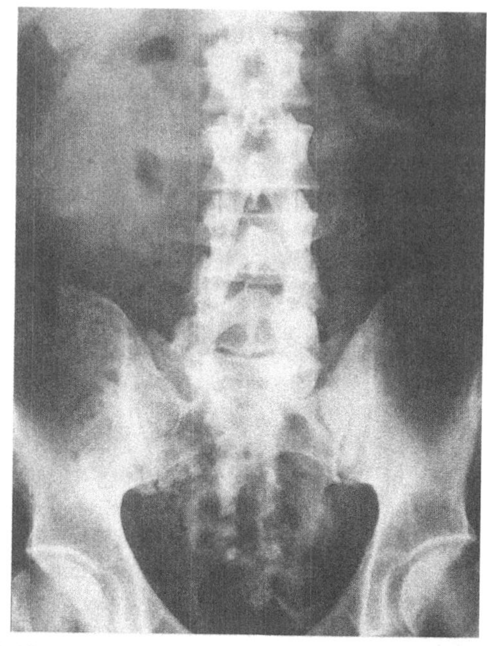

a

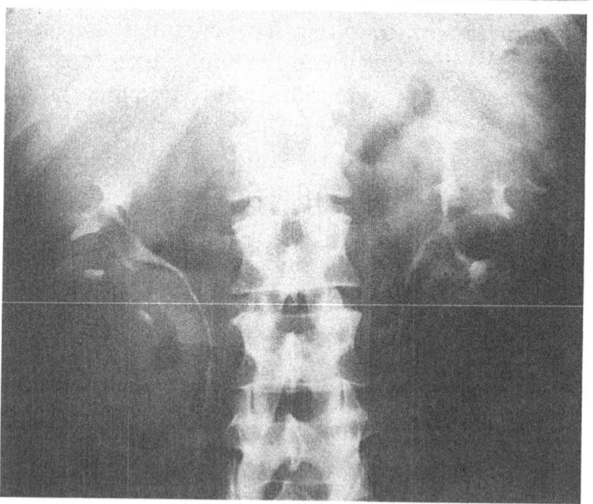

b

Abb. 2a,b. Intravenöses Urogramm bei ca. 10 cm großem Nierenzellkarzinom rechts. **a** Die Leeraufnahme zeigt einen weichteildichten, runden Tumor in Projektion auf den rechten unteren Nierenpol. **b** 5 min nach Injektion des Kontrastmittels zeitgerechte seitengleiche Ausscheidung; der Tumor verdrängt die untere Kelchgruppe und ist in der nephrographischen Phase hypodens. Eine Dignitätsbeurteilung oder ein Staging sind mit dieser Untersuchung nicht möglich

stellung (d. h. ohne intravenöse Kontrastmittelgabe), um in dem anschließenden Untersuchungsgang mit intravenöser Kontrastmittelgabe den Dichteanstieg beurteilen zu können. Der 2. Untersuchungsgang sollte in jedem Fall das Retroperitoneum bis zum Beckeneingang, bei dort noch nachweisbaren

Metastasen bzw. Tumor bis zum Beckenboden einschließen. Eine CT-Untersuchung ohne i.v. Kontrastmittel ist für das präoperative Tumorstaging selten ausreichend und kann nur in Ausnahmefällen (bekannte lebensbedrohliche Kontrastmittelallergie, grenzwertig kompensierte Niereninsuffizienz) akzeptiert werden. Für diese selektierte Patientengruppe steht jedoch die MRT zur Verfügung, deren Gewebekontrast gegenüber der Nativ-CT eindeutig besser ist (Krestien 1991; Roeren et al. 1993).

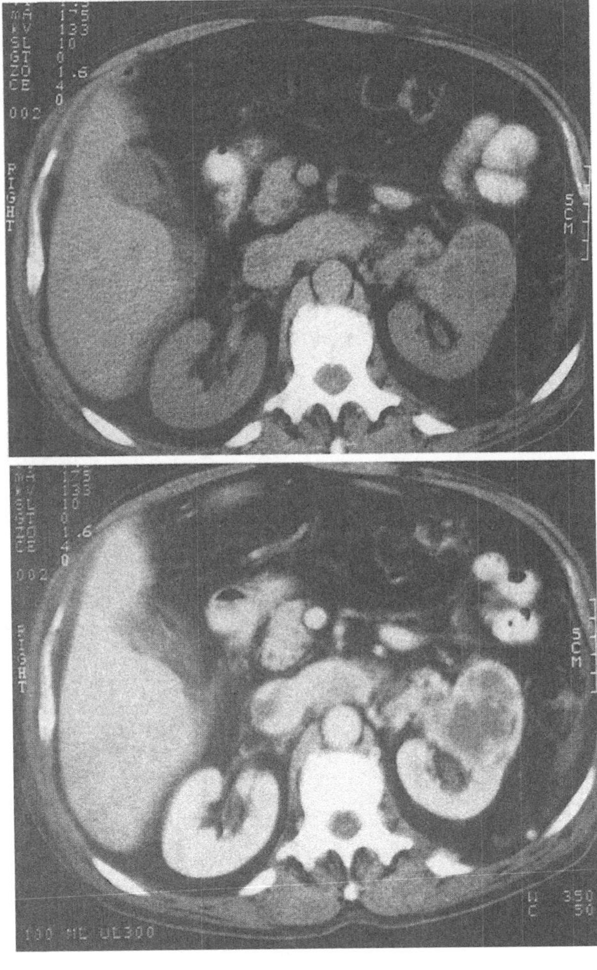

Abb. 3a,b. CT bei linksseitigem Nierenzellkarzinom pT 3 b. **a** Die native CT zeigt den ca. 4 × 6 cm großen, hypodensen Tumor am ventrolateralen Aspekt der Niere; die Nierenvene ist verbreitert, das Lumen der V. cava inf. (*VCI*) inhomogen hyperdens. **b** Nach KM-Gabe demarkiert sich deutlich der inhomogen vaskularisierte Tumor, die Nierenvene ist durch einen Tumorzapfen, der bis zur VCI reicht, weitgehend verschlossen, und es stellen sich Kollateralvenen (keine Lymphknoten!) im Nierenhilus dar. (Nebenbefund: geringer Aszites bei Leberzirrhose)

Tumorerkennung

In der nativen CT bieten Nierenzellkarzinome ein sehr variables Bild: Abhängig von ihrem makropathologischen Aufbau können sie sowohl hypo-, iso- als auch hyperdens im Vergleich zu gesundem Nierengewebe sein. Üblicherweise stellen sie sich jedoch inhomogen dar, nekrotische, zystische oder ehemals eingeblutete Anteile stellen sich hypodens dar (Abb. 3–5). Frische Blutungen führen zu einer Hyperdensität. Tumoren ohne diese Alterationen, die gleichzeitig auch meist von geringer Größe sind und die Nierenkonturen nicht verändern, können in der Nativ-CT ohne weiteres übersehen werden (Levine et al. 1979).

Zwar ist die Sensitivität der CT für Verkalkungen deutlich höher als bei konventionellen radiologischen Techniken; dieses relativ unspezifische Kriterium erlaubt jedoch auch mit dieser Methode keine Dignitätsbestimmung. Nach intravenöser Kontrastmittelgabe ist meist eine Dichteanhebung im Tumor

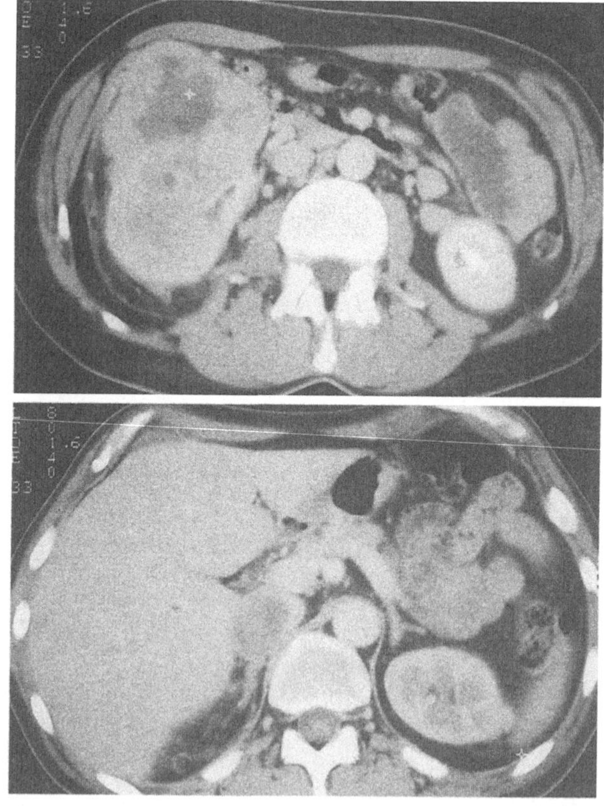

Abb. **4a,b.** CT eines rechtsseitigen Nierenzellkarzinoms nach i.v. KM-Gabe: **a** Großer, zentral nekrotischer Tumor mit ca. 10 cm Durchmesser, der die Gerota-Faszie erreicht und infiltriert. Interaortokaval multiple vergrößerte Lymphknoten. **b** Eine 2. Schicht kranial der Leberpforte zeigt einen Tumorthrombus in der VCI und vergrößerte Kollateralvenen im rechten Nebennierenlager

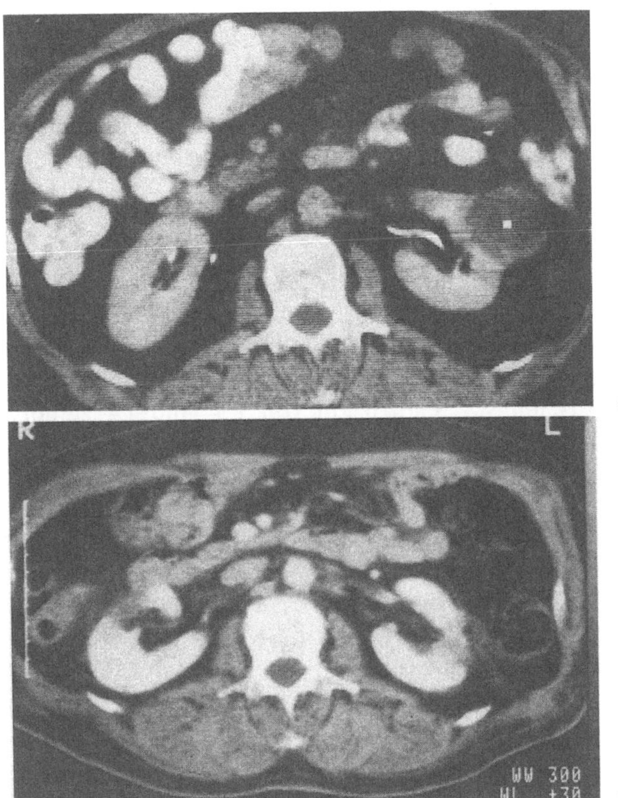

Abb. 5a,b. CT nach i.v. KM-Gabe vor **a** und nach **b** bilateraler Tumorenukleation bei einem Patienten mit beidseitigen pT 2-Nierenzellkarzinomen. In der präoperativen Darstellung ist der linksseitige Tumor abgebildet, der deutlich hypovaskularisiert ist. Postoperativ nach 9 Monaten erkennt man beidseits am ventrolateralen Aspekt Einziehungen der Nierenoberfläche, die ohne KM-Aufnahme als Narben zu interpretieren sind. Entsprechend auch narbige Residuen im perirenalen Fettgewebe links

nachzuweisen, die jedoch unter der des gesunden Nierenparenchyms liegt. Folglich führt die Kontrastmittelgabe zu einer Kontrastverbesserung zwischen normalem und tumorös verändertem Gewebe. Zusammen mit den deutlich hypodensen zentralen Nekrosen ergibt sich ein sehr inhomogenes, „buntes" Bild des Tumors in einer ansonsten gleichmäßig abgebildeten Niere (Abb. 3b, 4b, 5b). Dies kann auch zur Differenzierung von benignen Nierentumoren herangezogen werden, die häufig homogen erscheinen (Levine u. Huntrakoon 1983). Bei vorwiegend zystischen Tumoren erlaubt die Kontrastmittelgabe eine Differenzierung von benignen Zysten, da die Karzinome eine dicke, oft irreguläre Wand aufweisen, während einfache Zysten eine zarte, glatte Wandung besitzen.

Unscharfe Konturen, Infiltration durch die Nierenkapsel bis in das perirenale Fettgewebe und schließlich Durchbrechen des Fascia Gerota sind Zeichen eines malignen Tumors (Abb. 4a). Wächst der Tumor per continuitatem in andere

Organe ein, so sind die Gewebsschichten nicht mehr dargestellt bzw. die trennenden Fettgewebsstreifen nicht mehr nachzuweisen.

Führt man die CT lege artis durch und hält sich an die oben genannten Tumorkriterien, so erreicht man mit diesem bildgebenden Verfahren eine Treffsicherheit von über 95 % (Johnson et al. 1987).

Tumorstaging

Die CT ist zur Zeit die zuverlässigste Methode zum Staging von Nierenzellkarzinomen. In 84–91 % der Tumoren wird eine Übereinstimmung mit dem intraoperativen und histologischen Staging berichtet (Johnson et al. 1987). Da das perirenale Fettgewebe eine gute Abgrenzung der Niere gewährleistet, lassen sich T1- und T2-Stadien gut von T3- und T4-Tumoren unterscheiden. Unscharfe Begrenzung des Tumors und streifige Verdichtungen im perirenalen Raum sind Zeichen eines organüberschreitenden Wachstums (Abb. 4a). Lediglich in Einzelfällen läßt sich bei computertomographisch integren Organkonturen eine mikroskopische Durchbrechung der Kapsel nachweisen (falsch-negativer Befund); falsch-positve Befunde („overstaging") für perirenale Tumorausbreitung kommen bei Einblutungen, Begleitödem oder großen Kollateralgefäßen vor.

Tumorausbreitung in die Nierenvene oder die V. cava inferior (T3b) kann computertomographisch mit einer Genauigkeit von 90–95 % nachgewiesen werden (Rotte u. Kriedemann 1992). Typisch ist die intraluminale Kontrastmittelaussparung bei oft gleichzeitiger Vergößerung des Gefäßdurchmessers oder plötzliche Kaliberänderungen (Abb. 3b und 4b). Die kraniale Abgrenzung eines Tumorthrombus ist gelegentlich schwierig, insbesondere wenn der Tumorzapfen bis zur oder über die Pars hepatica V. cavae hinausreicht. Für den chirurgischen Zugang wichtige Normvarianten wie retroaortal verlaufende Nierenvenen können ebenfalls sicher erkannt werden.

Es gibt allerdings auch einige Fallstricke in der Beurteilung der den Tumor drainierenden Venen. Alleinige Erweiterung einer Nieren- oder der unteren Hohlvene ist kein Kriterium für Tumorinvasion. Arteriovenöse Shunts, kardiale Erkrankungen oder Kompression der linken Nierenvene an der Mesenterialwurzel (sog. „Nutcracker-Phänomen") sind häufig die Ursache (Trambert et al. 1990). Ein gut vaskularisierter Tumorthrombus kann sich gelegentlich vom kontrastierten Lumen nicht unterscheiden. Existieren mehrere Nierenvenen, so kann bei Offenheit eines Gefäßes der Tumor im zweiten Gefäß der Aufmerksamkeit des Untersuchers entgehen.

Die Infiltration des Nierenzellkarzinoms in andere Organe (T4-Stadium) läßt sich mit der CT ebenfalls zuverlässig nachweisen. Klassisch ist die Beteiligung der Nebennieren, bei linksseitigen Tumoren des Pankreasschwanzes und der Milz, bei rechtsseitigen Tumoren des Duodenums oder der Leber. Wegen ihrer Beschränkung auf transversale Schnittebenen tendiert die CT zu falsch-postiven Befunden. Die Aufhebung von Fettgewebsschichten bei großen Tumoren führt insbesondere an der Leber zu Partialvolumeneffekten, die eine Infiltration vortäuschen, wenn der Tumor lediglich das benachbarte Organ verdrängt.

Lymphknotenmetastasen werden von der CT gut erkannt, wenn sie das Kriterium der abnormen Größe erfüllen (Abb. 4a). Bei Vorliegen eines Tumors sollten Lymphknoten ab einem Durchmesser von >1 cm als metastasenverdächtig eingestuft werden. Dies gilt um so mehr, wenn mehrere oder gruppierte Lymphknoten dieser Größe gefunden werden. Typisch ist die Metastasierung in retroperitoneale oder retrokrurale Lymphknotenketten. Falsch-positive und falsch-negative Befunde ergeben sich aus der relativen Unzuverlässigkeit des computertomographischen Kriteriums, das sich allein an der Größe orientiert. Lymphatische Hyperplasie oder Mikrometastsen in nicht-vergrößerten Lymphknoten können durch die CT nicht differenziert werden.

Magnetresonanztomographie (MRT)

Die Einführung dieses bildgebenden Verfahrens in die klinische Routinediagnostik hat zu einer anfänglichen Euphorie geführt, die nach und nach einer nüchternen und auch vergleichenden Bewertung Platz gemacht hat. Die MRT wird dann diagnostischen Gewinn bringen, wenn man sie unter Ausnutzung ihrer spezifischen Vorteile einsetzt (Krestien 1991; Krestien et al. 1992; Roeren et al. 1993):

- hoher Gewebekontrast (auch ohne Kontrastmittel),
- frei wählbare Schichtebenen,
- Signalintensitätsänderungen durch Flußphänomene.

Es muß aber betont werden, daß dieselben Vorteile in der Hand des nicht mit der Methode vertrauten Diagnostikers zu Fehldiagnosen führen können. Morphologische und dynamische Informationen können nur in Kenntnis von Untersuchungsparametern und deren Effekt auf die sequenzimmanenten Bildcharakteristika interpretiert werden. Hier seien nur Flußphänomene genannt, die einerseits die Differenzierung von Kollateralgefäßen und Lymphknoten zulassen, andererseits aber auch zur Fehldiagnose eines Tumorthrombus führen können. Auf diese untersuchungstechnisch bedingten Artefakte soll hier nicht im einzelnen eingegangen werden.

Grundsätzlich sollten T1- und T2-gewichtete Sequenzen in Spinecho- oder Gradientenechotechnik durchgeführt werden. Die Möglichkeit zur koronalen Schnittführung sollte gerade bei Nierentumoren ausgenützt werden, da sich hier, im Vergleich zur ausschließlich transversalen CT, eine bessere Abgrenzung zu den benachbarten Oberbauchorganen erreichen läßt (Abb. 6 und 7). Eine intravenöse Gabe paramagnetischer Kontrastmittel sollte den Fällen vorbehalten bleiben, in denen mittels der oben genannten Sequenzen keine zuverläsige Dignitätsbestimmung gelingt.

Die MRT sollte als erstes Verfahren zum Tumorstaging bei den Patienten eingesetzt werden, die durch die Gabe von jodhaltigem Kontrastmittel in der CT gefährdet sind. Zu dieser Risikogruppe gehören Patienten mit anamnestisch

Abb. 6a,b. Koronale MRT (T1-Wichtung) vor und nach i.v. Gabe von Gd-DTPA bei Nierenzellkarzinom links. a Nativ erscheint der Tumor am unteren Nierenpol weitgehend homogen und hypointens im Vergleich zum gesunden Nierengewebe. b Nach KM-Gabe inhomogene Signalanhebung, die deutlich hinter dem Nierenparenchym zurückbleibt. Es demarkieren sich zusätzlich mehrere intraparenchymale Nierenzysten

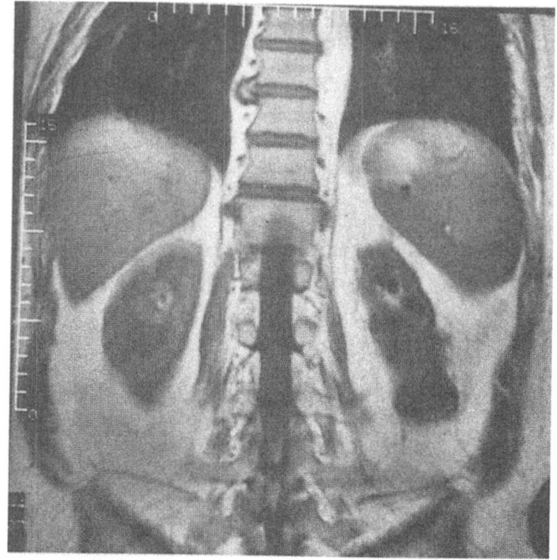

a

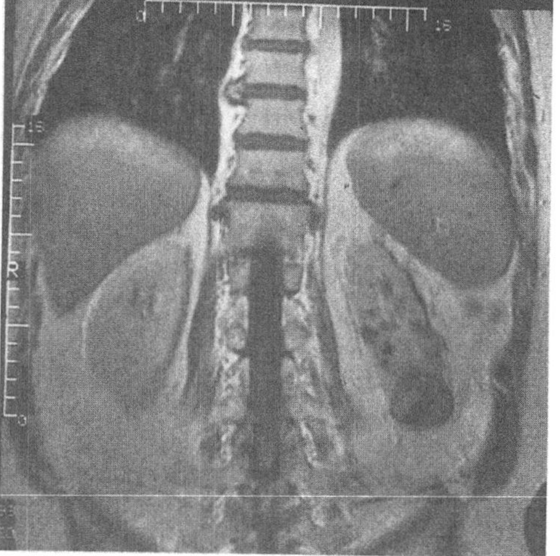

b

bekannten mittelschweren oder schweren Kontrastmittelreaktionen sowie Patienten mit einer Niereninsuffizienz. Die MRT ist der CT ohne Kontrastmittelgabe durch den verbesserten Gewebekontrast überlegen.

Tumorerkennung

Ähnlich wie bei anderen bildgebenden Verfahren stellen sich Nierenzellkarzinome auch in der MRT, abhängig von Einblutungen, Vaskularisation und regressiven Veränderungen, sehr unterschiedlich dar. Aber auch wenn sie hypo-, iso- oder hyperintens zu benachbartem gesundem Parenchym erscheinen können, so erreichen sie doch praktisch nie die Signalqualität von Zysten oder deren schmale und glatte Begrenzung (Abb. 6) (Krestien 1991; Sussman et al. 1990). Abhängig von

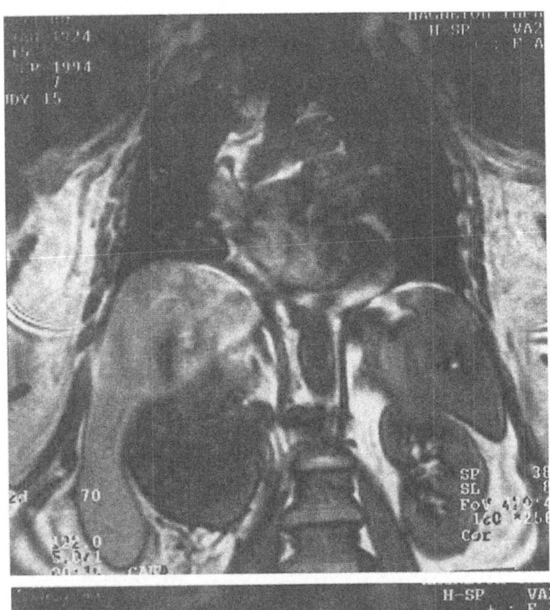

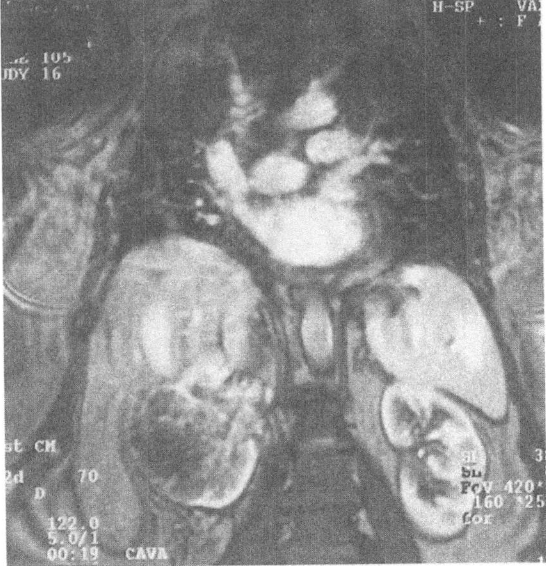

Abb. 7a,b. Koronale MRT (T 1-Wichtung) eines zentral nekrotisierenden Nierenzellkarzinoms rechts. a Nativ weitgehend homogene Signalintensität des Tumors. b Nach i.v. Gabe von Gd-DTPA zeigt sich nur eine Perfusion des Tumorrandes bei ausgedehnten zentralen Nekrosen. Der Tumor ist klar von der Leber abgrenzbar (histologisch pT 3 a)

der Ausdehnung intratumoraler Nekrosen steigt die Signalintensität in T 2-gewichteten Sequenzen. Vitale Tumoranteile, auch intravasale Tumorthromben, zeigen eine deutliche Signalanhebung in der T 1-Wichtung nach intravenöser Gabe paramagnetischer Kontrastmittel (Abb. 8).

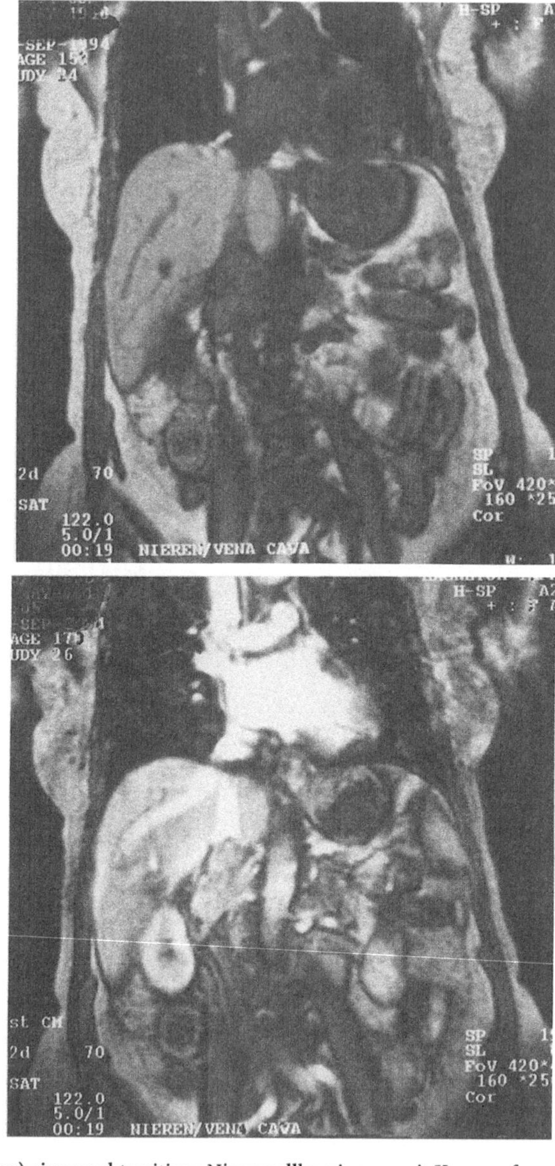

Abb. 8a,b. Koronale MRT (T 1-Wichtung) eines rechtsseitigen Nierenzellkarzinoms mit Kavazapfen. **a** Nativ sieht man eine im Vergleich zur Leber hypointense Raumforderung im Verlauf der VCI, die selbst erst kranial des Tumors abgrenzbar ist. **b** Nach i.v. Gabe von Gd-DTPA deutliches Enhancement des Tumorzapfens; der Tumor selbst liegt am ventralen Aspekt der Niere und ist auf dieser Schicht nicht abgebildet

In der Differentialdiagnose lassen sich auch in der MRT Angiomyolipome mit großer Sicherheit darstellen. Ihrer Fettanteile stellen sich in der T1-Wichtung hyperintens, die Gefäßanteile signalfrei dar.

Tumorstaging

Erste Studien zur Genauigkeit der MRT im Staging von Nierenzellkarzinomen Mitte der 80er Jahre fanden für die MRT eine Genauigkeit von bis zu 96% (Hricak et al. 1985). Ergebnisse neuerer Studien haben trotz zwischenzeitlich verbesserter Aufnahmetechnik gezeigt, daß die MRT der CT diesbezüglich gleichwertig und nicht, wie anfangs geglaubt, überlegen ist (Choyke 1988; Hricak et al. 1988; Krestien et al. 1992; Patel et al. 1987). Unbestrittener Vorteil der MRT ist die Darstellung intravasaler Tumorthromben: Fließendes Blut in den Nierenvenen und in der V. cava erscheint in Spin-Echo(SE)-Sequenzen signalfrei, während abnorme Signalgebung in diesen Gefäßen Zeichen für einen Tumorthrombus, ein Blutgerinnsel oder eine Flußverlangsamung und Kompression ist (Abb. 8). Der Tumorthrombus kann wiederum differentialdiagnostisch abgegrenzt werden, weil sich seine Signalgebung in den unterschiedlichen Untersuchungssequenzen meist wie der Nierentumor selbst verhält. Flußsensititve Gradientenecho(GE)-Sequenzen (MR-Angiographie) zeigen auf der anderen Seite ein sehr intensives Signal für fließendes Blut, so daß eine tumoröse Gefäßinvasion zu einem Signalverlust in diesem Abschnitt führt (Abb. 11). Nach unserer Erfahrung haben sich die koronale und die sagittale Schichtebene für die Beurteilung der Tumorausdehnung in der V. cava (Abb. 8a), die transversale Ebene für die Beurteilung der Venenwandinfiltration als optimal erwiesen.

Tumorinvasion in benachbarte Organe läßt sich häufig in der koronalen Ebene am besten nachweisen. Signalanhebungen der Grenzschichten zwischen Tumor und Nachbarorgan in der T2-Wichtung oder nach KM-Gabe können Zeichen einer Tumorinvasion sein, wenn nicht schon die Konturen eindeutig deformiert und infiltriert sind.

Ein großer Nachteil der MRT, die Anfälligkeit gegenüber Atemartefakten bei relativ langen Untersuchungszeiten, hat in den letzten 2 Jahren an Bedeutung verloren, da schnellere Untersuchungstechniken (schnelle GE-Technik, sog. Turbo- oder Fast-SE) die Abbildung von ganzen Schichten während eines einzigen Atemstillstands erlauben („breathhold technique").

Angiographie

Die Arteriographie der Nierengefäße und die Phlebographie der V. cava sind nur bei entsprechend ausgedehnten oder unklaren Tumorbefunden in den vorgenannten Untersuchungsverfahren indiziert. Die bipedale Lymphangiographie spielt keine Rolle, da tumorbefallene retroperitoneale Lymphknoten häufig nicht kontrastiert werden und so der Diagnostik entgehen.

Arteriographie

Lange Zeit war die Arteriographie dank ihrer hohen Spezifität eine Standardmethode in der Diagnostik des Nierenzellkarzinoms. Mit Einführung der Schnittbildverfahren ist sie in den Hintergrund gerückt. Als vergleichsweise invasive Methode sollte sie, auch wenn die untersuchungsbedingten Risiken für den Patienten minimal sind, am Ende der bildgebenden Diagnostik eines Nierentumors stehen. Die Arteriographie ist sicher nicht mehr als Routineuntersuchung einzusetzen, sondern sollte nur nach Ausschöpfung der anderen bildgebenden Verfahren unter folgenden Indikationen durchgeführt werden:

- geplante transarterielle Embolisation (evtl. einzeitig),
- unklare Tumordignität,
- präoperative Gefäßdarstellung bei großen Tumoren oder bei geplanter Tumorenukleation (z. B. bei Einzelnieren).

Zur kompletten arteriographischen Darstellung eines Nierentumors gehören die selektive Renovasographie und die abdominelle Aortographie. Wir beginnen mit der selektiven Darstellung der tumortragenden Niere, um Überlagerungseffekte durch das sich frühzeitig mit Kontrastmittel füllende Hohlsystem zu vermeiden. Die Dokumentation der venösen Phase gehört zu dieser Untersuchung dazu. Nur bei auffälligen Vorbefunden der kontralateralen Niere wird auch dort die selektive Darstellung durchgeführt. Ansonsten schließt sich die Aortographie an, die Gefäßvarianten der Niere sowie atypische Verläufe anderer Viszeralarterien und eine parasitäre Tumorarterialisation nachweisen bzw. ausschließen soll. Gleichzeitig wird die arterielle Versorgung der kontralateralen Niere beurteilt: Hier sollte eine besonderes Augenmerk auf Nierenarterienstenosen gelegt werden, die präoperativ bekannt und u. U. auch therapiert sein sollten. Besteht der Verdacht einer Tumorinfiltration in benachbarte Organe, sollte deren arterielle Gefäßversorgung zusätzlich dokumentiert werden. Die Arteriographie kann in konventioneller oder digitaler Technik durchgeführt werden, wobei in der Diagnostik kleiner Tumoren die etwas geringere räumliche Auflösung der digitalen Technik hinderlich sein kann. Im Rahmen der Arteriographie kann gleichzeitig eine Darstellung der Nierenhohlsysteme erfolgen.

Die zeitweise propagierte intravenöse digitale Subtraktionsangiographie (i.v. DSA) erfüllt durch die unvermeidbar reduzierte räumliche Auflösung und Überlagerungseffekte die oben genannten Aufgaben der Arteriographie nicht.

Tumorerkennung

Die Arteriographie wird nur in Einzelfällen zum Tumornachweis eingesetzt. Üblicherweise ist der Tumor bereits diagnostiziert, und eine der im vorherigen Abschnitt genannten Indikationen liegt vor.

Abb. 9a,b. Arteriographie des Nierenzellkarzinoms. **a** Klassische Darstellung eines
rechtsseitigen Tumors mit Hypervasku-
larisation und maligner Gefäßarchitektur.
b Bei einem anderen Patienten erkennt
man lediglich die Auftreibung des unteren
linken Nierenpols durch einen hypovasku-
larisierten Tumor (histologisch beides
Nierenzellkarzinome)

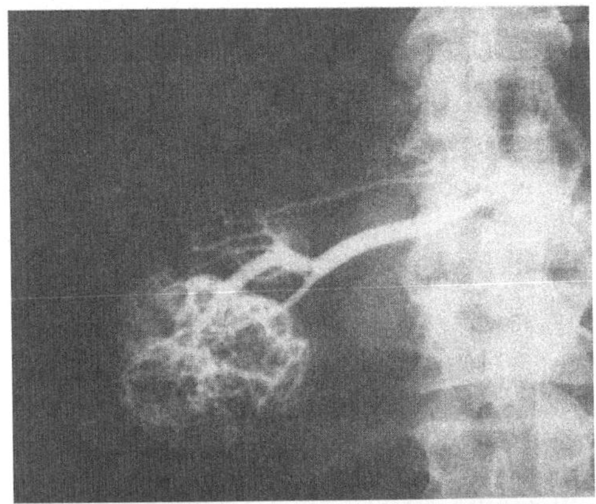

a

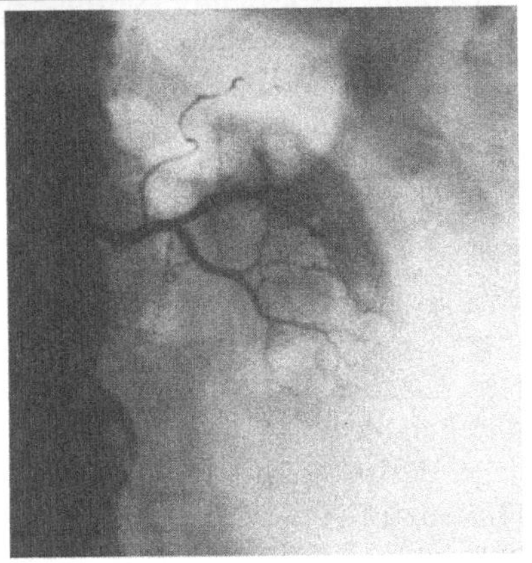

b

Nierenzellkarzinome zeigen abhängig von ihrer Vaskularisation sehr variable
Befunde, jedoch ist die Mehrzahl (62 %) deutlich hypervaskulär (Abb. 9a) (Watson
et al. 1988). Hypo- oder avaskuläre Tumoren Iassen sich arteriographisch oft nicht
von Zysten unterscheiden (Abb. 9b). Ein spezifisches Kriterium für den malignen
Tumor ist der Nachweis von Tumorgefäßen, d. h. irreguläre, nicht der normalen
Dichotomie gehorchende Arterien, die meist einen geschlängelten Verlauf
haben und plötzliche Kalibersprünge aufweisen (Abb. 9a). Während der
Parenchymphase färbt sich vitales Tumorgewebe deutlich stärker als gesundes
Nierengewebe an, und die häufig in Nierenzellkarzinomen zu findenden
arteriovenösen Shunts führen zu einer frühzeitigen Anfärbung der Nierenvene. Ist
die Nierenvene durch Tumorinvasion verschlossen, so findet man häufig große
retroperitoneale Kollateralvenen.

Kleine Tumoren stellen sich gelegentlich auch bei einer selektiven Kontrast-
mittelinjektion nicht dar. Hier ist die Pharmakoangiographie mit der intraarteriel-
len Gabe von 6–10 µg Epinephrin indiziert: Die gesunden Nierengefäße werden
enggestellt, während in Tumorgefäßen nur eine schwache Vasokonstriktion ausgelöst wird. Dieser Effekt führt zu einer relativ besseren Kontrastierung des Tumors.

Tumorstaging

Es gab historisch viele Vorschläge, die relativ geringe Sensitivität und Genauigkeit der Arteriographie für das Staging des Nierenzellkarzinoms zu verbessern. Die Methode bleibt jedoch bezüglich der Tumorklassifikation mit einer heute nicht akzeptablen Fehlerrate von etwa 40 % behaftet (Das et al. 1977). Sie ist damit allen Schnittbildverfahren deutlich unterlegen.

Phlebographie

Auch dieses Verfahren hat seit Einführung der Schnittbildverfahren an Bedeutung eingebüßt, insbesondere seitdem die MRT mit ihren flußsensitiven Sequenzen eine zuverlässige Darstellung der V. cava inferior ermöglicht. Gelingt allerdings mit anderen Untersuchungsverfahren keine Beurteilung der Nierenvene und der V. cava, so sollte das präoperative Staging durch die Venendarstellung komplettiert werden, da die Diagnose eines Venenthrombus erhebliche Konsequenzen für die Operationstechnik und -planung hat.

Die Untersuchung wird über die (meist rechte) V. femoralis durchgeführt. Um eine optimale Kontrastierung zu erreichen, sollte ein Mehrlochkatheter direkt oberhalb des Konfluens der Beckenvenen eingelegt werden. Die Untersuchung wird in anteroposteriorem und lateralem Strahlengang durchgeführt.

In der normalen Kavographie sieht man auf Höhe der Nierenvenen ein sog. Einstromphänomen durch unkontrastiertes venöses Blut (Abb. 10a). Dieses Phänomen kann nicht quantifiziert werden, z.B. um auf arteriovenöse Shunts in einem Nierenzellkarzinom hinzuweisen. Ein Fehlen dieses Phänomens ist jedoch Zeichen eines Nierenvenenverschlusses.

Ein Tumorthrombus in der V. cava führt zwar zu einer manchmal dem Einstromphänomen ähnlichen Kontrastaussparung, behält jedoch im Gegensatz zu letzterem über die Dauer der gesamten angiographischen Serie seine Kontur bei (Abb. 10a). Ist ein Tumorthrombus so ausgedehnt, das er das Lumen der V. cava weitgehend verlegt, so stellen sich retroperitoneale Kollateralvenen strickleiterähnlich dar, und die kraniale Begrenzung des Thrombus ist dann oft nicht sichtbar (Abb. 10b). Hier helfen die Sonographie und die MRT, evtl. die Echokardiographie, wenn der Tumorthrombus bis an oder in den rechten Vorhof reicht (Abb. 11). Eine obere Kavographie ist daher nicht indiziert.

Auch wenn die selektive Nierenvenendarstellung gelegentlich empfohlen wird, so ist ihr Nutzen umstritten. Bei vorliegendem Thrombus können Teile desselben durch die Kathetermanipulation gelöst und in die Lunge embolisiert werden. Im übrigen wird das chirurgische Vorgehen nicht wesentlich beeinflußt, wenn bei freier V. cava ein Tumorthrombus in der Nierenvene festgestellt wird (Hatcher et al. 1991).

Abb. 10a,b. Untere Kavographie bei 2 Nierenzellkarzinomen Stadium T 3 b: **a** Die konventionelle Kavographie zeigt einen aus der rechten Nierenvene in das Kavalumen vorwachsenden Tumorzapfen bei regelrechtem (unkontrastiertem) Bluteinstrom aus der linken Nierenvene. **b** In der digitalen Subtraktionsangiographie eines anderen Patienten ist das Lumen der VCI komplett durch den Tumor verlegt. Bei Injektion in die Beckenvene stellen sich lumbale Kollateralen ähnlich einem Strickleitersystem und ein Abfluß über die Vv. azygos und hemiazygos dar

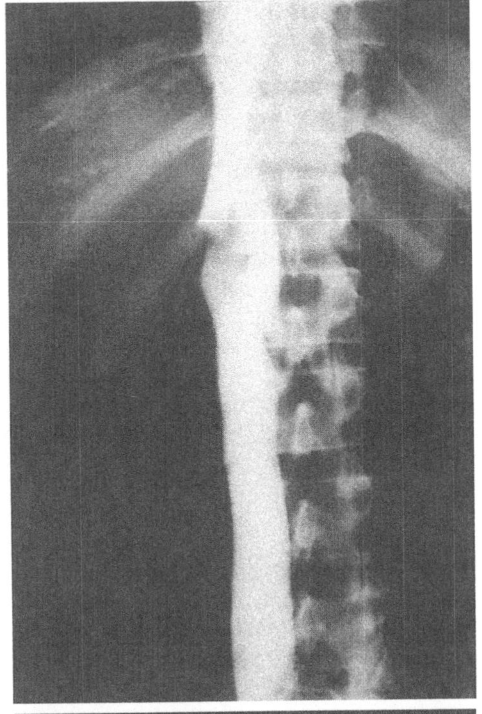

a

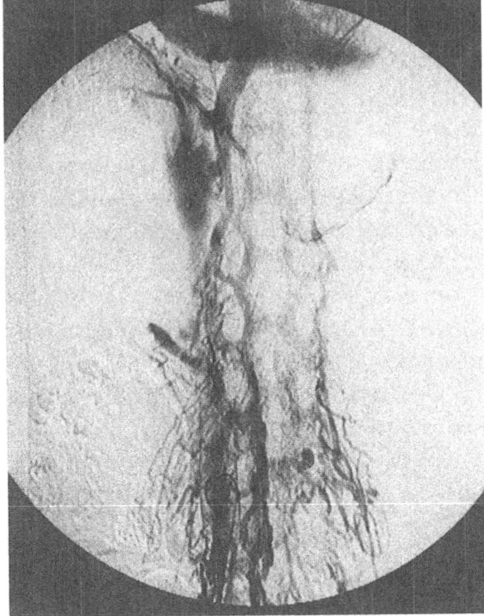

b

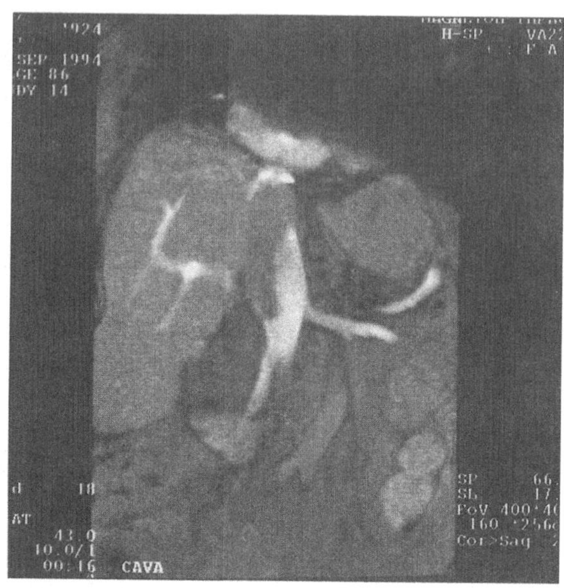

Abb. 11. Koronale MR-Angiographie eines pT 3 b-Nierenzellkarzinoms: Die Gefäße sind an ihrer Signalintensität zu erkennen, das Lumen der suprarenalen VCI ist bis zur Pars hepatica von einem großen Tumorzapfen ausgefüllt und dilatiert. Der Tumor erreicht eindeutig nicht den Vorhof

Perkutane Biopsien

Ist die Wahrscheinlichkeit eines Nierenzellkarzinoms nach Durchführung der genannten bildgebenden Verfahren immer noch fraglich, so kann vor der operativen Freilegung eine perkutane Biopsie durchgeführt werden. Hier ist die Gewinnung eines histologischen Präparats der Zytologie vorzuziehen. Ein negativer Befund schließt jedoch einen malignen Tumor nicht aus.

Sinnvoll ist der Einsatz der perkutanen Biopsie sicherlich bei morphologisch schwieriger Zuordnung von Nierentumoren, z.B. bei Patienten mit Lymphomen oder anderen malignen Tumorerkrankungen, bei denen ein Organbefall der Niere im Gegensatz zum Nierenzellkarzinom nicht zwingend die Indikation zur Nephrektomie ergäbe.

Abhängig von Größe und Lage des Tumors können die Biopsien sonographisch oder computertomographisch gesteuert durchgeführt werden. Beide Verfahren sind gleich zuverlässig, und es sollte grundsätzlich die Methode gewählt werden, die den Tumor und den geplanten Punktionstrakt am besten zeigt und mit der der Untersucher am besten vertraut ist. Komplikationen wie Pneumothorax oder Blutung sind nach regelrecht durchgeführter Biospie selten; auch die vielzitierten Implantationsmetastasen nach perkutaner Biopsie oder ein Tumorwachstum entlang des Punktionstraktes wurden nur in Einzelfällen beobachtet (Levine 1990).

Metastasendiagnostik

Wie schon vorher ausgeführt, wird ein Teil der üblichen und häufigen Metastasierungswege des Nierenzellkarzinoms bereits im Rahmen des Tumorstagings untersucht: retroperitoneale und mesenteriale Lymphknoten, Infiltration benachbarter Organe sowie Tumroinvasion der Venen Iassen sich durch die Schnittbildverfahren (Sonographie, CT, MRT) zuverlässig beurteilen.

Thoraxdiagnostik

Hämatogen metastasiert der Tumor jedoch am häufigsten in die Lunge. In seziertem Patientengut finden sich in etwa 55% Lungenmetastasen (Latour u. Shulman 1976). Meist Iassen sich Lungenmetastasen als solitäre oder multiple Rundherde in der Thoraxaufnahme erkennen (Abb. 12a). Seltener findet man eine Lymphangiosis, pleurale oder endobronchiale Metastasierung. 8–10% der Patienten haben einen mediastinalen Lymphknotenbefall, meist verbumden mit pulmonalen Metastasen (Lang 1977; Latour u. Shulman 1976). Eine Übersichtsaufnahme des Thorax in 2 Ebenen sollte daher bei jedem Patienten mit einem Nierenzellkarzinom durchgeführt werden. Finden sich multiple, nichtresezierbare Metastasen, so ist keine weitere Diagnostik des Thorax notwendig. Bei Vorliegen eines einzelnen oder nur weniger Herde sollte ein Thorax-CT durchgeführt werden, um verschiedene Therapiemöglichkeiten, insbesondere die Indikation zur chirurgischen Resektion, abzuklären (Abb. 12b). Im übrigen können bis zu 40% der solitären Rundherde bei Patienten mit Nierenzellkarzinom anderer Genese sein (Levine 1990).

Die CT ist in der thorakalen Metastasendiagnostik sicher sensitiver und genauer als die konventionelle Thoraxaufnahme (s. Abb. 12), so daß von einzelnen Autoren die Methode selbst bei unauffälligem Befund der Thoraxaufnahmen als Standard zum Tumorstaging für das Nierenzellkarzinom empfohlen wird (Levine 1990).

Knochendiagnostik

Bei Diagnosestellung haben 5–13% der Patienten bereits Knochenmetastasen; im Sektionsgut beträgt dieser Anteil etwa 32% (Forbes et al. 1977; Rosen u. Murphy 1984; Swanson et al. 1981). Die Knochenszintigraphie mit Technetium 99^{m}-Methylendiphosphonat ist gesichert sensitiver als die Röntgenaufnahme verdächtiger Bezirke. Da jedoch 85% aller Knochenmetastasen symptomatisch sind, ist die Knochenszintigraphie als Screeningmethode umstritten (Forbes et al. 1977; Swanson et al. 1981). Sie ist bei entsprechender Symptomatik eines Tumorpatienten jedoch unbedingt als diagnostische Methode der ersten Wahl indiziert.

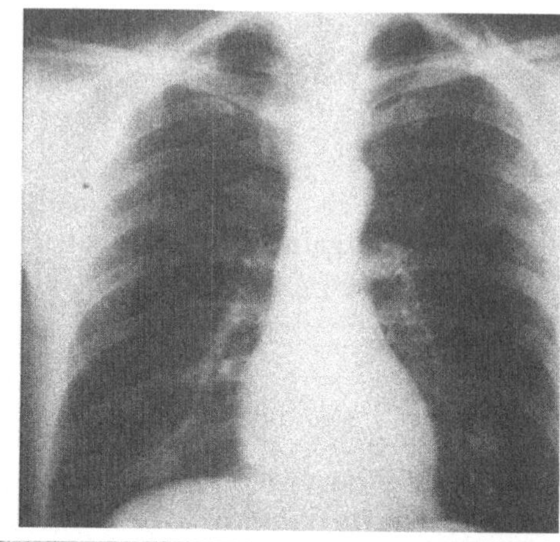

a

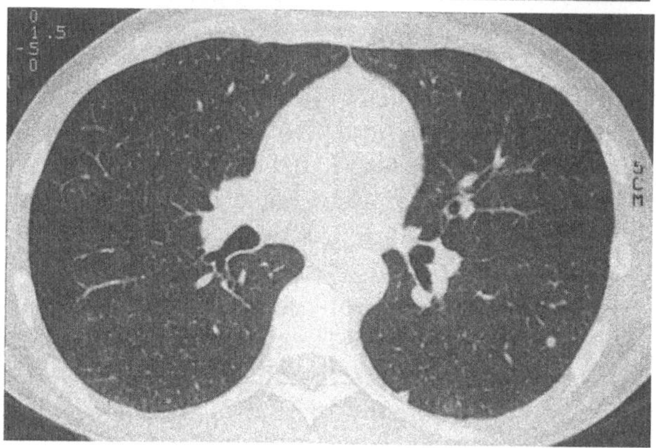

b

Abb. 12. a Thoraxaufnahme p. a. eines Patienten mit pulmonal metastasierendem Nierenzellkarzinom und 2 Rundherden in den Unterfeldern. **b** Die hochauflösende CT (HR-CT) zeigt außerdem multiple Rundherde von wenigen Millimetern Durchmesser, hier (am Hilusoberrand) im apikalen Unterlappensegment links

Szintigraphischer Nachweis von Metastasen sollte unmittelbar zur radiologischen Abklärung der Läsion führen. Am häufigsten sind Wirbelsäule, Becken, Femur und Humerus befallen. Metastasen des Nierenzellkarzinoms sind mit wenigen Ausnahmen osteolytisch. Die Stabilität der befallenen Knochen, insbesondere bei Metastasen der Wirbelsäule, muß gelegentlich durch CT oder MRT abgeklärt werden. Bei chirurgischer Stabilisierung von Wirbelkörpermetastasen hat sich nach unserer Erfahrung die präoperative Embolisation bewährt, durch die der Blutverlust vermindert und dadurch die Sicht im Operationsfeld sowie die perioperative Morbidität verbessert werden können (Richter et al. 1992).

Andere Verfahren

Weitere Untersuchungsverfahren müssen sich an den klinischen Symptomen und Zeichen des Patienten und am Ergebnis bereits erfolgter Untersuchungen orientieren. Ihr Einsatz unterscheidet sich insofern nicht vom diagnostischen Vorgehen bei anderen Tumorpatienten.

Für die Abklärung zerebraler und intraspinaler Metastasen sollte heute – soweit verfügbar – die MRT als sensitivste und genaueste Methode eingesetzt werden. Ein für das Nierenzellkarzinom typischer Metastasierungsort sind die Nebennieren. Hier ergibt sich allerdings das Problem, daß hormoninaktive Nebennieren-adenome bei dieser Patientengruppe 4- bis 12mal häufiger sind als in der Gesamtbevölkerung (Ambos et al. 1981). Ist die ipsilaterale Nebenniere vergrößert, so erübrigt sich eine weitere Diagnositk, da im Rahmen der Tumorentfernung die Adrenalektomie gleichzeitig durchgeführt wird. Bei Vergrößerung der kontralateralen Nebenniere kann die Differentialdiagnose meist durch die MRT erfolgen, da Metastasen im Gegensatz zu hormoninaktiven Adenomen eine deutlich verlängerte T_2- Relaxationszeit haben (Glazer et al. 1986; Reinig et al. 1986; Reinig 1992).

Erste vielversprechende Erfolge zeichnen sich in der Metastasendiagnostik mit der Positronemissionstomographie (PET) ab, die – abgesehen von der rein morphologischen Diagnostik – eine Aussage zur metabolischen Aktivität und damit auch zum Therapieerfolg machen kann. Die noch geringe Verfügbarkeit der Methode, u. a. bedingt durch ihren Kostenaufwand, sowie die noch begrenzten klinischen Erfahrungen lassen zur Zeit keine generelle Empfehlung zu (Dobkin u. Mintun 1993; Griffeth et al. 1993).

Bildgebende Verfahren in der onkologischen Nachsorge

Es muß eingangs gesagt werden, daß eine sinnvolle Durchführung und Beurteilung jedweder Bildgebung während der Nachsorge eines Tumorpatienten nur in Kenntnis der Primärtumorklassifikation und der bisher erhobenen Befunde (Anamnese, Klinik, Labor, Bildgebung) erfolgen kann. Bei kurativer Therapie des Tumors ist es Aufgabe der bildgebenden Verfahren, Lokalrezidive oder Metastasen frühzeitig, möglichst vor dem Auftreten klinischer Symptome, zu diagnostizieren oder auszuschließen (Abb. 5b und 13). Bei nichtkurativer Therapie muß die Effektivität der Chemo- und/oder Immuntherapie mit der Bildgebung objektiviert werden (Davis et al. 1990). Daraus folgt, daß für die jeweiligen Patientengruppen ein schematischer Zeitablauf für Kontrolluntersuchungen vorgegeben wird, der sich an der Tumorbiologie, den Zeitabläufen einer Chemo-Immuntherapie und an dem typischen Metastasierungsverhalten des Nierenzellkarzinoms orientiert. Dies bedeutet, daß Untersuchungen in erster Linie unabhängig von dem Befinden des Patienten, also auch wenn er beschwerdefrei ist,

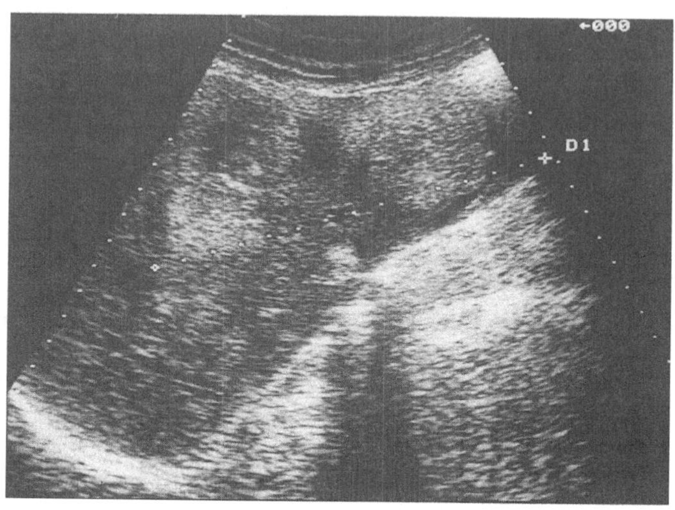

Abb. 13. Sonographie der Leber eines asymptomatischen Patienten 6 Monate nach Nephrektomie links wegen Nierenzellkarzinom. Es finden sich neue multiple echodichte fokale Leberläsionen, z. T. konfluierend. Die sonographisch gesteuerte perkutane Biopsie bestätigte den Verdacht der Metastasierung

durchgeführt werden. Der Umkehrschluß jedoch ist nicht zulässig, denn klinische Symptome bedürfen einer sofortigen Abklärung auch außerhalb des üblichen Nachsorgeschemas. Der im folgenden dargestellte zeitliche Ablauf der „bildgebenden Nachsorge" für den symptomfreien Patienten entspricht den Empfehlungen des Tumorzentrums Mannheim/Heidelberg und wurde interdisziplinär erarbeitet:

Nach kurativer Tumornephrektomie oder -enukleation werden Röntgenuntersuchungen des Thorax und sonographische Kontrollen des Abdomens und Retroperitoneums während des 1. postoperativen Jahres in 3monatigen Abständen, im 2. Jahr in 6monatigen Abständen und danach jährlich durchgeführt. Eine CT des Retroperitoneums erfolgt nach 3, 9, 15 und 24 Monaten, danach in jährlichen Abständen; die Knochenszintigraphie sollte nach 3 und 12 Monaten, danach ebenfalls in jährlichen Abständen durchgeführt werden.

Transarterielle Tumorembolisation

Dieses Verfahren hat sich aus der angiographischen Technik entwickelt, wird entsprechend perkutan durchgeführt und strebt die Ausschaltung der arteriellen Gefäßversorgung des Tumors an. Die vaskuläre Okklusion des Tumors kann aus 2 Gründen indiziert sein:

1. Präoperativ: Bei Tumoren, die in die Venen eingebrochen sind und dadurch zu einem venösen Rückstau mit Blutfülle der Kapsel- und anderer retroperi-

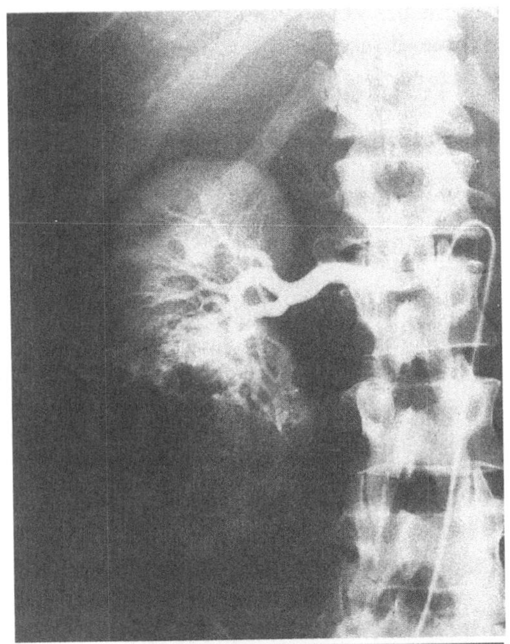

a

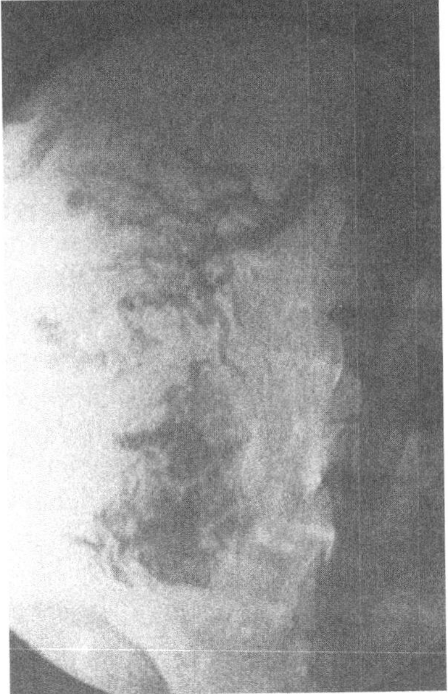

b

Abb. 14a,b. Präoperative Embolisation eines Nierenzellkarzinoms rechts. **a** In der Angiographie wenig vaskularisierter, exophytisch wachsender Tumor am unteren Nierenpol mit eindeutig maligner Gefäßarchitektur. **b** Nach Embolisation mit 20 ml Ethibloc füllt das röntgendichte Embolisat große Areale des Tumors und das gesunde Gefäßsystem der Niere aus. Bei dem in der Angiographie demonstrierten hohen Gefäßwiderstand der Tumorarterien läßt sich eine solcher Embolisationserfolg nur durch Ballonokklusion der A. renalis und Hochdruckinjektion erreichen

tonealer Venen führen. Außerdem bei ausgedehnt infiltrierenden Tumoren, die
eine diffuse parasitäre Gefäßversorgung, vor allem aus dem Retroperitoneum
haben.

2. *Palliativ*: Bei Tumoren, die aufgrund ihrer Ausdehnung oder wegen fehlender
Operabilität des Patienten nicht reseziert werden können. Meist erfolgt hier die
Embolisation wegen massiver Hämaturie. In Einzelfällen wurde auch über
kurative Erfolge berichtet.

Die Embolisation sollte grundsätzlich nicht mit zentralem, sondern mit
peripherem, möglichst kapillärem Gefäßverschluß durchgeführt werden. Aus der
Indikationsstellung ergibt sich, daß es sich hier um ausgedehnte Tumoren handelt,
die praktisch immer eine ausgeprägte Kollateralzirkulation aufweisen. Ein
zentraler Gefäßverschluß, z.B. mit Spiralen, wird also nur zu einer Umverteilung
der Tumorperfusion führen, da parasitäre Gefäße umgehend die arterielle
Versorgung übernehmen. Dieser Tatsache entsprechend sollten geeignete
Embolisate gewählt werden. Hier haben sich vor allem absolutes Äthanol,
Cyanoacrylat und Ethibloc etabliert. Wir verwenden ausschließlich Ethibloc,
das erwärmt unter Verwendung eines Okklusionsballons in die großen
tumorversorgenden Arterien appliziert wird und unter hohem Injektionsdruck bis
in das Kapillarbett vorgeschoben wird (Abb. 14) (Kauffmann et al. 1992). Bei
ausgedehnten arteriovenösen Shunts kann gleichzeitig über einen perkutanen
venösen Zugang die Nierenvene mit einem Ballonkatheter geblockt werden, so daß
eine pulmonale Verschleppung des Embolisats verhindert wird und das gesamte
Tumorvolumen embolisiert werden kann.

Komplikationen durch Fehlembolisation viszeraler oder lumbaler Arterien
oder Abschwemmen von Embolisat in die peripheren oder pulmonalen Gefäße
sind bei korrekter Embolisationstechnik auf Einzelfälle beschränkt. Wird die
Embolisation unter palliativer Indikation durchgeführt, so ist bei erfolgreicher
Therapie ein sog. „Postembolisationssyndrom" zu erwarten: Durch Tumornekrose bedingtes Fieber für 8–14 Tage, passagerer Subileus und Flankenschmerzen
müssen antizipiert und entsprechend therapiert werden.

Wir haben begrenzte Erfahrung in der Kombination der Embolisation mit einer
regionären Chemoperfusion (sog. Chemoembolisation) bei Patienten mit
Einzelnieren oder inoperablen Tumorrezidiven. Diese Patienten sind bisher
rezidivfrei, jedoch lassen sich bei kurzen Nachbeobachtungszeiten (3–19 Monate)
und kleiner Zahl (6 Patienten) noch keine definitiven Aussagen machen
(Kauffmann et al. 1992).

Zusammenfassung

Für Diagnose und Staging des Nierenzellkarzinoms steht heute eine Palette
verschiedener Untersuchungsverfahren zu Verfügung, die nicht zuletzt aus
Kostengründen gezielt eingesetzt werden muß. Wünschenswert sind eine
gleichermaßen hohe Sensitivität und Spezifität bei geringem Risiko
(Invasivität) für den Patienten.

Die Differentialdiagnostik wird sicher durch das Verfahren gesteuert, mit dem der Tumor erstmals entdeckt wurde. Erfolgte die Diagnose im Rahmen einer computertomographischen oder magnetresonanztomographischen Untersuchung, so wird in der Mehrzahl der Fälle ein zuverlässiges T- und N-Staging bereits vorliegen. Wurde der Tumor sonographisch oder urographisch entdeckt, so sollte eine CT, bei Hinweis auf eine Veneninvasion primär die MRT durchgeführt werden. Die MRT ist auch Methode der Wahl bei Patienten mit erhöhtem Kontrastmittelrisiko. Zusätzliche Schnittbildverfahren sowie Arteriographie oder Phlebographie bleiben, wie oben ausgeführt, spezifischen Indikationen vorbehalten und gehören nicht zur Routinediagnostik eines Nierenzellkarzinoms. Präoperativ müssen Lungenmetastasen als häufigste hämatogene Lokalisation ausgeschlossen werden. Hier wird in Zukunft wahrscheinlich die Thoraxaufnahme in 2 Ebenen regelmäßig durch die sensitivere CT ergänzt werden. Durch Einsatz der Spiral-CT ist eine weitere Zunahme der Sensitivität für pulmonale Metastasen zu erwarten (Kalender et al. 1990).

Bei ausgedehnten oder inoperablen Tumoren bietet sich von radiologischer Seite die transarterielle Embolisation als präoperatives oder alleiniges palliatives Therapieverfahren an.

Die Begleitung des Patienten in der Tumornachsorge sollte nach dem oben beschriebenen Schema für die bildgebende Diagnostik erfolgen. Klinisch auffällige Symptome bedürfen jedoch unabhängig von jedem Nachsorgeschema einer sofortigen, individuellen Abklärung.

Literatur

Ambos MA, Bosniak MA, Lefleur RS, Mitty HA (1981) Adrenal adenoma associated with renal cell carcinoma. Am J Roentgenol 136:81–84

Amendola MA, Bree RL, Pollack HM et al. (1988) Small renal cell carcinomas: Resolving a diagnostic dilemma. Radiology 166:637–641

Baumgartner BR, Chezmar JL (1989) MR imaging of the kidneys and adrenal glands. Sem US CT MR 19:43–62

Berger L, Sinkoff MW (1957) Systemic manifestations of hypernephroma. Am J Med 22:791–802

Birnbaum BA, Bosniak MA, Megibow AJ, Lubat E, Gordon RB (1990) Observations on the growth of renal neoplasms. Radiology 176:695–701

Brkovic D, Kälble T, Roeren T, Pomer S, Flühr W, Staehler G (1992) Differentialdiagnostik und -therapie des Echinococcus cysticus der Niere. Akt Urol 23:320–324

Charbonneau JW, Hattery RR, Ernst EC (1983) Spectrum of sonographic findings in 125 renal masses other than benign simple cyst. Am J Roentgenol 140:87–94

Choyke PL (1988) MR imaging in renal cell carcinoma. Radiology 169:572–573

Daniel WW, Hartman GW, Witten DM (1972) Calcified renal masses: A review of ten years' experience at the Mayo Clinic. Radiology 103:503–508

Das G, Chisholm GD, Sherwood T (1977) Can angiography stage renal cell carcinoma? Br J Urol 49:611–612

Davis SD, Berkmen YM, Wang JCL (1990) Interleukin-2 therapy for advanced renal cell carcinoma: Radiographic evaluation of response and complications. Radiology 177:127–131

Dobkin JA, Mintun MA (1993) Clinical PET: Aesop's tortoise? Radiology 186:13–15

Forbes GS, McLeod RA, Hattery RR (1977) Radiologic manifestations of bone metastases from renal carcinoma. Am J Roentgenol 129:61–66

Frohmüller HGW, Grups JW, Heller V (1987) Comparative value of ultrasonography, computerized tomography, angiography and excretory urography in the staging of renal cell carcinoma. J Urol 138:482–484

Glazer GM, Woolsey EJ, Borrello J (1986) Adrenal tissue characterization using MR imaging. Radiology 1158:73–79

Griffeth LK, Rich KM, Dehdashti F et al. (1993) Brain metastases from non-central nervous system tumors: Evaluation with PET. Radiology 186:37–44

Hatcher PA, Anderson EE, Paulson DF, Carson CC, Robertson JE (1991) Surgical management and prognosis of renal cell carcinoma invading the vena cava. J Urol 145:20–24

Hollerweger A, Schuschnigg C, Müller E (1990) Das Nierenzellkarzinom als sonographischer Zufallsbefund. Ultraschall Klin Prax 5:74–78

Hricak H, Demas BE, Williams RD et al. (1985) Magnetic resonance imaging in the diagnosis and staging of renal and perirenal neoplasms. Radiology 154:709–715

Hricak H, Thoeni RF, Carroll PR et al. (1988) Detection and staging of renal neoplasms: A reassessment of MR imaging. Radiology 166:643–649

Johnson CD, Dunnick NR, Cohan RH, Illescas FF (1987) Renal adenocarcinoma: CT staging of 100 tumors. Am J Roentgenol 148:59–63

Kalender WA, Seissler W, Klotz E, Vock P (1990) Spiral volumetric CT with single-breath-hold technique, continuous transport, and continuous scanner rotation. Radiology 176:181–183

Kauczor HU, Delorme S, Trost U (1992) Sonographie des Nierenzellkarzinoms. Radiologe 32:104–113

Kauffmann GW, Richter GM, Roeren T (1992) Nierentumorembolisation. Radiologe 32:127–131

Kier R, Taylor KJW, Feyock AL, Ramos IM (1990) Renal masses: Characterization with Doppler US. Radiology 176:703–707

Krestien GP (1991) Morphological and functional MR of the kidneys and adrenal glands. Field & Wood, New York

Krestien GP, Groß-Fengels W, Marincek B (1992) Bedeutung der Magnetresonanztomographie (MRT) für die Diagnostik und Stadieneinteilung des Nierenzellkarzinoms. Radiologe 32:121–126

Lang EK (1977) Renal cell carcinoma presenting with metastases to the pulmonary hilar nodes. J Urol 118:543–547

Latour A, Shulman HS (1976) Thoracic manifestations of renal cell carcinoma. Radiology 121:43–48

Levine E (1990) Malignant renal parenchymal tumors in adults. In: Pollack HA (ed) Clinical urography. Saunders, Philadelphia, pp 1216–1291

Levine E, Huntrakoon M (1983) Computed tomography of renal oncocytoma. Radiology 141:741–746

Levine E, Lee KR, Weigel JW, Farber B (1979) Computed tomography in the diagnosis of renal cell carcinoma complicating von Hippel-Lindau syndrome. Radioloogy 130:703–707

Levine E, Huntrakoon M, Wetzel LH (1989) Small renal neoplasms: Clinical, pathologic and imaging features. Am J Roentgenol 153:69–73

Lieber MM (1985) Renal cell carcinoma: new developments. Mayo Clin Proc 60:715–716

Mevorach RA, Segal AJ, Tersegno ME, Frank IN (1992) Renal cell carcinoma: Incidental diagnosis and natural history: Review of 235 cases. Urology 39:519–522

Patel SK, Stack CM, Turner DA (1987) Magnetic resonance imaging in staging of renal cell carcinoma. Radiographics 7:703–728

Pollack HM, Goldberg BB (1984) Kidney. In: Goldberg BB (ed) Abdominal ultrasonography, 2nd edn. Wiley, New York

Reinig JW (1992) MR imaging for differentiation of adrenal masses: Has the time finally come? Radiology 185:339–340

Reinig JW, Doppman JL, Dwyer AJ (1986) Adrenal masses differentiated by MR. Radiology 158:81–84

Riches EN, Griffiths IH, Thackray AC (1951) New growth of kidney and ureter. Br J Urol 23:297–356

Richter GM, Roeren T, Nöldge G, Kauffman GW (1992) Interventionelle Radiologie: Embolisation von Skelettmetastasen. In: Ewerbeck V, Friedl W (Hrsg) Chirurgische Therapie von Skelettmetastasen. Springer, Berlin Heidelberg New York Tokyo

Roeren T, Richter GM, Ihle V (1993) MRI of solid renal masses. In: Pomer S, Hull WE (eds) Magnetic resonance imaging in nephrourology. Springer, Berlin Heidelberg New York Tokyo, pp 153–158

Rosen PR, Murphy KG (1984) Bone scintigraphy in the initial staging of patients with renal cell carcinoma: Concise communication. J Nucl Med 25:289–291

Rotte KH, Kriedemann E (1992) Computertomographie bei Nierenkarzinomen. Radiologe 32:114–120

Singer J, McClennan BL (1989) Diagnosis, staging and follow-up of carcinomas of the kidney, bladder and prostate: The role of cross-sectional imaging. Sem US CT MR 10:481–497

Stenzl A, de Kernion JB (1989) Pathology, biology and clinical staging of renal cell carcinoma. Sem Oncol 16:3–11

Sussman SK, Glickstein MF, Kryzmowski GA (1990) Hypointense renal cell carcinoma: MR imaging with pathologic correlation. Radiology 177:495–497

Swanson DA, Orovan WL, Johnson DE, Giacco G (1981) Osseous metastases secondary to renal cell carcinoma. Urology 18:556–561

Tosaka A, Ohya K, Yamada K et al. (1990) Incidence and properties of renal masses and asymptomatic renal cell carcinoma detected by abdominal ultrasonography. J Urol 144:1097–1099

Trambert JJ, Rabin AM, Weiss KL, Tein AB (1990) Pericaliceal varices due to the nutcracker phenomenon. Am J Roentgenol 154:305–306

Watson RC, Fleming RJ, Evans JA (1968) Arteriography in the diagnosis of renal cell carcinoma. Radiology 91:888–892

Yamashita Y, Takahashi M, Watanabe O et al. (1992) Small renal cell carcinoma: Pathologic and radiologic correlation. Radiology 184:493–498

Die operative Behandlung des Nierenkarzinoms

G. Staehler und S. Pomer

Radikale Nephrektomie

Die radikale Nephrektomie umfaßt grundsätzlich die Entfernung der Gerota-Faszie, der darin enthaltenen Niere mitsamt der perirenalen Fettkapsel und der regionalen Lymphknoten. Die ebenfalls innerhalb der Gerota-Faszie gelegene Nebenniere wird bei Tumoren im oberen Polbereich bei totalem Nierenbefall nach dem etwas variierenden Verständnis der Definition und organüberschreitendem Wachstum mitexstirpiert.

Kleine Tumoren oder Tumoren am unteren Nierenpol erfordern keine Nebennierenexstirpation, insbesondere wenn diese weder im CT noch im sonographischen Bild auffällig war.

Sonographie und Computertomographie werden routinemäßig zum Nachweis und zur Beurteilung der Ausdehnung des Tumors herangezogen.

Die präoperative Diagnose umfaßt je nach Ausmaß des Tumors außerdem ein genaues Staging des Primärtumors zum Ausschluß von metastatischer Streuung. Bei erhöhten Retentionswerten ist die Durchführung einer nuklearmedizinischen Nierenfunktionsprüfung angezeigt. Bei Verdacht auf Lungen- oder Hirnmetastasen wird zusätzlich ein Thorax- oder Schädel-CT durchgeführt.

Um den Erfordernissen der Tumorchirurgie zu genügen, muß der chirurgische Zugang so gewählt werden, daß primär sowohl die Nierengefäße freigelegt und in der Reihenfolge Arterie–Vene ligiert und die Niere en bloc, d. h. mit dem umgebenden Fettmantel und der Gerota-Faszie, entfernt werden kann.

Ein großer Vorteil bezüglich der guten Zugänglichkeit und Kontrolle der großen Gefäße sowie der Beurteilbarkeit der abdominalen Organe und des gesamten Peritoneums und des Zugangs zu den retroperitonealen und regionalen Lymphknoten ist der Oberbauchquerschnitt. Nach unserer Erfahrung hat sich der transperitoneale bogenförmige Oberbauchquerschnitt als Standardbehandlung der in kurativer Absicht operierten Nierenmalignome bestens sowohl vom übersichtlichen Zugang als auch von der problemlosen Heilung und den geringen postoperativen Beschwerden her bewährt. Handelt es sich um sehr große Malignome, insbesondere am oberen Nierenpol, wird die thorakoretroperitoneale bzw. pararektale Schnittführung gewählt.

> Die regionäre Lymphadenektomie wird routinemäßig als Bestandteil der
> radikalen Nephrektomie durchgeführt.
>
> Der Befall der regionären Lymphknoten bedeutet eine schlechte Progno-
> se, da mit einer drastisch reduzierten Überlebenswahrscheinlichkeit zu
> rechnen ist.
>
> Der kurative Wert der sehr ausgedehnten Lymphdissektion ist fraglich,
> die regionale hingegen sollte in Ermangelung wirksamer medikamentöser
> Alternativen und zu Stagingzwecken durchgeführt werden.

Geschichtliche Überlegungen

Die Anfänge der Nieren- und der Nierentumorchirurgie sind eng mit der Ge-
schichte der Heidelberger Chirurgie verbunden. Die 1. Nierenextirpation wurde
1869 von Simon, die 1. Tumornephrektomie und Tumorresektion von Czerny 1877
bzw. 1883 durchgeführt.

Die einfache Nephrektomie wurde als Standardtherapie des Nierenkarzinoms
über Jahrzehnte praktiziert. Später jedoch, in den 50er und 60er Jahren dieses
Jahrhunderts wurde sie durch die radikale Tumornephrektomie verdrängt (Robson 1963), die seinerzeit die Überlebensraten bei Nierenzellkarzinom erhöhen
konnte. Die radikale Nephrektomie umfaßt grundsätzlich die Entfernung der
Gerota-Faszie, der darin enthaltenen Niere mitsamt der perirenalen Fettkapsel
und der regionalen Lymphknoten. Die ebenfalls innerhalb der Gerota-Faszie
gelegene Nebenniere kann, nach dem etwas variierenden Verständnis dieser Definition der radikalen Nephrektomie, nur bei kleinen Tumoren erhalten werden.

Zielsetzung

Als Zielsetzung bei diesem Ansatz gilt die Kontrolle der lymphogenen Tumorstreuung, die über die perirenale Fettkapsel zustande kommen kann. Darüber
hinaus kann ein günstiger Sicherheitsabstand vom Tumorrand gewonnen werden,
insbesondere dann, wenn die Fettkapsel bereits durch den Tumor infiltriert ist. Die
radikale Tumornephrektomie erlaubt eine übersichtliche Freilegung und adäquate
Durchtrennung der Nierenvene und -arterie. Schließlich kann auch die Nebenniere – nicht selten von im oberen Organteil liegenden Nierentumoren befallen –
technisch einfach mitentfernt werden. Die Adrenalektomie, bislang routinemäßig
praktiziert, ist allerdings augenblicklich nur bei Tumoren der oberen Nierenhälfte
unumstritten (s. unten).

Präoperative Diagnostik und Vorbereitung

Sonographie und Computertomographie (CT) werden zum Nachweis und zur
Beurteilung der Ausdehnung des Tumors herangezogen. Die CT oder die Magnet-

resonanztomographie (MRT) lassen als Basisuntersuchung mit hoher Sensitivität und Spezifität die lokale Tumorausdehnung erkennen. Diese Untersuchungen sind obligat. (s. Kap. Bildgebende Verfahren in der Diagnostik des Nierenzellkarzinoms). Die zusätzliche präoperative Abklärung durch Aortographie oder selektive Angiographie der A. renalis, um Gefäßverhältnisse und Ausdehnung des Tumors darzustellen, ist bei sehr großen Tumoren und vor parenchymerhaltenden Eingriffen indiziert. Die Indikation zur MRT bzw. Cavographie besteht beim Verdacht auf eine Tumorinvasion in die V. cava inferior (s. unten). Während bei organbegrenztem Nierenzellkarzinom eine standardmäßige Operationsvorbereitung üblich ist, besteht bei großen Tumoren, vorausgegangenen abdominellen Eingriffen und Verdacht auf eine Dickdarminfiltration die Indikation zur zusätzlichen Darmvorbereitung. Die präoperative Diagnostik umfaßt neben dem genauen Staging des Primärtumors einen Ausschluß von metastatischer Streuung, vor allem durch Anfertigung von Thoraxröntgenaufnahmen, evtl. Thorax-CT-Knochenszintigrammen und bei entsprechender Symptomatik eines Schädel-CT.

Operationstechnik

Die chirurgische Technik der radikalen Nephrektomie wurde bereits von mehreren Autoren detailliert beschrieben (Robson 1963; Mayor u. Zingg 1973; Giuliani 1994). Die Wahl des operativen Zugangs richtet sich teils nach individueller Präferenz des Operateurs, teils nach sachlichen Gegebenheiten wie Tumorgröße, -ausdehnung und -lokalisation sowie Patientenhabitus.

Um den Erfordernissen der Tumorchirurgie zu genügen, muß der chirurgische Zugang – sowohl das intra- als auch das retroperitoneale Vorgehen – dem Chirurgen erlauben:

1) die Nierengefäße zu einem früheren Zeitpunkt der Operation zu kontrollieren,
2) die Niere en bloc mit dem angrenzenden Peritoneum, der Gerota-Faszie und der intakten perirenalen Fettkapsel zu entfernen,
3) einen Zugang zu den in Richtung des Zwerchfellschenkels verlaufenden großen Lymphwegen zu schaffen.

Technik der Tumornephrektomie rechts

Nach Spalten des Peritoneums lateral vom Kolon erfolgt die Mobilisation der rechten Kolonflexur und des lateralen Duodenalrandes. Man gelangt sofort zur V. cava inferior, die als Leitstruktur bei der weiteren Präparation dient (Abb. 1b). Die Vorderfläche der V. cava wird dargestellt, die Einmündungsstellen der V. spermatica bzw. ovarica freipräpariert, ligiert und durchtrennt. Mit Hilfe einer Präparier-, Overholtklemme oder Präparierschere wird die Freilegung der V. cava inferior nach kranial weiter fortgesetzt, bis auch die Einmündungsstelle der V. renalis erscheint und diese mit einer De-Bakey-Klemme unterfahren werden kann. Dorsal vom kranialen Venenrand liegt die A. renalis, die mit 2 kräftigen Ligaturen (beispielsweise Stärke 2–0) nach proximal und nach distal versorgt und durchtrennt wird. Um die Nierenvene zu versorgen, kann eine Satinsky-Klemme an die Einmündungsstelle der V. renalis in die V. cava inferior und eine weitere Klemme distal des Nierenhilus gesetzt

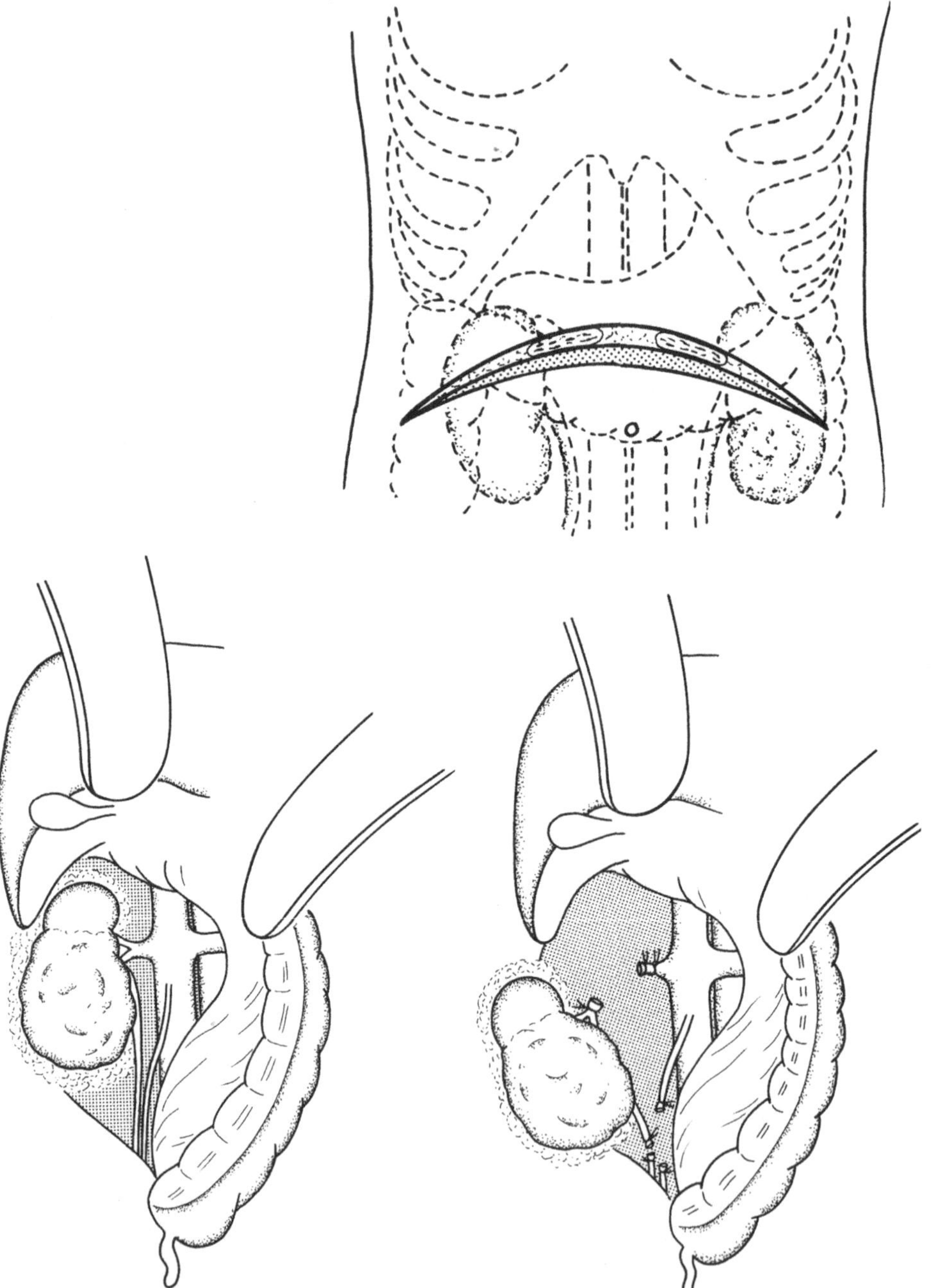

Abb. 1. a Oberbauchquerschnitt: optimal geeignet bei bilateralen Nierentumoren. **b** Laterokolischer Zugang zum rechtsseitigen Nierengefäßstiel. **c** Ligatur und Durchtrennung der A. renalis dextra und der V. renalis dextra. **d** Präparationsschritte der A. renalis dextra: die V. renalis dextra wird ange-schlungen, nach kaudal verlagert, die A. renalis dextra ligiert (nach zentral doppelt) und durchtrennt

Abb. 1d

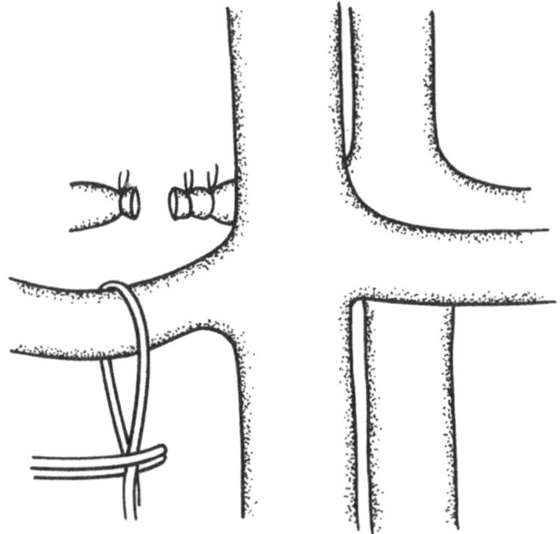

werden. Die Vene wird durchtrennt und der Gefäßstumpf ligiert oder mit einer fortlaufenden Naht aus Prolene der Stärke 4-0 oder 5-0 versorgt. Die Nierenarterie soll nach Möglichkeit vor der Okklusion der Vene ligiert werden (Abb. 1c). Auf diese Weise wird einer evtl. entstehenden Stauung und Streuung von Embolien und möglicherweise auch einer lymphogenen Streuung vorgebeugt. Die Einstellung der Nierenarterie kann durch Einsetzen von Venenhäkchen auf die V. cava erleichtert werden. Wenn jedoch die Nierenarterie nur mit hohem Risiko vor der Versorgung der Vene dargestellt und durchtrennt werden kann, weil ein Tumorausläufer unmittelbar den Zugang zur Arterie erschwert, versorgt man besser zuerst die Nierenvene und unmittelbar danach die A. renalis. Erfolgt die Versorgung in kurzer Zeitfolge, ist die Gefahr der Ausspülung von Tumorthromben über die Kapselvenen gering. Wenn aufgrund einer Blutung kein differenziertes Vorgehen möglich ist, setzt man eine große Guyon-Klemme auf den Nierenstiel. Mit Versorgung der Nierenhilusgefäße ist die Hauptgefahr der Blutung und auch der Tumorstreuung beseitigt. Die tumortragende Niere mitsamt der perirenalen Fettkapsel wird nun teils stumpf, teils scharf mobilisiert und insbesondere am oberen Pol freigelegt. Eventuell vorhandene aberrierende Gefäße werden zwischen Klemmen durchtrennt und mit Ligaturen versorgt. Schließlich wird auch der Harnleiter durchtrennt und sein Stumpf mit einer Ligatur versehen. Jetzt kann das En-bloc-Präparat aus der Wunde entfernt werden (Add. 1d). Nach der Ausräumung der regionalen Lymphknoten folgen Blutstillung und Drainage des Nierenlagers mit Hilfe einer Silikon- oder einer Redondrainage.

Der Oberbauchquerschnitt

Nach unserer Erfahrung bewährte sich der transperitoneale bogenförmige Querschnitt als Standardbehandlung der in kurativer Absicht operierten Nierenmalignome. Bei großen Tumoren, insbesondere bei Karzinomen am oberen Nierenpol, verwenden wir auch die thorakoretroperitoneale (abdominale) Schnittführung. Je nach Bedarf kann dieser Schnitt nach kranial unter Inzision des Zwerchfells erweitert werden. Grundsätzlich soll jedoch die Schnittführung intraperitoneal sein, um eine Exploration der Bauchhöhle und einen Ausschluß von Metastasen zu ermöglichen.

Zur Nierenfreilegung auf abdominalem Wege eignet sich der Oberbauchquerschnitt ausgezeichnet. Die Muskelschichten, einschl. der beiden M. recti sowie M. obliqui und transversi, werden durchtrennt. Das Bauchfell wird bereits primär gleichzeitig mit dem hinterem Blatt der Rektusfaszien inzidiert und breit eröffnet (Abb. 1a).

                                          G. Staehler und S. Pomer

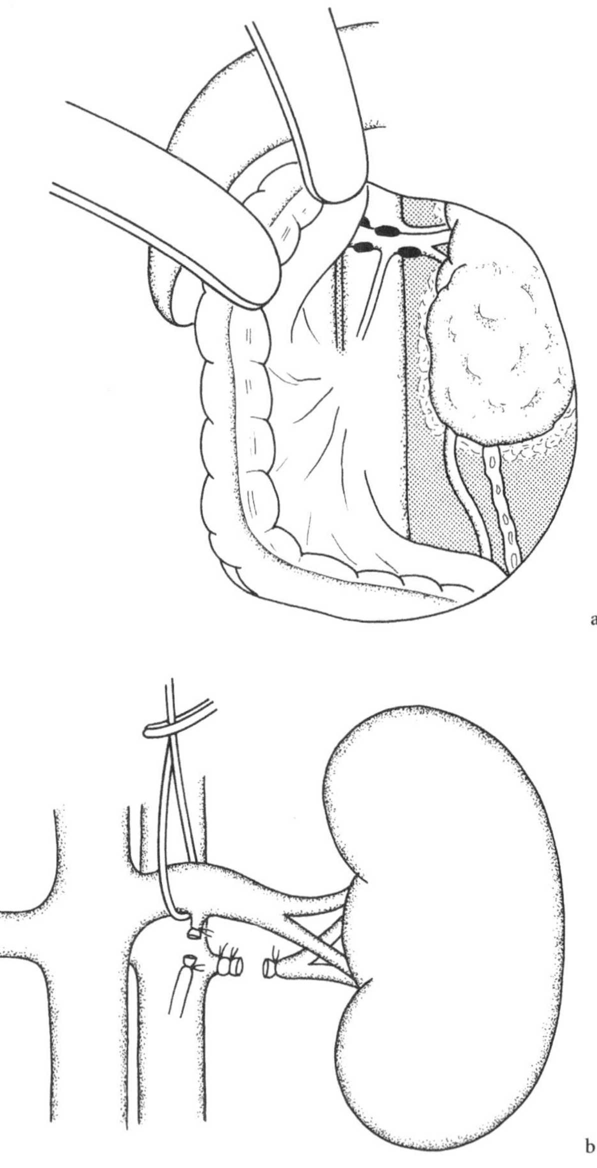

Abb. 2. **a** Laterokolischer Zugang zur tumortragenden linken Niere: Das Colon descendens wird nach medial verlagert. **b** Präparation, Ligatur und Durchtrennung der A. renalis sinistra, die unmittelbar dorsal der linksseitigen Nierenvene verläuft: Nach Anschlingen und Verlagern der Nierenvene wird die Arterie (nach zentral doppelt) ligiert und durchtrennt

Technik der Tumornephrektomie links

Nach Eröffnung der Abdominalhöhle richtet sich das weitere Vorgehen danach, ob man vorzugsweise die Nierengefäße zunächst in „No-touch-Technik", beispielsweise bei einem großen Tumor zuerst die Nierengefäße kontrollieren will oder die Niere selbst darzustellen beabsichtigt. Zur Darstellung der Hilusgefäße der linken Niere wählt man das mediokolische Vorgehen. Das gesamte Dünndarmpaket wird aus der Bauchhöhle herausgenommen, das Colon transversum bzw. descendens mit Haken weggehalten und das Mesokolon entlang der V. mesenterica inferior inzidiert. Nach Spalten der V. mesenterica inferior, die geopfert werden darf, gelangt man auf die rechte Nierenarterie. Das Gefäß wird zwischen 2 kräftigen Ligaturen (beispielsweise 2-0) durchtrennt, ebenso die unmittelbar nach kaudal liegende Nierenvene. Um bei mediokolischem Vorgehen als nächsten Schritt die Niere im Retroperitonealraum freizulegen, wird das Colon descendens nach lateral gehalten. Andererseits erfolgt die Darstellung der Niere laterokolisch. Nach Spalten des Peritoneums lateral vom Kolon, Mobilisation der linken Kolonflexur und Abschieben des lateralen Randes des Colon descendens nach medial gelangt man sofort auf die Nierenvorderfläche. Insbesondere bei nicht allzu großen Tumoren kann der Nierenhilus mühelos erst im Anschluß an die Freilegung der Nierenvorderfläche freigelegt und kontrolliert werden (Abb. 2a). Die Versorgung der A. renalis erfolgt mit einer doppelten Ligatur (z. B. 2-0 Vicryl) und der V. renalis mit einer Umstechungsligatur (Abb. 2b). Nach Ablösen der hinteren Nierenfläche, Freilegung des oberen Nierenpols sowie Durchtrennung des Harnleiters und Versorgung eines Stumpfes mit einer Vicrylligatur wird das tumortragende Organ durch laterokolischen Zugang entfernt. Ausräumung der regionalen Lymphknoten. Sorgfältige Blutstillung, Zurückverlagerung des Dickdarms, Legen einer Drainage ins Retroperitoneum und Adaptation des hinteren Peritoneums folgen. Der Bauchdeckenverschluß erfolgt schichtweise, wobei das Peritoneum und die hintere Rektusfaszie mit einer fortlaufenden Naht und mehreren Stoppernähten verschlossen und die vordere Rektusfaszie mit Hilfe von Einzelknopfnähten (2-0 Vicryl) adaptiert werden. Der Oberbauchquerschnitt zeigt eine erstaunlich gute Heilungstendenz und ist mit einer geringen Komplikationsrate behaftet.

Der thorakoretroperitoneale (-abdominale) Zugang

Handelt es sich um große Malignome, insbesondere am oberen Nierenpol, wird die thorakoretroperitoneale bzw. -abdominale Schnittführung gewählt (Chute 1949). Dabei wird der Patient in halber Seitenlage gelagert. Durch ein kleines Polster unter dem Becken wird die kranke Seite des Thorax etwas nach vorne gedreht, der Arm angehoben und auf einem Halter befestigt. Der Hautschnitt verläuft zuerst im 8. Interkostalraum nach unten, am äußeren Rand des M. rectus abdominalis entlang, bis etwa 3 cm unterhalb des Nabels. Nach Durchtrennung der Fasern des M. obliquus abdominis externus, internus und transversus wird das Peritoneum, das dem M. transversus abdominis anhaftet, abgelöst. Durch das stumpfe Abschieben gelingt es meist, das Peritoneum zu schonen. Beim Verdacht auf intraabdominelle Metastasen wird die Bauchhöhle eröffnet. Ist die Muskelschicht im abdominalen Abschnitt bis zum Rückenbogen durchtrennt, wird der Rückenbogen scharf, z. B. mit der Schere, eröffnet. Der Schnitt wird bis in die vordere Axillarlinie fortgesetzt und die Thoraxhöhle eröffnet. Unter Schonung der Lunge und der Interkostalgefäße wird die Interkostalmuskulatur bis zur vorderen Axillarlinie in der Mitte zwischen den beiden Rippen inzidiert. Die Zwerchfellinzision auf ca. 10–15 cm Länge in der Nähe ihres Ansatzes und die Ablösung des Diaphragmas vom Peritoneum schafft einen breiten Zugang zu den Organen des Retroperitonealraums. Um keine Verletzung des N. phrenicus zu bewirken, erfolgt die Durchtrennung des Zwerchfells lateral. Zwei Wundspreizer, einer im kranialen Bereich und einer im kaudalen Anteil, werden eingesetzt und halten den breiten Zugang zum Retroperitoneum offen. Bei rechtsseitigen Tumoren wird nach Abschieben des Peritoneums die V. cava inferior sichtbar, die dann als Leitstruktur beim weiteren Vorgehen dient (s. oben).

Bei der Tumornephrektomie links wird das Peritoneum die V. mesenterica inferior entlang inzidiert, und man gelangt bei intrakolischem Zugang direkt auf den Nierenhilus. Bei laterokolischem Zugang wird zuerst die Nierenvorderfläche dargestellt, und erst im Anschluß an diesen Schritt werden die Nierengefäße sichtbar (s. oben). Nach erfolgter radikaler Nephrektomie wird zuerst mit der Zwerchfellnaht begonnen. Die Rippenknorpel werden an ihrer Durchtrennungsstelle am Beckenbogen adaptiert und dann der Brustkorb durch eine Reihe der Muskelnähte der Interkostalmuskulatur sowie des M. serratus anterior verschlossen. Der Pararektalschnitt im subkostalen Bereich der Wunde wird zweischichtig verschlossen, wobei die Anteile der hinteren und vorderen Rektusfaszie mit je einer Nahtreihe sorgfältig vereinigt werden.

Postoperative Behandlung

Die Mobilisation des Patienten erfolgt bereits am 1. postoperativen Tag. Die anfangs träge Darmtätigkeit kann durch Gabe von Bepanthen und Prostigmin i.v. sowie mit einem Einlauf am 3. postoperativen Tag unterstützt werden. Die Drainagen werden durchschnittlich am 4.–5. postoperativen Tag entfernt. Antibiotika sind i. allg. nicht erforderlich.

Regionäre Lymphadenektomie

Die regionäre Lymphadenektomie wird oft als Bestandteil der radikalen Nephrektomie durchgeführt (Grenzen der Lymphadenektomie s. Abb. 3a,b). Bereits in den 60er Jahren wurden verbesserte Ergebnisse hinsichtlich der Überlebenszeit von Patienten der Entfernung befallener Lymphknoten zugeschrieben (Robson 1963) und als Konsequenz aus dieser Annahme eine systematische Lymphdissektion propagiert (Sigel 1981). Wie an anderer Stelle beschrieben, ist ein Befall regionärer Lymphknoten ein wichtiger prognostischer Faktor, der mit einer drastisch reduzierten Überlebenswahrscheinlichkeit der betroffenen Patienten einhergeht. Insbesondere gibt es kein Langzeitüberleben bei Patienten mit zurückgelassenen, nichtoperierten Lymphknotenmetastasen.

Skinner et al. (1989) fanden beispielsweise eine Zehnjahresüberlebensrate von 17 % bei Kranken mit Lymphknotenbefall. Durch den Einsatz der systematischen Lymphdissektion im Rahmen der transabdominellen Tumornephrektomie konnte eine Zehnjahresüberlebensrate von 30 % erreicht werden (Robson 1963).

Im Gegensatz dazu fanden andere Autoren in ihren Patientenkollektiven keine Langzeitüberlebenden auch nach Exzision tumorös befallener Lymphknoten. Die systematische ausgedehnte Lymphknotenausräumung wird von einigen Autoren befürwortet, weil sich nach ihrer Erfahrung die Fünfjahresüberlebensrate (bei positiven Lymphknoten unter 20 %) durch Entfernung befallener regionaler Lymphknoten mittels systematischer Lymphdissektion auf über 30 % bei systematischem und auf über 20 % bei fakultativer Lymphknotenausräumung steigern lassen kann.

Eine kritische Literaturdurchsicht läßt allerdings direkte Vergleiche wegen uneinheitlicher Kollektive nur bedingt zu. Da es keine prospektiv-randomisierten Studien an großen Kollektiven gibt und eine pathohistologische Aufarbeitung der En-bloc-Lymphdissektate in den vorliegenden Studien keine Aussage über die Lokalisation der befallenen Lymphknoten erlaubt, ist die Argumentation für die

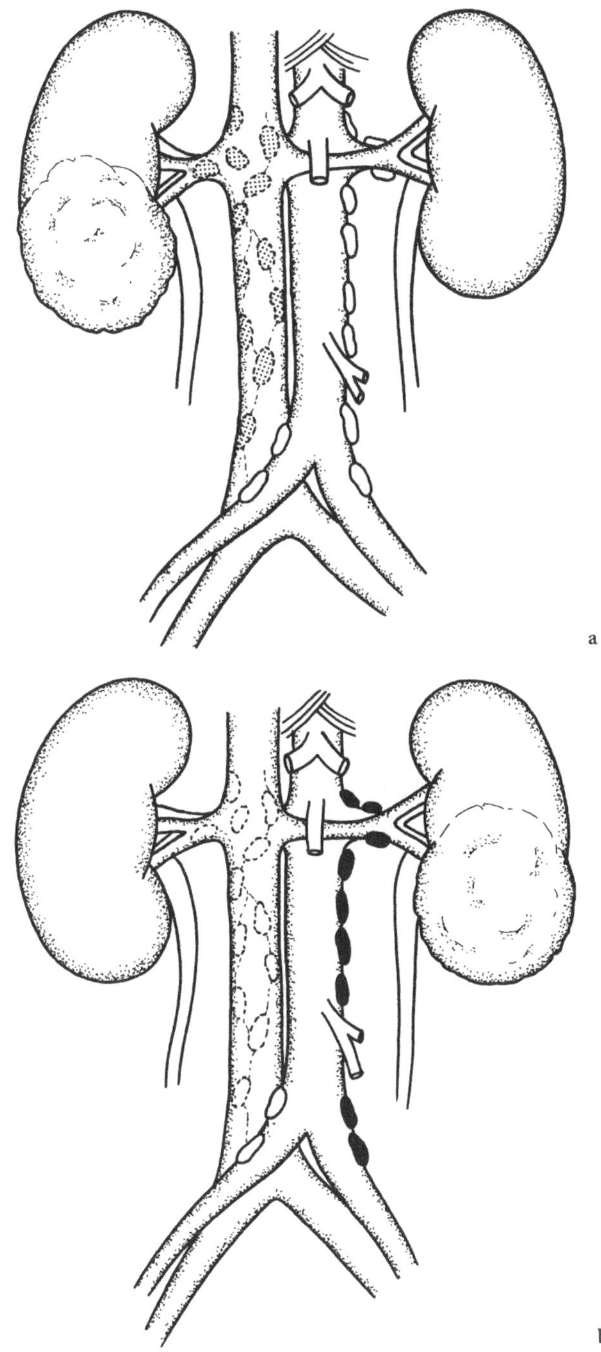

Abb. 3. a Ausdehnung der Lymphknotenausräumung beim rechtsseitigen Nierenzellkarzinom. Die Lymphknoten liegen vorwiegend retrokaval. b Ausdehnung der Lymphknotenausräumung beim linksseitigen Nierenzellkarzinom. Die relevanten Lymphknoten liegen vorwiegend para- und präaortal

systematische, ausgedehnte und planmäßige Durchführung der Lymphdissektion mit erheblichen Schwächen behaftet. Eine Reihe von Argumenten spricht gegen die therapeutische Wirksamkeit der regionären Lymphadenektomie:

1) Das Nierenkarzinom metastasiert mit gleicher Häufigkeit hämatogen und lymphogen, und die meisten Patienten mit positiven Lymphknoten erliegen schließlich ihren hämatogen entstandenen Fernmetastasen.
2) Das lymphogene Ausbreitungsmuster des Nierenzellkarzinoms weist erhebliche Variabilität auf, und die befallenen Lymphknoten können eine unterschiedliche Lokalisation im Retroperitoneum haben.
3) Einige Patienten entwickeln eine disseminierte hämatogene Metastasierung ohne vorherigen Lymphknotenbefall.

Die meisten Tumoren metastasieren jedoch initial tatsächlich in die Lymphknoten des Nierenhilus oder befallen die parakavalen und paraaortalen Lymphknotenstationen unmittelbar in der Nähe des Hilus. Es ist vorstellbar, daß die begrenzte Dissektion der regionalen retroperitonealen Lymphknoten – bei linksseitigen Tumoren der paraaortalen und interaortokavalen und bei einem rechtsseitigen Tumor der parakavalen und interaortokavalen Lymphknoten – den Befall der 1. Lymphknotenstation bei den meisten Patienten Rechnung tragen kann, auch wenn bei einigen wenigen Fernmetastasen zunächst Zeichen der disseminierten Krankheit auftreten können.

In einer prospektiv-randomisierten Studie konnte gezeigt werden, daß die Überlebensraten von Patienten mit auf die Nieren begrenztem Nierenzellkarzinom (Robson 1963: 1, 1–2, N0, M0, R0) durch die systematische Lymphdissektion signifikant verbessert werden können (Weißmüller et al. 1992). Demgegenüber wurde in einer anderen Untersuchung festgestellt, daß die Lymphadenektomie bei Patienten im Stadium 1 zu keiner Verbesserung der Überlebenswahrscheinlichkeit führt (Golimbu et al. 1986). Im Stadium Robson 2 (pT3a, N0, M0, R0) zeigte sich dagegen in beiden Studien ein statistischer Vorteil der Lymphknotenausräumung, der darauf zurückzuführen war, daß durch systematische Lymphdissektion im entfernten Gewebe Mikrometastasen festgestellt und entfernt werden konnten. Dieser Vorteil der Lymphknotendissektion im Stadium 2 wurde als eine Zunahme der Fünfjahresüberlebenswahrscheinlichkeit um 10–15 % quantifiziert. Bei besonderer Betrachtung von Patienten mit Nierenvenenbefall (Robson 3 bzw. pT3b, N0, M0, R0) ergab sich kein Überlebensvorteil der systematischen ausgedehnten gegenüber der begrenzten Lymphdissektion (Weißmüller 1992).

Obwohl aufgrund der genannten Mängel eine Aussage zum kurativen Stellenwert der Lymphdissektion nur mit größter Vorsicht gemacht werden kann, ist die Bedeutung dieser Prozedur als einfache diagnostische Staginguntersuchung und als Prognoseindikator von erheblichem Wert, auf die bei Operationen in kurativer Absicht nicht verzichtet werden soll. Hohes Alter, stark erhöhte Morbidität und vorausgegangene intraabdominelle Eingriffe mit Verwachsungsbauch bzw. einer Adipositas permagna, die auch relative Indikationen für eine paliative Nephrektomie mit Flankenschnittführung darstellen, gehören zu Ausnahmesituationen, die ebenso einen Verzicht auf Lymphknotenausräumung nahelegen.

Adrenalektomie

Die Literaturangaben über die Inzidenz des Nebennierenbefalles beim Nierenzellkarzinom variieren von 1,2 % (Ludwig u. Brandes-Hölzer 1992) über 5,5 %
(Winter et al. 1990; O'Brien u. Lynch 1987) bis zu 10 % (Angerval u. Wahlquist
1987). Die meisten Arbeiten unterscheiden nicht zwischen hämatogen
entstandener Metastasierung und Nebennierenfiltration durch den Tumor. Die
Entfernung der ipsilateralen Nebenniere ist ein Bestandteil der radikalen Tumornephrektomie, für die seit den Untersuchungen von Robson verbesserte
Fünfjahresüberlebensraten postuliert wurden. Während eine Nebenniereninfiltration durch den Nierentumor eine klare Indikation zur Adrenalektomie darstellt, ist dieser Eingriff bei einer ipsilateralen Nebennierenmetastasierung mit
einem fragwürdigen kurativen Vorteil für den Patienten verbunden. Eine echte
Metastasierung ist von einer Nebennierenfiltration oft nicht eindeutig zu trennen. Einige Untersucher sehen einen entscheidenden Unterschied in gleichzeitig
vorhandenem bzw. fehlendem tumorösem Lymphknotenbefall und vermuten, daß
die Adrenalektomie nur bei Patienten mit einem negativen Lymphknotenstatus
zur Heilung beitragen könnte (Winter et al. 1990). Bei gleichzeitiger Lymphknotenmetastasierung handele es sich dagegen um eine disseminierte Form der
Erkrankung, die, unabhängig davon, ob eine Adrenalektomie vorgenommen wird,
in kurzer Zeit zum Tode führe. Andere Autoren fanden keine Unterschiede in der
Fünfjahresüberlebenszeit bei Patienten mit Nierenzellkarzinom mit oder ohne
ipsilaterale Adrenalektomie (Robey u. Schellhammer 1986) und sehen daher in der
routinemäßigen ipsilateralen Nebennierenentfernung keine Vorteile für den
Patienten. Kritiker der routinemäßigen Durchführung dieses Eingriffes befürworten daher eine Adrenalektomie nur bei lokaler Tumorinfiltration im Bereich
des oberen Nierenpols und halten sie normalerweise für nicht erforderlich.

Komplikationen

Während der Nierenfreilegung besteht theoretisch die Gefahr der Verletzung
benachbarter Organe, und zwar von Pleura, Milz, Pankreas, Leber, Duodenum,
Dickdarm und Nebenniere.

Ein *Pneumothorax* kann bei jedem Flankenschnitt mit Rippenfreilegung bzw.
Inzision im Interkostalraum auftreten. Um kleine Pleuraläsionen nicht zu übersehen, muß routinemäßig nach Operationen mit Flankenschnitt eine Thoraxröntgenaufnahme im Aufwachraum durchgeführt werden. Beim Nachweis eines
Pneumothorax von unter 15 % ist ein exspektatives Vorgehen empfehlenswert,
beim Pneumothorax von über 15 % besteht die Behandlung in einer Nadelpunktion und Aspiration der Luftansammlung im vorderen Abschnitt des 4. oder
5. Interkostalraumes. Die intraoperativ festgestellten Pleuraläsionen werden in
Zusammenarbeit mit dem Anästhesisten in maximaler Inspiration beispielsweise
durch 3.0- bzw. 4.0-Chromkatgut bzw. Vicrylnähte verschlossen. Selten ist eine
Anlage der Bülau-Drainage für einige Tage erforderlich.

Milzverletzungen sind die häufigste intraoperative Komplikation während einer linksseitigen radikalen Nephrektomie (Smith 1990), und zwar bei bis zu 12 % aller Patienten (Swanson u. Borges 1983), die dieser Operation unterzogen werden. Die Versorgung der Milzverletzung besteht in einem Erhaltungsversuch, falls dieser möglich erscheint. Durch Anwendung des Infrarotkoagulators sowie unter Zuhilfenahme lokaler Hämostyptika, z. B. Tabotamp und Fibrinkleber, lassen sich in der Regel Blutungen bei kleineren Milzläsionen kontrollieren. Bei einer schwereren Blutung ist eine Milzfreilegung und -entfernung unumgänglich. Die Kontrolle einer akuten Blutung wird durch Eröffnung der Bursa omentalis und Kompression des Pankreaschwanzes mitsamt der Milzgefäße erreicht. Falls eine Splenektomie angezeigt ist, werden die Ligamenta colo-, reno- und phrenolienales durchtrennt und die Milz in den Mittelpunkt des Operationsfeldes verlagert. Der Pankreasschwanz wird vom Milzhilus wegpräpariert, die A. gastricae breves unterbunden und schließlich die Milzarterie und -vene identifiziert, unterbunden, ggf. umstochen und durchtrennt. Die Patienten haben nach Splenektomie einen reduzierten Widerstand gegenüber Bakterien, vor allem Streptokokken, E. coli, Staphylokokken und Hämophilus influenzae. Es empfiehlt sich daher, eine Pneumovakimpftherapie und Penicillinprophylaxe vor zahnärztlichen und anderen Eingriffen, die mit erhöhtem Risiko einer Bakteriämie einhergehen, durchzuführen.

Verletzungen des Duodenums gehören zu den schwersten Komplikationen der Nierenchirurgie. Sie entstehen entweder durch direkte Läsion bei Mobilisierung des Duodenums vor Freilegung des rechten Nierenhilums oder sekundär infolge späterer Nekrosen bei gestörter Durchblutung der Duodenalwand, beispielsweise bei Schädigung durch Haken- bzw. Spateldruck. Stellt man die Verletzung bereits während der Operation fest, so wird die Läsion mit mehreren Schichten von Einzelknopfnähten mit nichtresorbierbarem Material verschlossen. Eine Netzzipfelplastik und Langzeitdrainage des Magens erwiesen sich zur Vorbeugung von Duodenalfisteln als hilfreich. Übersehene Duodenalverletzungen sind durch Entstehung von Fisteln mit galligem Inhalt gekennzeichnet. Die Behandlung besteht im Ausgleich der Flüssigkeits- und Elektrolytenverluste, Abdeckung der Haut im Fistelbereich mit einer Zinkpaste und schließlich, bei größeren Fisteln, in der Anlage einer Jejunostomie als Ernährungsfistel.

Pankreasläsionen entstehen oft während der Freilegung linksseitiger Nierentumoren bei transperitonealem Zugang. Grundsätzlich kann jede Pankreasfreilegung zu einer, zumindest leichten, Pankreatitis führen. Der postoperative Anstieg der Serum- und Urinamylase soll mit verlängerter Nahrungskarenz und Belassen der Magensonde über einige Tage behandelt werden. Bei persistierender Erhöhung der Pankreasfermente ist ein CT zum Ausschluß von Pankreasschwellung bzw. Extravasaten angezeigt. Falls eine Punktion des evtl. nachgewiesenen peripankreatischen Extravasats einen alkalischen pH-Wert von 7,0–8,5 und vorerst einen Amylasegehalt erkennen läßt, ist die Anlage einer Drainage erforderlich. Das Risiko einer Pankreasverletzung ist insbesondere bei Freilegung des oberen medialen Nierenanteils am höchsten. Auch während der Duodenummobilisierung nach Kocher im Rahmen der rechtsseitigen Nierenfreilegung kann das Pankreas in Mitleidenschaft gezogen werden. Echte Pankreasverletzungen sind allerdings bei linksseitiger Nierenmobilisierung häufiger und betreffen vor allem den mittleren und den Schwanzanteil. Die Behandlung besteht in einer Vernähung der Kapsel mit nichtresorbierbarem Nahtmaterial, um eine vorzeitige Auflösung der Fäden durch Pankreasfermente zu verhüten, und der Anlage einer Drainage, die retroperitoneal herausgeführt wird. Das Erkennen einer evtl. Verletzung des Ductus pancreaticus ist von großer Wichtigkeit. Als Behandlung empfiehlt sich die Resektion des Pankreasschwanzes mit Duktusligatur und Verschluß der Pankreaskapsel. Eine Reanastomosierung des lädierten Duktus ist selten indiziert und wegen häufiger postoperativer Komplikationen nach Möglichkeit zu vermeiden. Die Behandlung einer Pankreasfistel ist konservativ und wird mit Hilfe langfristiger parenteraler Ernährung bis zur Spontanausheilung fortgesetzt. In sehr seltenen Fällen ist allerdings ein chirurgischer Fistelverschluß erforderlich.

Leberverletzungen sind fast immer iatrogen und können sich während einer Freilegung der rechten Niere ereignen. Um Leberläsionen zu vermeiden, ist die Benutzung gutgepolsterter Retraktoren und Haken erforderlich. Die Versorgung der Leberrisse erfolgt durch Matratzennähte, die über Tabotamp als Widerlager geknotet werden. Tiefere Lazerationen mit Austritt von Galle müssen drainiert werden. Bei intraoperativen Blutungen aus der Leber kann eine vorübergehende Kompression des Leberstiels zur Kreislaufstabilisierung des Patienten beitragen (Pringle-Manöver). Größere Leberresektionen, insbesondere eine partielle Hepatektomie bei Leberinfiltration, sollen nach entsprechender gemeinsamer Operationsplanung von Leberchirurgen durchgeführt werden.

Dickdarmverletzungen. Bei Verdacht auf Dickdarminfiltration muß der Darm im Rahmen der Operationsvorbereitung gereinigt werden. In diesen Fällen sind eine Darmresektion und eine Reanastomosierung erforderlich. In seltenen Fällen einer Darmminderdurchblutung, beispielsweise bei Läsionen des Mesenteriums, muß die Anlage eines temporären Anus praeter mit sekundärer Rückverlagerung erwogen werden. Auch hier ist die gemeinsame Operationsplanung mit Allgemeinchirurgen von großem Vorteil.

Verletzungen der Nebenniere. Die Freilegung der Nebenniere, insbesondere auf der rechten Seite, kann gelegentlich zu einer Blutung führen. Falls eine Organerhaltung indiziert ist, wird die Nebenniere mit resorbierbaren Einzelknopfnähten übernäht. Insbesondere die kurze, direkt der V. cava entspringende rechte Nebennierenvene ist für Blutungskomplikationen anfällig. Beim Ausreißen des kleinen Gefäßes wird der Defekt in der V. cava inferior mit dem Finger komprimiert und nach Absaugen der evtl. vorhandenen Blutreste die Kavotomie mit 5.0-Gefäßnaht verschlossen. Bei funktionsfähiger kontralateraler Nebenniere kann sich die sog. technische Adrenalektomie als die einfachste Art, die Blutung aus der Nebenniere zu kontrollieren, erweisen.

Verletzungen der V. cava inferior und der Lumbalvenen werden durch Gefäßnähte, die Blutung beherrschen lassen, versorgt. Ein Ausriß der Nierenvene aus der Kavawand oder ein Abriß der V. spermatica bzw. ovarica, ggf. auch der Lumbalvenen kann zu einem beträchtlichen Blutverlust führen. Eine digitale

Kompression und schrittweise Freigabe der Läsion für die Gefäßnaht mit nichtresorbierbarem Nahtmaterial der Stärke 5.0 ist angezeigt. Falls es zu einer Retraktion der Lumbalvenen in die Rückenmuskulatur kommt, wird eine Umstechung mit 3.0- bzw. 4.0-Nähten die Kontrolle der Blutung ermöglichen.

Nierentumor mit Ausbreitung in die V. cava („Kavazapfen")

Die in der Zwischenzeit gewonnenen Erfahrungen lassen z. Z. die chirurgische Entfernung des Kavazapfens in einer Sitzung mit Tumornephrektomie als eine bewährte Behandlungsoption erscheinen.

Zum Nachweis und zur Beurteilung der Ausdehnung des Kavathrombus werden Sonographie, Computertomographie, Kavographie und Magnetresonanztomographie herangezogen.

Die Wahl der Operationsstrategie wird in Abhängigkeit von der Ausdehnung des Kavazapfens festgelegt.

Im Stadium 1 wird der kleine Zapfen mit Hilfe einer gebogenen Gefäßklemme ausgeklemmt, ohne daß der Blufluß in der V. cava unterbrochen wird (Abb. 4a).

Im Stadium 2 wird die V. cava oberhalb und unterhalb des Zapfens sowie die kontralaterale V. renalis mit Hilfe von Tourniquets angeschlungen, so daß eine Kavotomie unter Einbeziehung der ipsilateralen Nierenveneneinmündung möglich wird (Abb. 4b).

Im Stadium 3 geht der Tumorzapfen über die Lebervenen hinauf, und im Stadium 4 reicht er in den rechten Vorhof hinein (Abb. 4c).

Im Stadium 4, das bei Ausdehnung des Tumorzapfens in den rechten Vorhof vorliegt, besteht die Indikation zur Hypothermie ($18-20°\,C$) und zum extrakorporalen Kreislauf mit komplettem Herzkreislaufstillstand (Abb. 4d).

Fernmetastasen bzw. Lymphknotenbefall bestimmen die Prognose der Patienten mit V.-cava-Thrombus entscheidend. Die Überlebenszeiten nach V.-cava-Thrombektomie und gleichzeitiger Tumornephrektomie scheinen dagegen nicht von der Ausdehnung des Tumorzapfens sowie der Infiltration in das perirenale Fettgewebe abzuhängen. Die Prognose solcher Patienten, sofern sie frei von Fernmetastasen und die Lymphknoten negativ sind, ist als gut zu bezeichnen.

Patienten mit Tumorinvasion in die V. cava inferior galten in den 60er Jahren als inkurabel, und die wenigen operativen Behandlungsversuche waren durch eine hohe Mortalitätsrate gekennzeichnet. Die Entfernung eines Kavathrombus stellt in Abhängigkeit von der Ausdehnung auch heutzutage eine über den Standardeingriff der radikalen Tumornephrektomie hinausgehende Herausforderung an

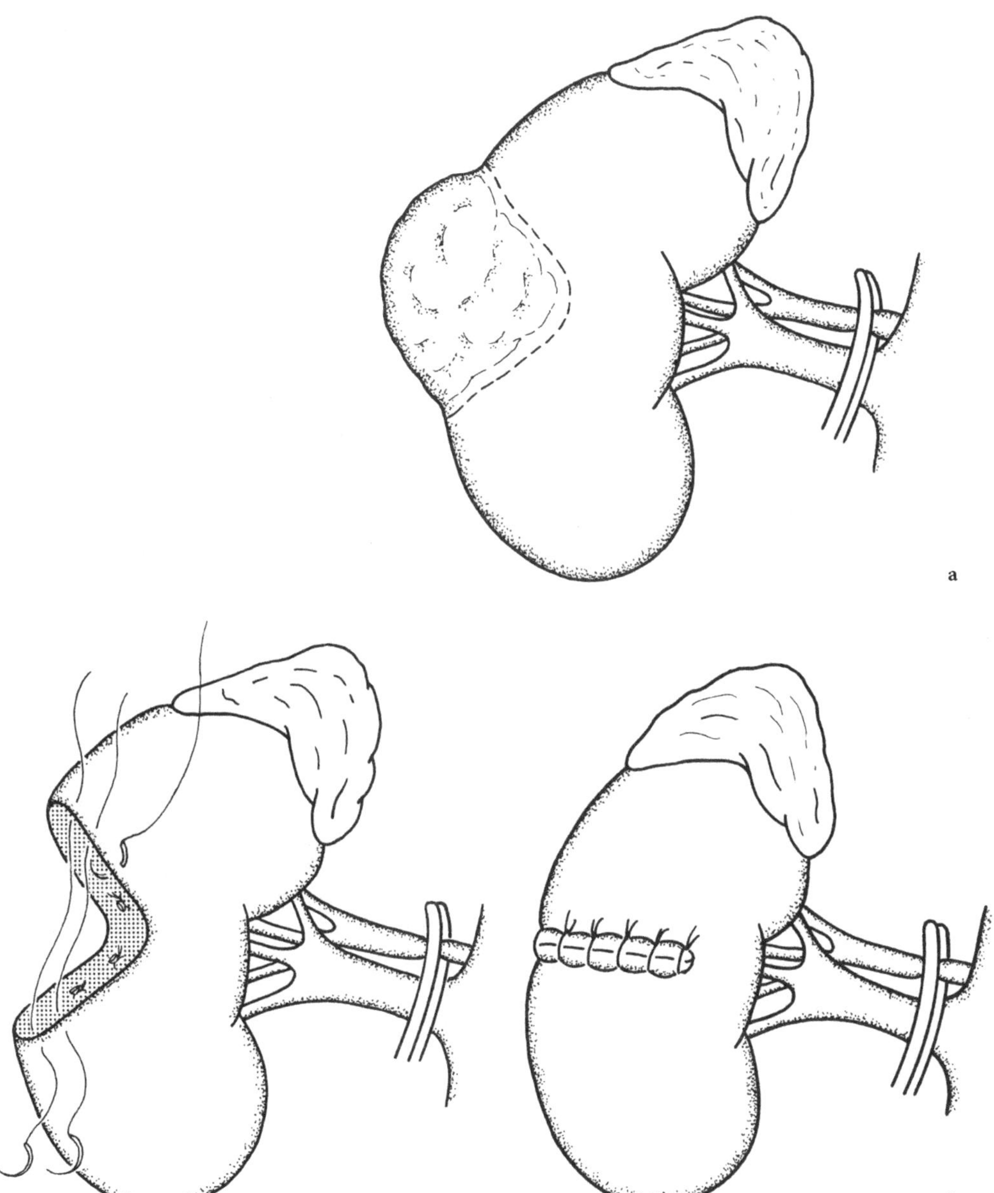

Abb. 4. a Organerhaltende Tumorresektion: Keilresektion eines exophytisch wachsenden Nierentumors. **b** Organerhaltende Tumorresektion: Blutstillung und Adaptation der Parenchymränder mit Hilfe durchgreifender Parenchymnähte. **c** Organerhaltende Tumorresektion: Verschluß der Niere durch Knüpfen der Parenchymnähte über Tambotamp-Widerlager

den Operateur dar. Seit den ersten Berichten Anfang der 70er Jahre wurden verschiedene Operationstechniken entwikkelt (Clayman et al. 1980; Cummings et al. 1979; Libertino et al. 1987; Marshall et al. 1984; Novick u. Cosgrove 1980; Staehler et al. 1987). Die in der Zwischenzeit gewonnenen Erfahrungen lassen die chirurgische Entfernung des Kavazapfens in einer Sitzung mit Tumornephrektomie als eine bewährte Behandlungsoption erscheinen.

Präoperative Diagnostik

Zum Nachweis und zur Beurteilung der Ausdehnung des Kavathrombus werden Sonographie, Computertomographie, Kavographie und Magnetresonanztomographie herangezogen. (s. Kap. Bildgebende Verfahren in der Diagnostik des Nierenzellkarzinoms). Als 1. Untersuchung mit hoher Aussagekraft erlaubt die Sonographie den Nachweis eines Thrombus in der V. cava. Mit Hilfe der Kernspintomographie kann die Tumorausdehnung und das Ausmaß des Kavazapfens bestätigt werden. In der transfemoralen Kavographie der V. cava inferior wird der Tumorzapfen nur sichtbar, wenn die untere Hohlvene nicht vollständig verschlossen ist. Ansonsten wird der Umgehungskreislauf, der sich infolge der Obstruktion ausbildet, nachgewiesen. Mittels Kernspintomographie kann der Zapfen in einem Frontal- oder Sagittalschnitt in seiner vollen Länge dargestellt werden. Im Gegensatz zum CT ist die genaue Lokalisation der Zapfenspitze möglich und auch ihre Beziehung zu den Einmündungen der Lebervenen und zum Übergang der V. cava in den rechten Vorhof zu erkennen. Die Echokardiographie ermöglicht eine Darstellung der in den Vorhof reichenden Zapfen. Mit Hilfe einer Ösophagusschluckultraschallsonde kann der über die Lebervenen hinausreichende Kavathrombus objektiviert werden. Eine Darstellung, an welcher Stelle der Tumorzapfenwand er adhärent wächst, kann aufgrund der Beobachtung des neben dem Tumorzapfen fließenden Blutstromes mittels der ösophagusschlucksonde und Farbdopplersonographie realisiert werden. Im Rahmen der präoperativen Diagnostik muß ein sicherer Fernmetastasenausschluß durchgeführt werden. Im Zweifelsfall werden Lungenmetastasen anhand des Thorax-CT, Knochenmetastasen mit Hilfe der Knochenszintigraphie und eine Beteiligung des zentralen Nervensystems mittels Gehirn-CT bzw. -MRT ausgeschlossen.

Die präoperative Vorbereitung umfaßt einen Anämieausgleich, eine Volumensubstitution und die Bereitstellung ausreichenden Blutersatzes (mindestens 2–3 l). In Absprache mit Anästhesisten und Herzchirurgen erfolgt bei suprahepatischen Kavathromben die minutiöse Operationsplanung. Die Ausstattung mit einem

---

Abb. 5a–d. Stadien der Ausdehnung des Kavazapfens. **a** Stadium 1: der Tumorzapfen ragt aus der Nierenvene heraus und springt knopfartig in die V. cava vor. **b** Stadium 2: der Kavazapfen bleibt unterhalb der Einmündung der Lebervenen. **c** Der Tumorzapfen hat den Einmündungsbereich der Lebervenen erreicht oder überschritten und kann bis zum Zwerchfell reichen. **d** Stadium 4: Der Tumor reicht bis oberhalb des Zwerchfells, oft bis in den Vorhof hinein (Einteilung nach Staehler)

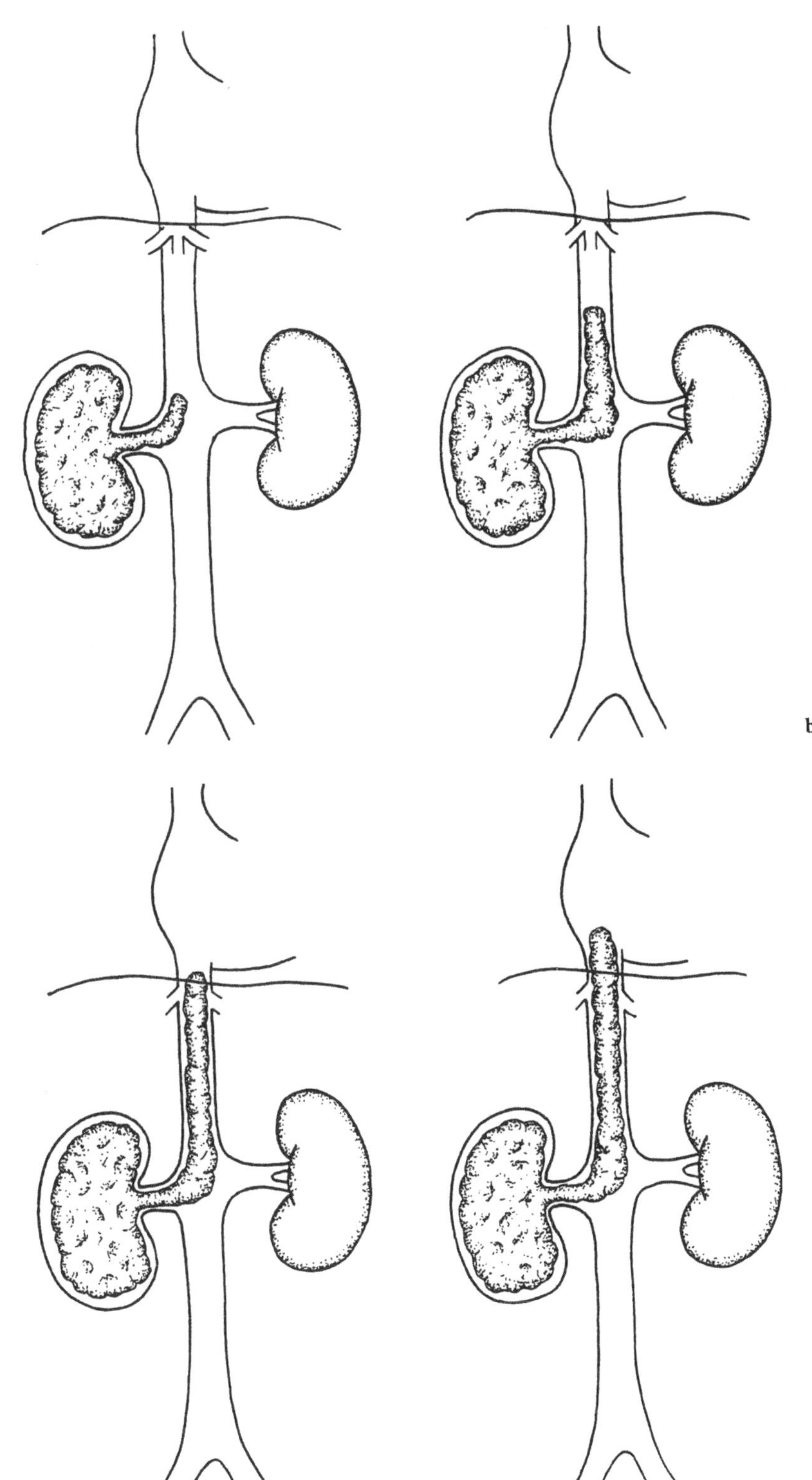

a

b

c

d

zentralen Venenkatheter und einem arteriellen Zugang sowie die Verfügbarkeit der Dialyse sind wichtige Voraussetzungen für die Operation.

Als präoperative Vorbereitung empfiehlt sich im Stadium 3–4 eine Tumor-embolisation, die das chirurgische Vorgehen, vor allem wegen erzielter Blutver-lustreduktion, vereinfacht (Staehler 1994).

Operationstechnik

Die Wahl der Operationsstrategie wird in Abhängigkeit von der Ausdehnung des Kavazapfens festgelegt.

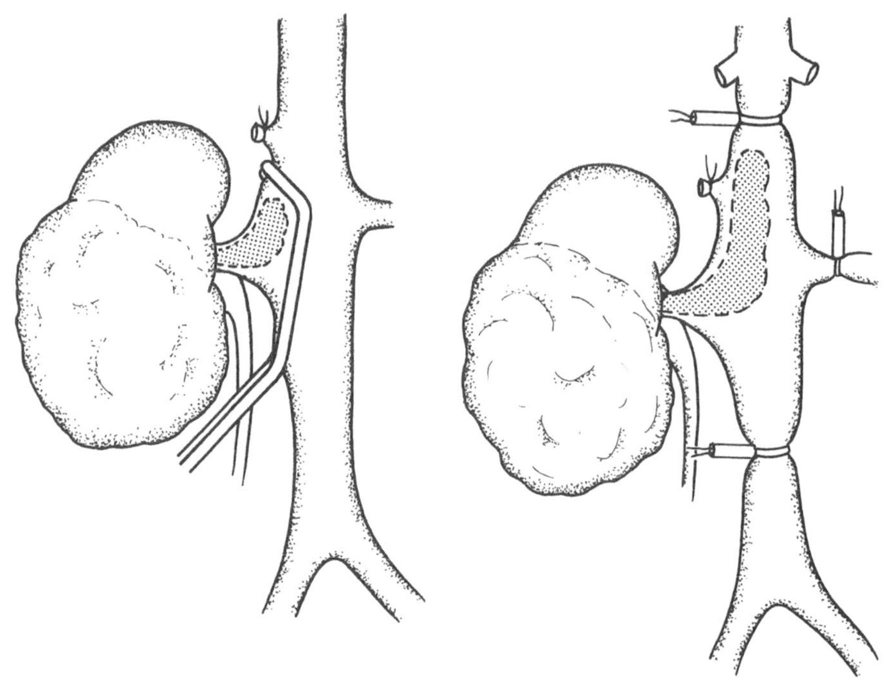

Abb. 6a–e. Stadienabhängige Operationsstrategie beim Kavazapfen. **a** Stadium 1: Entfernung des Kavazapfens durch einfache Ausklemmung der V. cava im Bereich der Nierenveneneinmündung mit Hilfe der Satinsky-Klemme. **b** Stadium 2: Die V. cava wird ober- und unterhalb des Tumors ange-schlungen, ebenso die kontralaterale Nierenvene. Nach Zuziehen der Tourniquets wird der Tumorzapfen über eine Kavotomie, die die Einmüdungsstelle der befallenen Nierenvene einschließt, ausgeräumt. **c** Stadium 3: In gemeinsamer Aktion mit den Herzchirurgen wird eine Sternotomie durchgeführt und die V. cava intraperikardial unterfahren sowie abgeklemmt. Gleichzeitig wird der Leberhilus mit einer weichen Klemme abgeklemmt, um den Einstrom venösen Blutes über die Lebervenen zu verringern. Der Tumorzapfen wird nach Längsinzision der V. cava hervorgezogen. Eine Herz-Lungen-Maschine soll einsatzbereit zur Verfügung stehen, ggf. eingesetzt werden. **d,e** Stadium 4: Da der Tumorthrombus den Vorhof erreicht hat, wird er in gemeinsamer Aktion mit den Herzchirurgen unter Einsatz der Herz-Lungen-Maschine mit extrakorporalem Kreislauf, ggf. in Kombination mit Hypothermie, extrahiert

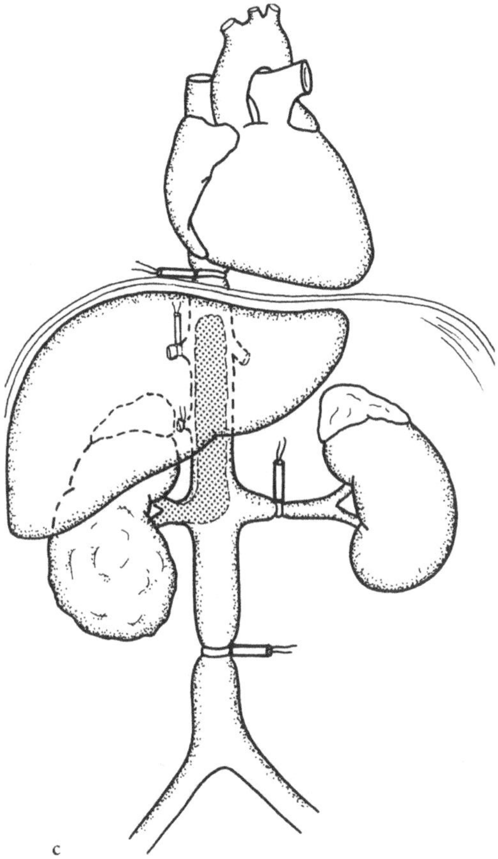

c

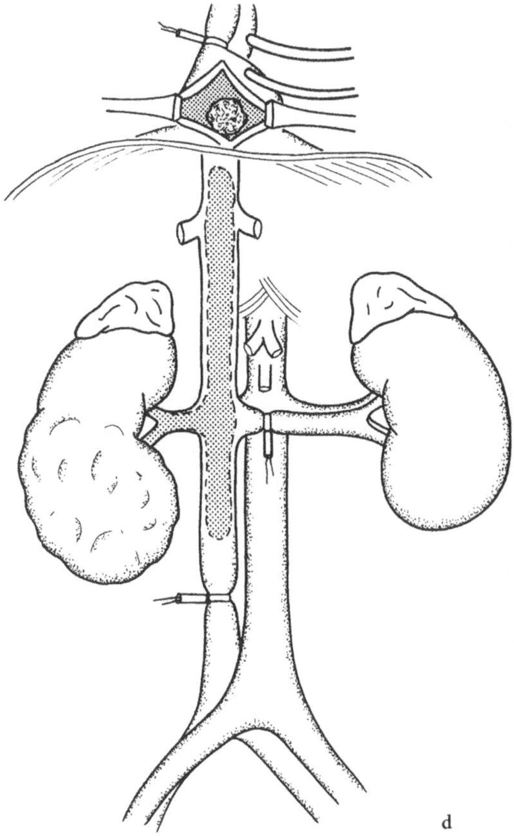

d

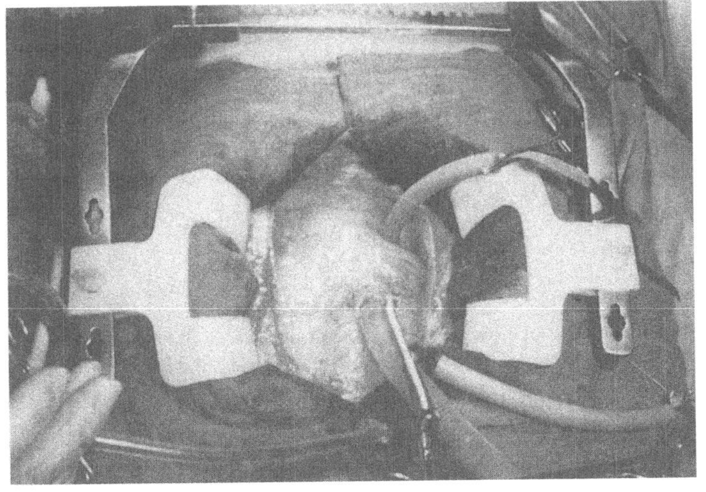

e

Abb. 6c–e

Stadium 1: Im Stadium 1 liegt ein knopfartig in die V. cava vorspringender oder bis zu 5 cm in ihr emporgewachsener Tumorzapfen vor (Abb. 5a). Als Operationszugang eignet sich am besten ein Oberbauchquerschnitt.

Im Stadium 1 wird der kleine Zapfen mit Hilfe einer Satinsky-Klemme ausgeklemmt, ohne daß die V. cava verschlossen wird (Abb. 6a).

Als *Stadium 2* wird ein größerer, aber doch distal der Lebervenenmündung gelegener Tumorthrombus bezeichnet (Abb. 5b). Als Operationszugang kann ein Oberbauchquerschnitt gewählt werden, der den besten Zugang zur Lebermobilisation bietet. Der Oberbauchlängsschnitt hat auch seine Berechtigung; bei Verschluß der V. cava inferior können die senkrecht in der Bauchdecke verlaufenden Kollateralen am ehesten durch die mediane Laparotomie geschont werden.

Alternativ kann die Operation des infrahepatischen Zapfens thorakoabdominal erfolgen, wobei der suprakostale Schnittanteil extrapleural in den 11. oder 10. ICR verlängert wird.

Im *Stadium 2* wird die V. cava oberhalb und unterhalb des Zapfens sowie die kontralaterale V. renalis mit Hilfe von Tourniquets angeschlungen, so daß eine Kavotomie unter Einbeziehung der ipsilateralen Nierenveneneinmündung möglich wird (Abb. 6b). Der Tumorzapfen kann meistens in toto entfernt werden, ansonsten kann bei Wandadhärenz die partielle Ressektion oder sogar der Kavaersatz mit ringverstärkter Goretex-Prothese notwendig werden.

Im *Stadium 3* geht der Tumorzapfen über die Lebervenen hinauf, und im *Stadium 4* reicht er in den rechten Vorhof hinein. Hier sind grundsätzlich mehrere Zugangswege möglich:

1) mediane Laparotomie mit Sternotomie,
2) thorakoabdominaler Zugang mit Inzision im 6.–8. ICR und Freilegung der intraperikardialen V. cava inferior von thorakal,
3) suprakostale Inzision mit Verlängerung in den 8. ICR und Darstellung der intraperikardialen V. cava inferior transdiaphragmal.

Im *Stadium 3* werden die Tourniquets an intraperikardiale und suprarenale V. cava, kontralaterale Nierenvene und distale V. cava unterhalb des Zapfens angelegt. Zusätzlich kann die Aorta am Durchtritt durch das Zwerchfell abgeklemmt werden, um beim Abklemmen der V. cava keine Gehirnminderdurchblutung zu verursachen. Die Abklemmung der Aorta erfolgt zwischen den Zwerchfellschenkeln, am besten mit einer langen geraden Gefäßklemme nach Verlagerung des Ösophagus zur Seite oberhalb der Kardia. Durch gleichzeitige Drosselung der Leberpforte (Pringle-Manöver) werden übermäßige Blutverluste durch Auslaufen des Portalsystems verhütet (Abb. 6c). Nach Unterbindung der Lumbalvenen und Zuziehen der Tourniquets wird die V. cava längs eröffnet und der Thrombus nach Möglichkeit stumpf von der Venenwand abgestreift bzw. bei Vorliegen von Adhäsionen scharf gelöst bzw. exzidiert. Die Öffnung der V. cava sollte im Bereich der Veneneinmündung erfolgen und nicht ventral, um bei einer später notwendig werdenden Manschettierung nicht zuviel Kavalumen opfern zu müssen. Findet sich intraoperativ unerwartet eine breitflächige Wandadhärenz oder Verstopfung von Lebervenen, so muß der Eingriff erweitert werden. Die Leber wird vollständig von ihren Aufhängebändern befreit sowie nach medial geklappt, wodurch die V. cava in ihrem interhepatischen Verlauf vollständig zur Darstellung kommt. In diesem Bereich erfolgt dann die Längsinzision und die Ausräumung der Lebervenen unter Sicht.

Im *Stadium 4*, das bei Ausdehnung des Tumorzapfens in den rechten Vorhof vorliegt, besteht eine Indikation zur Hypothermie (18–20° C) und zum extrakorporalen Kreislauf mit komplettem Herz-Kreislauf-Stillstand (Abb. 5d).

Diese Technik, zuerst von Marshall et al. (1984) beschrieben, hat sich – aufgrund der Möglichkeit einer kontrollierten Dissektion innerhalb des rechten Vorhofs und der V. cava in einem blutfreien Raum – bewährt und die früher auch von uns angewandte Umgehungsperfusion mit Hilfe des Sarns-Katheters (Staehler 1987) wegen des unzureichenden Blutdurchflusses verdrängt. Die Operation wird gemeinsam mit den Kardiochirurgen geplant und durchgeführt.

Nach Embolisation der Niere wird von der medianen Laparotomie aus die Niere, der Leberhilus und die V. cava einschl. der kontralateralen Nierenvene freigelegt und anschließend die Tourniquets um die Gefäßstrukturen gelegt. Die mobilisierte Tumorniere wird vorerst an der V. cava belassen. Nun folgt der kardiochirurgische Eingriff mit Sterno- und Perikardiotomie, Kanülierung der V. cava superior durch das rechte Herzohr sowie Kanülierung der A. descendens zur Anlage des kardiopulmonalen Bypasses. Es folgt die langsame Kühlung bei extrakorporalem Kreislauf bis auf 18° C (ösophagial) und nach Kardioplegie ein Kreislaufstillstand. Unter Absaugen des Restblutflusses mit einem Kardiotomiesauger kann der intraatriale Tumorthrombus unter Sicht klar dargestellt werden. Liegt ein ausgedehnter Tumorzapfen vor, so kann der Operateur für 30–45 min in Blutleere bei guter Übersicht operieren: die V. cava eröffnen, die Niere absetzen, den rechten Vorhof inzidieren, die intraatrialen Tumorthromben ausräumen und schließlich die V. cava und den Vorhof mit fortlaufender Naht (z. B. Prolene 5.0) verschließen (Abb. 5d). Die Aufwärmphase dauert gewöhnlich 1 1/2–2 1/2 h. In der postoperativen Phase, beginnend etwa 2 h nach der Operation, ist eine vollständige Heparinisierung wegen der Gefahr postoperativer thrombotischer Verschlüsse von großer Bedeutung. Unter fortlaufender intra- und postoperativer Überwachung der Gerinnungsparameter wird die Heparinisierung 2–3 Tage fortgesetzt und geht dann in eine Antikoagulation über. Physikalische Maßnahmen wie Frühmobilisierung, elastische Strümpfe, Atemgymnastik und engmaschiges Monitoring der Laborparameter einschl. der Leberwerte gehören zur Routine. Als postoperative Komplikationen wurden Blutungen, thrombotischer Verschluß der V. cava, kardiale Dekompensation und passagere Leberfunktionsstörungen beschrieben.

Ergebnisse

Fernmetastasen bzw. Lymphknotenbefall bestimmen die Prognose der Patienten mit V.-cava-Thrombus entscheidend (s. Tabellen 1 u. 2). Die Überlebenszeiten nach V.-cava-Thrombektomie und gleichzeitiger Tumornephrektomie scheinen dagegen nicht von der Ausdehnung des Tumorzapfens sowie der Infiltration in das

Tabelle 1. Überlebensrate beim Nierenzellkarzinom mit Kavazapfen ($n = 45$) in Abhängigkeit vom Lymphknotenbefall

		1-Jahres-ÜLR	2-Jahres-ÜLR	3-Jahres-ÜLR	4-Jahres-ÜLR	5-Jahres-ÜLR
pN 0	$n = 21$	19 (90 %)	15 (73 %)	14 (66 %)	13 (62 %)	13 (62 %)
pN 1–4	$n = 15$	9 (65 %)	5 (53 %)	4 (27 %)	2 (13 %)	/
M 1	$n = 9$	2 (22 %)	/			
Gesamt	$n = 45$	30 (66.6 %)	20 (44 %)	18 (40 %)	15 (33 %)	13 (29 %)

Tabelle 2. Patienten mit Kavazapfen und positivem Lymphknotenbefall und/oder Fernmetastasierung

	Patienten	Mediane ÜLZ
Hatcher et al. (1991)	17	0 % 5 Jahres-ÜLZ
Libertino et al. (1982)	12	14 Monate
Sogani et al. (1983)	10	12 Monate
Kearny et al. (1981)	5	19 Monate

Tabelle 3. Überlebenszeit bei Patienten mit Kavazapfen ohne Fernmetastasen

	Patientenzahl	5-Jahres-ÜLZ [%]
Cherrie et al. (1982)	27	53
Hatcher et al. (1991)	27	69
Skinner et al. (1986)	keine Angaben	33
Libertino et al. (1982)	32	68
Staehler et al. (1987)	51	28

perirenale Fettgewebe abzuhängen. Die Prognose solcher Patienten, sofern sie frei von Fernmetastasen und die Lymphknoten negativ sind, ist als gut zu bezeichnen. (s. Tabelle 3).

Organerhaltende Nierentumorchirurgie: Behandlung von Patienten mit bilateralen Tumoren und Tumoren in Solitärnieren

Imperative parenchymschonende Nierentumorchirurgie

Während die radikale Nephrektomie bei Patienten mit gesunder kontralateraler Niere ein routinemäßiges Verfahren darstellt, impliziert ein radikales Vorgehen bei Patienten mit bilateralen Tumoren und Tumoren in Solitärnieren die anschließende Dialyse bzw. Transplantation. Beide Behandlungsverfahren, obwohl grundsätzlich möglich, sind bei den meist älteren Patienten jedoch mit erheblichen Problemen und Komplikationen verbunden (s. Kap. Der nierenlose Patient).

Bei Patienten mit Tumoren in Solitärnieren kann daher versucht werden, die Tumoren unter Erhaltung des funktionstüchtigen Nierenparenchyms zu exstirpieren. Die Tumorexstirpation wird bei abgeklemmtem Nierenstiel in Ischämie durchgeführt. Bei längerdauernder Zirkulationsunterbrechung kann die Operation in Hypothermie durchgeführt werden. Während der Operation wird durch Schnellschnittuntersuchung der Probexzidate aus den Resektionsgrenzen die Radikalität des Eingriffs überprüft.

Ist die In-situ-Tumorexstirpation nicht möglich, kann die Tumorentfernung extrakorporal durchgeführt werden („work-bench surgery"). Die Retransplantation der rekonstruierten Niere erfolgt in die ipsi- oder kontralaterale Fossa iliaca. Die Wiederherstellung der ableitenden Harnwege wird mittels Ureteroneozystostomie durchgeführt. Die extrakorporale Nierenchirurgie erfordert Erfahrungen in der Transplantationschirurgie.

Bei Tumoren in Solitärnieren und bilateralen Nierentumoren sollten neben der üblichen Basisdiagnostik nuklearmedizinische Funktionsuntersuchungen mit der „Regions-of-interest-Technik" durchgeführt werden.

Bei bilateralen Tumoren, die bei 2–3% aller Patienten mit Nierenzellkarzinomen vorliegen, hat es sich bewährt, zweizeitig vorzugehen, d.h., zuerst die Niere mit der besseren Funktion und hinsichtlich der Operabilität günstigeren Tumorlokalisation und größeren Aussicht auf einen Funktionserhalt zu sanieren und dann – bei ausreichender Restfunktion der sanierten Niere – die kontralaterale Nephrektomie durchzuführen. Dieses Vorgehen ist insbesondere dann günstig, wenn trotz renoprotektiver Maßnahmen die erstoperierte Niere vorübergehend eine Minderfunktion aufweist, so daß die kontralaterale Nierenfunktion in diesen Fällen durch eine temporäre Dialysebehandlung umgangen werden kann. Ist bei Patienten mit Tumoren in Solitärnieren und bilateralen Tumoren eine organerhaltende Operation nicht möglich, kann allerdings nur bei Fehlen von Organmetastasen die radikale Nephrektomie durchgeführt werden. Dieses Vorgehen erfordert die anschließende Dialysebehandlung. Eine Transplantation kommt nur in Betracht, wenn nach mindestens 2jähriger Dialysebehandlung keine Metastasen nachweisbar und die übrigen Voraussetzungen für eine Transplantation gegeben sind.

Tumorresektion und Nierenteilresektion in situ

Präoperativ sollen bei der Erwägung der organerhaltenden Niereneingriffe die Nierenarterie und deren Äste angiographisch dargestellt werden. Die Kenntnis des Gefäßmusters, insbesondere die Darstellung der Tumorgefäße, ermöglicht die Abgrenzung des Tumors gegenüber dem gesunden Gewebe, eine Resektion bei minimalem Blutverlust und Schonung des verbliebenen Nierenparenchyms. Als zusätzliche Funktionsdiagnostik empfiehlt sich die Szintigraphie unter Zuhilfenahme der sog. „Regions-of-interest-Technik", die nicht nur Lage, Form und Größe der Nieren objektiviert, sondern auch die tubulosekretorische Funktion anteilmäßig im tumortragenden und tumorfreien Bereich erfassen kann. Die Beurteilung, ob nach der Operation mit einem ausreichenden Funktionsanteil gerechnet werden kann, ist bei der Erwägung der organerhaltenden Niereneingriffe von großer Wichtigkeit. Als präoperative Vorbereitung soll der Patient zur Vermeidung intraoperativer Ischämie des Nierenparenchyms optimal hydriert werden. Ein kontinuierliches Blutdruckmonitoring in der gesamten perioperativen Phase ist unabdingbar. Im Hinblick auf die mögliche vollständige Unterbrechung der arteriellen Nierenzirkulation muß grundsätzlich die warme Ischämiezeit (Okklusion der Arterie ohne Temperatursenkung) auf 20 min und die lokale Hypothermie (Abkühlung der Niere auf 15–20°C) auch zur optimalen Nierenprotektion auf 3 h beschränkt werden.

Operationstechnik

Als optimaler Zugangsweg erwies sich der Flankenschnitt durch den 11. Interkostalraum, der eine Mobilisation der Niere, Anzügeln des Nierenstieles und bei Bedarf Einhüllen des Organs mit Eis zur optimalen Nierenprotektion erlaubt. Die Fettkapsel wird nur auf dem Tumor selbst belassen. Beim

Verzicht auf Hypothermie erfolgt gleich die temporäre Okklusion der Nierenarterie, nicht aber der Nierenvene, um durch venösen Rückfluß die intraoperative Ischämie zu reduzieren und zumindest die eröffneten Venen leicht zu identifizieren. Das Parenchym wird ca. 8–10 mm vom Tumorrand elektrisch inzidiert und der Tumor einschl. der Fettkapsel und des peritumorösen Gewebes kegelförmig exstirpiert (Abb. 4a). Durch mehrere karzinomfreie Biopsien vom Tumorbett wird in Schnellschnittuntersuchung die komplette Tumorextirpation bestätigt. Zur exakten Blutstillung wird der Exzisionsgrund koaguliert, größere arterielle Gefäße ligiert bzw. umstochen und das geöffnete Nierenhohlraumsystem mit 4.0-Einzelknopfnähten (Chromkatgut) wasserdicht verschlossen (Abb. 4b). Die Reapproximation der Parenchymränder wird mit 3.0-Chromkatgut-Einzelknopfnähten, die über geflochtenen Tabotamp-Streifen geknotet werden, erzielt. Nach Gefäßfreigabe wird zusätzlich zur besseren Parenchymabdeckung perirenales Fettgewebe darübergelegt.

Da bei der überwiegenden Mehrzahl der Patienten eine Tumorresektion in situ angestrebt wird, wird bei voraussehbarer Zirkulationsunterbrechung von über 20 min eine lokale Hypothermie durchgeführt. In solchen Fällen wird nach Okklusion der Arterie für ca. 50 min eine Eispackung eingesetzt und anschließend die Niere mit Hilfe einer Perfusionsunterkühlung auf ca. 15°C abgekühlt. Unter Zuhilfenahme der Eiskühlung können ohne „Zeitdruck" Nierenteilresektionen durchgeführt werden: Pol-, Keilresektionen und Heminephrektomie. Bei Nierenpolresektionen erwies es sich als hilfreich, die entsprechenden Segmentarterien und den korrespondierenden Venenast zu ligieren und zu durchtrennen. Die Resektionsgrenze wird durch Injektion von Farbstoff in den distalen Arterienstumpf bestimmt, wobei jedoch der Sicherheitsabstand zum Tumor mindestens 1 cm betragen soll. Die evtl. eröffneten Kelche werden nach Tumorentfernung mit Einzelnähten verschlossen. Die vorgelegten durchgreifenden adaptierenden Parenchymnähte werden auch hier über geflochtene Tabotamp-Streifen geknotet (Abb. 4c). Im Anschluß an die Freigabe der Nierenzirkulation und Kontrolle auf Bluttrokkenheit wird eine Drainage eingelegt.

Extrakorporale Nierenteilresektion und Autotransplantation

Diese Form der organerhaltenden Tumorresektion ist nur den multifokalen Läsionen bzw. den ausgedehnten zentralen hypervaskulären Tumoren vorbehalten, die in situ nicht operiert werden können. Die lange Operationsdauer erhöht zwangsläufig die Morbidität, und die erforderlichen Erfahrungen in der Transplantationschirurgie grenzen zusätzlich die Gruppe der Patienten ein, die dieser Operation zugeführt werden.

Operationstechnik

Als Zugangsweg bei dieser Operation eignen sich der extraperitoneale Flankenschnitt oder die subkostale transperitoneale Inzision jeweils in Kombination mit einem hockeyschlägerförmigen Unterbauchschnitt zur Freilegung der Fossa iliaca. Die Niere wird vollständig mobilisiert, Nierenarterie und -vene sorgfältig freigelegt, ligiert und durchtrennt. Sofort im Anschluß an die Durchtrennung der Gefäße wird das Organ mit 500–800 ml einer eiskalten Konservierungslösung, beispielsweise einer Eurocodlinslösung, die eine intrazelluläre Elektrolytenzusammensetzung aufweist, perfundiert und in einem Eisbad gelagert. Auch der Harnleiter wird meist durchtrennt, so daß die Niere extrakorporal, und zwar auf einer Werkbank, im Eis eingehüllt, operiert werden kann. Nach Befreiung vom perirenalen Fettgewebe wird der Tumor bzw. die Tumoren freigelegt und jeweils mitsamt eines Sicherheitsrandes von (nach Möglichkeit) mindestens 1 cm eines normalen Nierenparenchyms entfernt. Zur Hämostase werden die Arterien und Venen immer wieder perfundiert, um die Identifikation lädierter Blutgefäße zu erleichtern. Es folgt der Verschluß der Parenchymdefekte, der durch Vorlegen der durchgreifenden Parenchymnähte mit Katgut 0 und Adaptation der

Parenchymränder beim Knüpfen über geflochtenen Tabotamp-Streifen erfolgt. Simultan wird von einer 2. Mannschaft die Fossa iliaca, insbesondere die Iliakalgefäße, für die Autotransplantation vorbereitet. Die Technik der Gefäßanastomosen bei der Autotransplantation ist identisch mit derjenigen der Allotransplantation, bei der das Organ einem lebenden Spender entnommen wurde. Die venöse End-zu-Seit-Anastomose mit der V. iliaca externa mit fortlaufender 5.0-Ethilonnaht und die arterielle End-zu-End-Anastomose mit der A. iliaca interna (5.0-Prolene-Einzelknopfnähte) bzw. End-zu-Seit-Verbindung mit der A. iliaca externa (5.0-Prolene-Einzelknopfnähte oder fortlaufend mit offener Nahttechnik). Zur Rekonstruktion der ableitenden Harnwege wird eine Ureteroneozystostomie im Blasendach nach Röhl oder eine direkte Anastomose des Nierenbeckens mit dem distalen Harnleiter angefertigt. Die letzte Variante empfiehlt sich beim Risiko einer postoperativen Urinextravasation durch inadäquate Gefäßversorgung des Harnleiters. Es hat sich bewährt, die Anastomose vorübergehend mit einer DJ-Schiene zu armieren.

Komplikationen

Zu den Komplikationen bei Nierenteilresektionen gehören die passagere, oft dialysepflichtige, ischämiebedingte Niereninsuffizienz, die insbesondere bei extrakorporalen Eingriffen im Vordergrund steht, sowie Nierenarterien- und Venenverschlüsse, die auch verspätet mit einer Latenzzeit von Monaten, insbesondere nach „work-bench surgery" auftreten können, sowie Urinfisteln, die sich bei adäquater Drainage spontan verschließen.

Ergebnisse

Bestimmend für das Überleben nach organerhaltender Tumorresektion des Nierenzellkarzinoms ist das pathologische Stadium des Tumors. Die Fünfjahresüberlebensrate für das eigene Gesamtkollektiv von 121 aus imperativer Indikation operierten Patienten betrug ca. 63% (Riedasch et al. 1996). Die Inzidenz von Lokalrezidiven nach Nierenteilresektion betrug bei diesem Patientenkollektiv 12%. Beim Auftreten eines Lokalrezidivs ohne disseminierte Metastasierung empfiehlt sich ein erneuter Nierenteilresektionsversuch, ggf. eine radikale Nephrektomie und zwangsläufig die Dialysebehandlung. Im eigenen Krankengut ergab sich eine Fünfjahresüberlebensrate von 46% bei Patienten nach Feststellung und Reoperation des Lokalrezidivs (Brkovic et al. 1992) (Tabelle 4).

Tabelle 4. Follow-up bei Patienten mit Lokalrezidiven nach organerhaltender Nierentumorchirurgie ($n = 13$)

Mittlere Nachbeobachtungszeit nach Resektion	74 Monate
5-Jahres-ÜLR nach Resektion	46%
1-Jahres-ÜLR nach Lokalrezidiv	69%
5-Jahres-ÜLR nach Lokalrezidiv	23%

Elektive parenchymschonende Nierentumorchirurgie

Indikation. Mit Hinweisen auf die günstigen Überlebensraten bei imperativen Indikationen wird die Ausweitung der organschonenden Operationsverfahren auch auf ein ausgewähltes Patientengut mit gesunder kontralateraler Niere postuliert (Carini 1988; Petritsch et al. 1990; Steinbach et al. 1992; Becht et al. 1993). Als Zielgruppe für dieses elektive nierenschonende operative Vorgehen gelten kleine (unter 3 cm durchmessende), peripher gelegene Nierenzellkarzinome, die als Zufallsbefunde bei der Bildgebung, vor allem bei einer Sonographie, festgestellt werden. Als potentiell geeignet für den Organerhalt gelten auch kleine, symptomlose Raumforderungen der Niere, deren Dignität anhand der Sonographie bzw. Computertomographie nicht sicher bestimmt werden kann. Für die Anwendung der Methode aus elektiver Indikation spricht

1) ein geringgradiger Gewebsverlust, der insbesondere bei multiplen Tumoren und bei metachroner Tumorbildung für den Patienten von Vorteil ist,
2) die Möglichkeit des Ausschlusses von Karzinomresten im Tumorbett durch intraoperative Schnellschnittuntersuchung mit Hilfe multipler Biopsien, ggf. auch aus dem umgebenden Parenchym, und schließlich
3) die selektive Unterbindung der den Tumor versorgenden Gefäße und ein nur geringgradiger Blutverlust.

Bei unerwartet positivem Biopsiebefund kann dennoch durch eine Nachresektion bzw. Nephrektomie in gleicher Sitzung eine Tumorfreiheit erzielt werden.

Ergebnisse

Bei einer mittleren Nachbeobachtungszeit von augenblicklich bis zu 4 Jahren kann der elektive Organerhalt im Vergleich zur radikalen Nephrektomie nicht abschließend beurteilt werden (Tabelle 5).

Die Fünfjahresüberlebensraten liegen in verschiedenen Serien zwischen 80 und 70%. Da jedoch prospektiv-randomisierte Studien zum Vergleich der radikalen und organerhaltenden Nierenchirurgie nicht vorliegen und beim Nierenkarzinom

Tabelle 5. Elektive parenchymsparende Nierentumorchirurgie

Autor	Jahr	Patientenzahl	NBZ	FM	LR
Carini et al.	1988	10	29,7 Mo	–	–
Petritsch et al.	1990	52	?	–	2
Morgan et al.	1990	20	46,0 Mo	–	–
Provet et al.	1991	19	36,0 Mo	(1)	–
Steinbach et al.	1991	61	36,3 Mo	1	2
Becht et al.	1993	105	25,0 Mo	–	–

FM Fernmetastasen während Follow-up; *LR* Lokalrezidiv; *Mo* Monate; *NBZ* mittlere Nachbeobachtungszeit.

Metastasen auch nach über 10 Jahren nach dem Ersteingriff möglich sind, können die elektiv parenchymschonenden Nierentumoroperationen zum jetzigen Zeitpunkt nicht vorbehaltlos empfohlen werden.

Operationstechnik

Nach Mobilisierung der Niere werden die Nierenarterie und -vene freigelegt und evtl. mit Zügeln versehen, damit eine temporäre Abklemmung der Arterie ohne Verzögerung möglich ist. Sie wird allerdings bei kleinen peripher lokalisierten Geschwülsten nicht grundsätzlich praktiziert. Lediglich bei tief im Parenchym sowie zentral gelegenen Raumforderungen ist eine Unterbrechung der arteriellen Zirkulation angezeigt. Nach Inzision der Nierenkapsel mit Elektrokauter erfolgt dann eine Tumorextirpation einschl. Kapsel und unter Mitnahme des peritumorösen Gewebes. Die Entfernung in sano wird durch Schnellschnittuntersuchungen garantiert. Blutende Gefäße werden umstochen und Kelchläsionen verschlossen. Die vorgelegten durchgreifenden Katgutnähte werden schließlich über Widerlager geknotet. Abschließend wird die Niere mit verfügbarer Fettkapsel umhüllt. Als Komplikationen sind Nachblutungen, vorübergehende Urinfistel und Urinombildung sowie vorübergehende ischämisch bedingte Niereninsuffizienz bekannt (Smith 1990).

Lokal fortgeschrittenes Nierenkarzinom

Die Fähigkeit des Nierenkarzinoms, sich lokal auszubreiten, hat zur Folge, daß große Tumoren mit Infiltration in die benachbarten Organe zum Zeitpunkt der Diagnosestellung festgestellt werden. Solche Patienten leiden oft unter Schmerzen, die auf Invasion der hinteren Bauchwand, der Nervenwurzeln und der Rückenmuskulatur zurückzuführen sind. Eine Leberinfiltration ist selten, und es scheint, als ob intrahepatische hämatogene Metastasen häufiger sind als eine direkte lokale Tumorausbreitung in dieses Organ. Der Tumor kann durchaus das benachbarte Leberparenchym komprimieren, infiltriert aber eher selten die Leber per continuitatem. Das Nierenkarzinom, vermutlich aufgrund seiner Fähigkeit, sich parasitär eine Gefäßversorgung der benachbarten Organe zunutze zu machen, bricht relativ häufig in Dickdarm, Mesokolon, Mesenterium, Duodenum und Pankreas ein. Da das radikalchirurgische Vorgehen die einzig wirksame Behandlung dieser Krankheitsform darstellt, besteht manchmal die Indikation zur operativen Entfernung resektabler Tumorbesiedlungen in benachbarten Organen.

Das radikalchirurgische Konzept ist dann gerechtfertigt, wenn eine vollständige Tumorentfernung möglich ist. Nur selten ist eine subtotale Exzision des Primärtumors im Sinne einer Tumorverkleinerung zu rechtfertigen. Die Fünfjahresüberlebensrate bei Patienten nach Tumorexzision aus benachbarten Organen liegt nach Literaturangaben bei unter 5% (DeKernion u. Belldegrun 1992). Bei unvollständiger Tumorentfernung leben nur 12% der Patienten am Ende des 1. postoperativen Jahres. Die Analyse der Literatur ist allerdings durch nicht vergleichbare Kollektive und unvollständige Angaben bezüglich der Radikalität der Tumorexzision erschwert. Während eine komplette Tumorentfernung aus Dickdarm, Pankreas, Milz und Bauchwand gelegentlich von vorübergehendem

Erfolg gekrönt sein kann, sind keine Fälle der Heilung nach Tumorextirpation aus dem Duodenum bekannt. Es scheint daher, daß die Auswahl der Patienten für die ultraradikale Chirurgie des lokal fortgeschrittenen Nierenkarzinoms individuell, aufgrund des präoperativen Stagings mittels CT, MRT, ggf. unter Zuhilfenahme der Angiographie der Bauchorgane, erfolgen muß, um bei Inoperabilität dem Patienten nichtsinnvolle Eingriffe zu ersparen. Es ist allerdings zu erwarten, daß in Zukunft bei nachgewiesener Wirksamkeit adjuvanter Therapien die Indikationen zur ultraradikalen Chirurgie erweitert werden können.

Lokalrezidive des Nierenkarzinoms nach Tumornephrektomie

Lokalrezidive nach Tumornephrektomie sind bei lokal fortgeschrittenen Tumoren besonders häufig. Ihre Latenzzeit variiert stark, wobei ein langes Intervall zwischen Tumornephrektomie und Lokalrezidiv den Verlauf nach Rezidivexstirpation günstig zu beeinflussen vermag. Im eigenen Patientenkollektiv war die Häufigkeitsverteilung hinsichtlich T-Stadium und Grading des Primärtumors bei Patienten mit Lokalrezidiven allerdings statistisch gleichmäßig (Kälble et al. 1994). Die einzige kurative Behandlungsmöglichkeit stellt die Exstirpation des Rezidivs dar. Bei 18 von 24 Patienten (75%), die in der retrospektiven Analyse des eigenen Krankengutes ausgewertet wurden, trat nach einer durchschnittlichen Latenzzeit von 7 Monaten ein Lokalrezidiv oder eine Fernmetastasierung auf. Die Dreijahresüberlebensrate von 16,7% rechtfertigt dennoch ein aggressives Vorgehen, wenn in ausgewählten Fällen eine Resektion in sano möglich erscheint. Die günstige Wirkung der adjuvanten Maßnahmen zur Verhütung von erneuten Rezidiven, insbesondere der intraoperativen Radiotherapie, externen Bestrahlung oder Immuntherapie ist bislang nicht bewiesen.

Literatur

Angervall L, Wahlqvist L (1978) Follow up and prognosis of renal carcinoma in a series operated by perifascial nephrectomy combined with adrenalectomy and retroperitoneal lymphadenectomy. Eur Urol 4:13

Becht E, Moll V, Ziegler M (1993) Nierenzellkarzinom – Organerhaltende Operation und Wandel im Therapiekonzept. Dtsch Ärztebl 9:458–462

Brkovic D, Riedasch G, Waldherr R et al. (1994) Lokale Rezidive nach organerhaltender Nierentumorchirurgie. Urologe A 33:104–109

Carini M, Selli C, Barbanati G et al. (1988) Conservative surgical treatment of renal cell carcinoma: clinical experience and reappraisal of indications. J Urol 140:752731

Cherrie RJ, Goldmann DG, Lindner A, DeKernion JB (1982) Prognostic implications of vena cava extension of renal cell carcinoma. J Urol 128:910–912

Chute R, Soutter L, Kerr WS (1949) The value of the thoracoabdominal incision in the removal of kidney tumors. N Eng J Med 241:951–953

Clayman RV Jr, Gonzales R, Fraley EE (1980) Renal cancer invading the inferior vena cava: Clinical review and anatomical approach. J Urol 123:157–163

Cummings KB, Li WI, Ryan JA et al. (1979) Intraoperative management of renal cell carcinoma with supradiaphragmatic caval extension. J Urol 122:829–832

DeKernion JB, Belldegrun A (1992) Renal tumors. In: Campbells Urology, pp 1053–1092

Giuliani L (1994) Radikale Chirurgie der Nierentumoren. In: Hohenfellner R (Hrsg) Ausgewählte urologische OP-Techniken. Thieme, Stuttgart, S 127–148

Golimbu M, Askari S, Tessler A et al. (1986) Aggressive treatment of metastatic renal cancer. J Urol 136:805

Herrlinger A, Schrott KM, Schott G, Sigel A (1991) What are the benefits of extended dissection of the regional renal lymph nodes in the therapy of renal cell carcinoma? J Urol 146:1224–1228

Kälble T, Hendricks D, Brkovic D et al. (1995) Lokalrezidive des Nierenzellkarzinoms in der Fossa renalis nach Tumornephrektomie. Aktuelle Urol 26:170–174

Kearny GP, Waters WB, Klein LA et al. (1981) Results of inferior vena cava resection for renal cell carcinoma. J Urol 125:769–773

Libertino JA, Zinman L, Watkins E Jr (1987) Long term results of resection of renal cell cancer with extension into inferior vena cava. J Urol 137:21–26

Ludwig G, Brandes-Hölzer E (1992) Stellenwert der routinemäßigen Adrenalektomie bei Tumornephrektomie wegen Nierenzellkarzinoms. In: Hofstetter A, Kriegmair M (Hrsg) Aktuelle Kontroversen in der Therapie des Nierenzellkarzinoms. Zuckschwerdt, München, S 17–20

Marshall FF, Reitz BA, Diamond DA (1984) A new technique for management of renal call carcinoma involving the right atrium: hypothermia and cardial arrest. J Urol 131:103–107

Mayor G, Zingg EJ (1973) Urologische Operationen. Atlas zur Indikation, Technik und Nachbehandlung. Thieme, Stuttgart, S 120–132

Morgan RM, Zinke H (1990) Progression and survival after renal-conserving surgery for renal cell carcinoma: experience in 104 patients and extended follow-up. J Urol 144:852–858

Novick AC (1994) Nierenteilresektion beim Nierenzellkarzinom. In: Hohenfellner R (Hrsg) Ausgewählte urologische OP-Techniken. Thieme, Stuttgart

Novick AC, Cosgrove DM (1980) Surgical approach for removal of renal cell carcinoma extending into the vena cava and the right atrium. J Urol 123:947–950

O'Brien WM, Lynch JH (1987) Adrenal metastases by renal cell carcinoma. Incidence at nephrectomy. Urology 29:605

Petritsch PH, Rauchenwald M, Zechner O et al. (1990) Results after organ-preserving surgery for renal cell carcinoma – An Austrian multicenter study. Eur Urol 18:84–87

Provet J, Tessler A, Brown J (1991) Partial nephrectomy for renal cell carcinoma: indications, results and implications. J Urol 145:472–476

Riedasch G, Brkovic D, Möhring K et al. (1996) Conservative surgery for renal cell carcinoma in mandatory indication: a 20 years single center experience. J Urol 155:389A

Robey EL, Schellhammer PF (1986) The adrenal gland and renal cell carcinoma: Is its bilateral adrenalectomy a necessary component of radical nephrectomy? J Urol 135:453

Robson CJ (1963) Radical nephrectomy for renal cell carcinoma. J Urol 89:37

Sigel A, Chlepas S, Schrott KM, Hermanek P (1981) Die Operation des Nierentumors. Chirurg 52:545–553

Skinner DG, Prichett TR, Lieskovsky G, Boyed SD, Stiles OR (1989) Vena cava involvement by renal carcinoma. Ann Surg 210:387–394

Smith RB. Complications of renal surgery. In: Smith RB, Ehrlich RM (eds) Complications of urologic surgery. Saunders, Philadelphia London, pp 128–159

Sogani PC, Herr HW, Bains MS et al. (1983) Renal cell carcinoma extending into inferior vena cava. J Urol 130:660–663

Staehler G, Liedl B, Krenzer E, Sturm W, Schmiedt E (1987) Nierenkarzinom mit Cavazapfen: Einteilung, Operationsstrategie und Behandlungsergebnisse. Urologe A 26:46–50

Staehler G, Drehmer I, Pomer S (1994) Tumorbefall der Vena cava beim Nierenzellkarzinom. Operationstechnik, Ergebnisse und Prognose. Urologe A 33:116–124

Steinbach F, Stöckle M, Müller SC et al. (1992) Conservative surgery of renal cell tumors in 140 patients: 21 years of experience. J Urol 148:24–30

Steinbach F, Stöckle M, Hohenfellner R (1995) Current controversies in nephron-sparing surgery for renal-cell carcinoma. World J Urol 13:163–165

Swanson DA, Borges PM (1983) Complications of transabdominal radical nephrectomy for renal cell carcinoma. J Urol 129:704

Weißmüller J, Herrlinger A, Schrott KM, Sigel A (1992) Stellenwert der Lymphadenektomie im Rahmen der En-bloc-Tumornephrektomie. In: Hofstetter A, Kriegmair M (Hrsg) Aktuelle Kontroversen in der Therapie des Nierenzellkarzinoms. Zuckschwerdt, München, S 27–31

Winter P, Miersch WD, Vogel J, Jaeger N (1990) On the necessity of adrenal exstirpation combined with radical nephrectomy. J Urol 144:842

Die Bedeutung der Lungenchirurgie
beim pulmonal metastasierenden Nierenzellkarzinom

D. Brkovic, P. Schneider, I. Vogt-Moykopf und G. Staehler

Etwa 30 % der Patienten mit Nierenzellkarzinomen weisen bei der Erstdiagnose Metastasen auf (Boring et al. 1991), 30–50 % aller Patienten, die aufgrund eines lokalisierten Nierenzellkarzinoms nephrektomiert werden, entwickeln im Laufe der Nachbeobachtung Fernmetastasen (Golimbu et al. 1986). Entsprechend der hämatogenen Streuung sind in etwa 75 % die Lungen der häufigste Ort uni- oder multilokulärer Fernmetastasierung (DeKernion et al. 1978), gefolgt von Knochen und Leber.

Die Behandlungmöglichkeiten für synchron oder asynchron metastasierende Nierenzellkarzinome sind äußerst beschränkt. Chemo- oder strahlentherapeutische Therapieregime zeigten nur marginale Wirkungen, entsprechend konnte ein signifikanter Überlebensvorteil nicht nachgewiesen werden. Immuntherapeutische Ansätze, meist auf Interleukin-2-Basis, zeigen nur bei etwa 1/3 der Fälle meist temporäre Erfolge. Die mehrfach beschriebenen Spontanremissionen von Fernmetastasen, insbesondere der Lunge, nach palliativer Nephrektomie sind häufig schlecht dokumentiert und müssen bei kritischer Prüfung mit einer Wahrscheinlichkeit von unter 1 % angenommen werden.

Wegen der dürftigen therapeutischen Optionen wurde schon frühzeitig auf den möglichen Benefit einer Metastasektomie, insbesondere bei Vorliegen einer Solitärmetastase, hingewiesen. 1967 beschrieb Middleton in einer Literaturübersicht über 59 Patienten, davon 8 eigenen, mit isolierten Fernmetastasen eine Fünfjahresüberlebensrate nach Metastasektomie von 34 % (Middleton 1967). Im Vergleich zu nichtbehandelten Patienten mit metastasierendem Nierenzellkarzinom wurde auch von weiteren Zentren eine eindrucksvolle Verbesserung der Langzeitprognose nach Exstirpation von Solitärmetastasen bestätigt (Golimbu et al. 1986). Die erreichten Fünfjahresüberlebensraten lagen zwischen 13 und 35 % (Dineen et al. 1988; Tolia u. Whitmore 1975), wobei insbesondere Patienten mit Solitärmetastasen in Weichteilen von der Chirurgie profitieren. Allerdings beträgt die Inzidenz von Solitärmetastasen lediglich 2–4 % (Dineen et al. 1988; Middleton 1967; Skinner et al. 1971). Somit handelt es sich um ein selektioniertes Patientengut, das bei natürlichem Verlauf der Erkrankung wahrscheinlich einen Überlebensvorteil gegenüber Patienten mit multiplen Metastasen hat.

Entsprechend der Häufigkeit der pulmonalen Filialisierung liegen die größten Erfahrungen mit der operativen Entfernung von Metastasen bei Lungenfiliae vor. 1939 wurde von Barney u. Churchill erstmals über die Entfernung einer pulmonalen Solitärmetastase eines Nierenzellkarzinoms berichtet. Der Patient überlebte 23

Jahre und verstarb an den Folgen einer koronaren Herzkrankheit. Heute liegen zahlreiche Langzeiterfahrungen über die chirurgische Exstirpation von pulmonalen Metastasen eines Nierenzellkarzinoms vor, wobei aufgrund optimierter Operations- und Anästhesietechniken auch Patienten mit multiplen oder bilateralen Lungenmetastasen nicht grundsätzlich ausgeschlossen werden. Verglichen mit dem Spontanverlauf des pulmonal metastasierten Nierenzellkarzinoms dokumentieren die vorliegenden Daten z.T. ermutigende Überlebensraten.

Nachfolgend werden die Operationsprinzipien sowie Ergebnisse von neueren Studien aus Zentren mit größeren Fallzahlen präsentiert und im Hinblick auf die Kriterien zur Patientenselektion überprüft. Unsere Heidelberger Erfahrung zeigt, daß sich das interdisziplinäre Konzept zwischen nachbetreuenden Urologen und Thoraxchirugen im Hinblick auf eine risikoorientierte Therapie bei Patienten mit pulmonal metastasiertem Nierenzellkarzinom bestens bewährt hat. So sind konzeptionelle Möglichkeiten zur aggressiven Metastasenchirurgie, ggf. unter präoperativer Nutzung von Remissionen infolge Immuntherapie, unseres Erachtens die onkologischen Voraussetzungen einer palliativen Nephrektomie.

Operationsprinzipien

Die häufigsten Zugänge zu Lungenmetastasen sind die posterolaterale Thorakotomie sowie die mediane Sternotomie, wobei die letztere zunehmend als Routinezugang angesehen wird. Bei der lateralen Thorakotomie in Seitenlagerung des Patienten verläuft die Hautinzision von der anterioren Axillarlinie unterhalb und lateral der Mamille, umrundet den Angulus inferior scapulae etwa 2 Querfinger kaudal und endet dorsal etwa in der Halbierung zwischen Margo vertebralis scapulae und Medianlinie in Höhe des Seitenfortsatzes von BWK 5. Das Eingehen in die intrathorakale Kavitas erfolgt meist über den 5. Interkostalraum. Obwohl der Zugang eine ausgezeichnete Exposition des eröffneten Hemithorax erlaubt, besteht der Nachteil der lateralen Thorakotomie darin, daß lediglich unilaterale Lungenmetastasen reseziert werden können.

Mit Einführung der medianen Sternotomie durch Takita et al. (1977) können nunmehr auch bilaterale Metastasen in einem Operationsverfahren entfernt werden. Auch bei unilateralen Metastasen ist dieser Zugang zu empfehlen, da aufgrund häufig unzureichender Sensivität der präoperativen Diagnostik eine explorative Palpation beider Lungenflügel sinnvoll ist. Die Schnittführung beginnt ca. 2 cm über dem Jugulum und endet 5 cm unterhalb des Xiphoids. Bei geplanter abdomineller Exploration oder simultanen Nebennieren- oder Lebermetastasen kann der Schnitt zur medianen Oberbauchlaparotomie erweitert werden (Vogt-Moykopf u. Meyer 1989). Nach Sternotomie erfogt die Palpation beider Lungenflügel in belüftetem und kollabiertem Zustand. Die eigentliche Metasektomie wird typischerweise als Keilexzision unter obligater Mitnahme eines

Randsaums makroskopisch unauffälligen Lungengewebes durchgeführt. Allerdings können, in Abhängigkeit von Anzahl und Lokalisation der Filiae, anatomische Segmentresektionen, Lobektomien und vereinzelt auch eine Pneumonektomie notwendig werden. Im Hinblick auf spätere Rezidive, die möglicherweise einer erneuten Metastasektomie zugänglich sind, werden parenchymsparende Verfahren (Keil- und Segmentresektionen) empfohlen. Jedoch sollten – analog zur parenchymsparenden Nierentumorchirurgie – reine Tumorenukleationen wegen der hohen Gefahr von Lokalrezidiven vermieden werden.

Die postoperative Morbidität nach der Exstirpation pulmonaler Metastasen beträgt 7–9%, wobei insbesondere Störungen des Sekretflusses mit Atelektasen und Retentionspneumonien sowie Herzrhythmusstörungen im Vordergrund stehen. Die postoperative Mortalität wird in größeren Serien zwischen 0 und 3% angegeben (Anyanwu et al. 1992; Cerfolio et al. 1994; Pogrebniak et al. 1992).

In einigen Zentren werden neuerdings Resektionen von multiplen Lungenfiliae bei ausgewählten Patienten mit dem Nd:YAG-Laser durchgeführt (Branscheid et al. 1992). Bei weitgehendem Erhalt von nicht befallenem Lungengewebe ist dieses Verfahren insbesondere bei ausgeprägter Lungenfilialisierung interessant, wenn aufgrund der Anzahl der Metastasen konventionelle Resektionsverfahren wegen der zu ausgedehnten Parenchymverluste nicht mehr durchführbar sind. Eine abschließende Beurteilung der Laserresektion kann aufgrund fehlender Langzeitergebnisse allerdings noch nicht vorgenommen werden.

Ergebnisse

Überlebensraten

Unter Einschluß aller Untergruppen dokumentieren Ergebnisse größerer Studien eine geschlechtsunabhängige Fünfjahresüberlebensrate von 21–37% nach Exstirpation pulmonaler Metastasen des Nierenzellkarzinoms (Tabelle 1). Prognostische Faktoren, die ggf. die Patientenselektion bestimmen können, sind

Tabelle 1. Überlebensraten der Chirurgie von Lungenmetastasen beim Nierenzellkarzinom

Autor	Anzahl der Patienten	Überlebensrate	
		mittlere	5 Jahre
Katzenstein et al. (1978)	39*	23 Mo	
Dernevik et al. (1985)	33		21%
Thrasher et al. (1990)	12	29,5 Mo	
Pogrebniak et al. (1992)	23	43 Mo	
Branscheid et al. (1992)	66		37%
Cerfolio et al. (1994)	96		35,7%

*Gruppe I und III.

die Radikalität des Eingriffs, das Operationsverfahren, das metastasenfreie Intervall nach Nephrektomie, die Ausdehnung der pulmonalen Filialisierung, die Präsenz befallener intrathorakaler Lymphknoten oder weiterer extrapulmonaler Metastasen sowie die Bedeutung prä- oder postoperativer systemischer Therapien.

Radikalität und Operationsverfahren

Die chirurgische Radikalität mit Entfernung des gesamten pulmonalen Metastasenmaterials unter kurativer Zielsetzung muß – ähnlich wie bei anderen Karzinomen und Sarkomen (Probst et al. 1991; Vogt-Moykpopf et al. 1988) – als entscheidender prognostischer Parameter der pulmonalen Metastasenchirurgie von Nierenzellkarzinomen gewertet werden. Pogrebniak et al. (1992) konnten darlegen, daß eine inkomplette Resektion mit einer erheblich kürzeren mittleren Überlebensrate vergesellschaftet ist als eine vollständige Metastasektomie (19 Mo vs. 49 Mo). Im Gegensatz zu Lungenmetastasen chemosensibler Primärtumoren ist beim Nierenzellkarzinom eine reine Tumorreduktion ausgedehnter pulmonaler Herde ohne Möglichkeit zur radikalen Resektion onkologisch nicht sinnvoll, da aufgrund der Polychemoresistenz der meisten Nierenzellkarzinome und der unzureichenden Wirksamkeit der Strahlentherapie z. Z. kein therapeutischer Ansatz für eine subsequente Nachbehandlung der Residualmetastasen besteht. Eine vollständige Resektion vorausgesetzt, ist die Ausdehnung des operativen Eingriffs – Keil- und Segmentresektion, (Bi-)Lobektomie, Pneumonektomie – kein wesentliches prognosebestimmendes Kriterium (Branscheid et al. 1992). Trotz In-sano-Exstirpation aller Lungenmetastasen muß jedoch in über 50 % der Fälle mit einem Fortschreiten der Metastasierung gerechnet werden, davon etwa bei $^1/_3$ der Patienten in die Lunge, so daß auch die vollständige pulmonale Metastasektomie für viele Patienten keine echte Kuration darstellt, sondern lediglich als Langzeitpalliation zu werten ist, da die meisten Patienten trotz erfolgreicher Metastasenentfernung infolge weiterer Tumorprogredienz sterben (Cerfolio et al. 1994).

Progressionsfreies Intervall

Zahlreiche Untersuchungen belegen die prognostische Bedeutung des malignomfreien Intervalls zwischen Manifestation des Nierenzellkarzinoms mit subsequenter Nephrektomie und dem zeitlichen Auftretens der Filialisierung. Unabhängig vom Ort der Filialisierung, der Anzahl der Metastasen und ggf. Therapie der Metastasen haben Patienten mit metachroner Filialisierung einen deutlichen Überlebensvorteil gegenüber Patienten mit synchroner Metastasenentwicklung, deren Prognose insgesamt als sehr schlecht einzustufen ist (DeKernion et al. 1978). Auch bei isolierter Betrachtung von Patienten mit ausschließlich Lungenmetastasen ohne Metastasektomie zeigt sich ein deutlicher Prognosevorteil bei metachroner Filialisierung nach Nephrektomie (mittlere

Überlebenszeit 35 Monate) gegenüber Patienten mit simultanen Lungenmetastasen, die palliativ nephrektomiert wurden (mittlere Überlebenszeit 18 Monate) (Thrasher et al. 1990). Die Abhängigkeit vom tumorfreien Intervall ist wahrscheinlich der Ausdruck einer längeren Tumorverdopplungszeit bei metachroner Filialisierung, die letztendlich dem Patienten ein längeres Überleben ermöglicht (Maldazys u. DeKernion 1986). Die Korrelation zwischen Auftreten von Lungenmetastasen und Überlebensraten spiegelt sich auch bei operativer Entfernung der Lungenmetastasen wider. 1978 berichteten Katzenstein et al. über 17 Patienten mit Nierenkarzinom und Lungenmetastasen, die nephrektomiert und simultan radikal metastasektomiert wurden. In einem Zeitraum zwischen 2 und 28 Monaten nach Metastasektomie verstarben 13 Patienten bei einer mittleren Überlebenszeit von 11 Monaten. Bei metachroner Metastasierung (durchschnittliches Intervall zwischen Nephrektomie und Metastasektomie 30 Monate) betrug die mittlere Überlebenszeit der verstorbenen Patienten (12/17) dagegen 38,5 Monate.

Neuere Studien belegen die Abhängigkeit von Überlebenszeit und metastasenfreiem Intervall. Cerfolio et al. (1994) zeigten, daß bei einem metastasenfreien Intervall von über 3,4 Jahren die Fünfjahresüberlebensrate nach Metastasektomie mit 45 % signifikant höher liegt als bei einem kürzeren Intervall (26 %). Die mediane Überlebenszeit bei rezidivfreiem Intervall unter 2,5 Jahren beträgt 22 Monate (vs. 70 Monate) bei einer Dreijahresüberlebensrate von 30 % (Branscheid et al. 1992), Heilungen bei rezidivfreien Intervallen unter 1 Jahr sind nicht zu erwarten (9).

Anzahl der Lungenfiliae

Lange Zeit blieb die Metastasektomie von Lungenfiliae nur Patienten mit Solitärmetastasen vorbehalten. Operative Weiterentwicklungen in den 60er und 70er Jahren, insbesondere die Einführung der medianen Sternotomie zur pulmonalen Metastasektomie durch Takita et al. (1977) ermöglichten die Indikationserweiterung auf unilaterale Metastasektomien von multilokulären Metastasen sowie bilaterale Metastasektomien. In der mit 96 Patienten größten Einzelcenter-Studie aus der Mayo-Klinik zeigte sich eine deutlich bessere Fünfjahresüberlebensrate von 45,6 % bei pulmonalen Solitärmetastasen gegenüber 27 % bei multipler Metastasierung (Cerfolio et al. 1994). Dagegen konnten Progrebniak et al. (1992) keine Korrelation von mittlerer Überlebenszeit mit der Anzahl der präoperativ radiologisch festgestellten oder chirurgisch exstirpierten Metastasen feststellen (mittlere Überlebenszeit für Solitär- und multiple Metastasen je 46 Monate). Branscheid et al. (1992) konnten zwar tendenziell eine etwas schlechtere Prognose für Patienten mit multiplen Lungenmetastasen darlegen (Dreijahresüberlebensrate 41 vs. 57 %), ein statistisch signifikanter Einfluß von Metastasenanzahl auf das Überleben ergab sich jedoch nicht. Letztendlich ist die Bedeutung der Metastasenzahl beim Nierenzellkarzinom als prognostischer Faktor noch nicht ausreichend geklärt. Anzahl und Ausdehnung der Metastasen terminieren die radikale Resektabilität, wobei die radiologisch vermutete Anzahl der Lungenmetastasen nur zu etwa 40 % mit der operativ vorgefundenen Anzahl übereinstimmt. Ein genereller Ausschluß von Patienten mit multiplen Lungenmetastasen von thoraxchirurgischen Interventionen ist jedoch sicher nicht gerechtfertigt.

Intrathorakale Lymphknotenmetastasen

Ein intrathorakaler Lymphknotenbefall bei Lungenmetastasen eines Nierenzellkarzinoms ist selten, seine Häufigkeit wird mit 2–15 % beschrieben (Branscheid et al. 1992; Cerfolio et al. 1994). Der Anteil liegt wahrscheinlich höher, da in keinem Zentrum regelmäßig eine Lymphadenektomie durchgeführt wurde. Aufgrund der geringen Patientenzahl kann daher die prognostische Bedeutung von intrathorakalen Lymphknotenmetastasen eines Nierenzellkarzinoms nicht endgültig beurteilt werden. Einzelerfahrungen lassen in der Präsenz positiver intrathorakaler Lymphknoten einen prognostisch ungüstigen Faktor vermuten (Mansour 1992). Der Stellenwert der hilären Lymphadenomektomie bei positiven Lymphknoten ist nicht bekannt. Einige Zentren führen wegen der zu erwartenden ungünstigen Prognose beim präoperativen radiologischen Nachweis von mediastinalen Lymphknoten keine Metastasenresektionen durch. Bei ausgeprägten intrathorakalen Lymphknotenvergrößerungen sollte unbedingt ein Zweittumor im Sinne eines primären Bronchialkarzinoms in die differentialdiagnostische Erwägung einbezogen werden. Eine Mediastinoskopie und Biopsie können häufig zur Klärung beitragen.

Therapie pulmonaler und extrapulmonaler Tumorprogredienz

Die hohe Wahrscheinlichkeit weiterer intrapulmonaler Tumorprogredienz (bzw. von Rezidiven) nach initial radikaler Metastasektomie erfordert häufig weitere sukzedane Rezidivexstirpationen. Es zeigte sich, daß wiederholte Mestastasektomien aufgrund pulmonaler Rezidive durchführbar sind und weder zur Erhöhung von Morbidität und Mortalität führen noch die ursprüngliche Prognose negativ beeinflussen, so daß für ein selektioniertes Patientengut mit resektablem Lungenrezidiv eine erneute Metastasektomie durchaus in Betracht gezogen werden sollte (Branscheid et al. 1992; DeKernion et al. 1992; Skinner et al. 1971). Des weiteren konnten Cerfolio et al. (1994) anhand von 30 Patienten zeigen, daß die Exstirpation weiterer extrapulmonaler Singulärmetastasen (überwiegend in Knochen, Gehirn und Abdominalhöhle) nach erfolgter radikaler pulmonaler Metastasektomie nicht mit einer Prognoseverschlechterung einhergeht. Fünfjahresüberlebensrate nach pulmonaler Metastasektomie 37,5 %.

Präoperative Immuntherapie

Die zunehmende Verbreitung der Immuntherapie zur Behandlung des metastasierenden Nierenzellkarzinoms mit Ansprechraten bis zu 33 % (Rosenberg et al.

1987) wirft die Frage auf, inwieweit eine Metastasektomie der Restfiliae bei partieller Remission sinnvoll ist. Bei retrospektiver Analyse multizentrischer Daten über die Wirksamkeit IL-2/LAK-Therapie beschrieben Kim u. Louie (1992) 11 Patienten, die nach partieller oder passager kompletter Remission an noch vorhandenen Metastasenfoci (bei 4 Patienten Lungenmetastasen) bis zum Status der „chirurgischen Vollremission" metastasektomiert wurden. Nach mittlerer Nachbeobachtungszeit von 21 Monaten waren alle Patienten am Leben, und es zeigte sich bei keinem Patienten eine weitere Metastase. In einer neueren Veröffentlichung aus dem National Cancer Institute (Bethesda, USA) dokumentierten Sherry et al. (1992) 16 Patienten mit meist multiplen Fernmetastasen eines Nierenzellkarzinoms, die im Anschluß an eine Immuntherapie überwiegend radikal metastasektomiert wurden. Nach 18monatiger Nachbeobachtungszeit betrug die geschätzte Überlebensrate 75%. Die Hälfte der Patienten mit radikal entfernten Lungenmetastasen zeigten in Nachbeobachtungszeiten zwischen 4 und 44 Monaten keine Anzeichen eines Rezidivs. Obwohl natürlich auch in dieser Studie aufgrund fehlender Kontrollgruppen ein Selektionseffekt wahrscheinlich ist, erscheint ein chirurgisch radikales Debulking nach Response einer Immuntherapie onkologisch durchaus sinnvoll.

Belege für einen generellen Überlebensvorteil nach induktiver Immuntherapie mit anschließender pulmonaler Metastasektomie sind jedoch bisher nicht vorhanden (Pogrebniak et al. 1992), so daß ihr Stellenwert gegenwärtig noch nicht beurteilt werden kann.

Resumee

Bei kritischer Prüfung des Stellenwerts pulmonaler Metastasektomien beim Nierenzellkarzinom besteht die Problematik darin, daß sich die bisher vorliegenden Studien hinsichtlich der Indikationsstellung zur Metastasektomie, der prä- und postoperativen systemischen Therapie und des operativen Verfahrens unterscheiden. Ein einheitliches Stagingsystem – vergleichbar dem TNM-System von primären Lungentumoren – existiert für Lungenmetastasen nicht, so daß Daten einzelner Zentren nur schwer miteinander vergleichbar sind. Des weiteren konnte bisher kein Zentrum vergleichbare, randomisierte Kontrollgruppen anführen. Zwar zeigen Literaturkontrollen von metastasierenden Nierentumoren ohne Metastasektomie mit 2,7–17% deutlich schlechtere Fünfjahresüberlebensraten (DeKernion et al. 1978; Maldazys u. DeKernion 1986; Riches 1984), jedoch werden bei diesen Daten weder eine mögliche Resektabilität der Metastasen noch eine Operationsfähigkeit des Patienten berücksichtigt. Der retrospektive Vergleich mit historischen, nichtoperierten Kollektiven ist zwiespältig. Aberg et al. (1980) konnten z. B. bei einer solchen Analyse keinen prognostischen Unterschied zwischen metastasektomierten und unbehandelten Patienten erkennen. Dies ist von besonderem Interesse, da die Prognose beim metastasierenden Nierenzellkarzinom hochsignifikant vom initialen „performance status" abhängt, so daß ein Überlebensvorteil nach durchgeführter Metastasenexstirpation maßgeblich in der

Operabilität per se begründet sein könnte. So berichten Maldazys u. DeKernion (1986) über eine insgesamte Fünfjahresüberlebensrate beim rein pulmonal metastasierenden (nicht metastasektomierten) Nierenzellkarzinom von 17%. Bei Multivarianzanalyse ihrer Daten unter Berücksichtigung einer durchgeführten Nephrektomie (also gegebener Operabilität) und eines metastasenfreien Intervalls von über 6 Monaten betrug die Fünfjahresüberlebensrate dieser selektionierten Patientengruppe schon beachtliche 37%.

Insgesamt sind die Ergebnisse der pulmonalen Metastasenchirurgie überzeugend, die Langzeiterfahrungen zeigen bei fortgeschrittenem Tumorstadium bei ausgewähltem Patientengut eine eindrucksvolle Langzeitprognose, so daß Studien mit randomisierten Armen – Metastasektomie vs. „wait and see" bei radikaloperablen Lungenfiliae – unseres Erachtens heutzutage nicht mehr vertretbar sind.

Bei der Patientenselektion sind folgende Kriterien von Bedeutung:

1) erfolgte Tumornephrektomie,
2) Möglichkeit zur radikalen Entfernung aller pulmonalen Filiae,
3) kalkulierbares Operationsrisiko und ausreichende pulmonale Reserven,
4) Kontrollierbarkeit einer möglichen extrapulmonalen Metastase.

Daneben muß der biologische Zustand des Patienten im Hinblick auf Operationsrisiko und zu erwartenden Krankheitsverlauf berücksichtigt werden. Ausgeprägte Tumorkachexie, eingeschränkte kardiale Funktion, hohes Patientenalter und tumorunabhängige konsumierende Erkrankungen limitieren die Indikation. Eine operativ zugängliche extrapulmonale Fernmetastase ist dagegen keine Kontraindikation zur pulmonalen Metastasektomie, da sich die Prognose nach der Exstirpation einer extrapulmonalen Metastase nicht verschlechtert. Die Frage nach der Bedeutung der oben angeführten prognostischen Parameter (die Radikalität des Eingriffs ausgenommen) für die Patientenselektion kann nur im Zusammenhang mit den differentialtherapeutischen Optionen des nachsorgenden Arztes gestellt werden. Chemo- und Strahlentherapie sind wirkungslos. Die Immuntherapie zeigt in bis zu etwa 1/3 der Fälle Remissionen, allerdings meist nur partiell und temporär, so daß auch Patienten mit möglicherweise schlechter Prognose bei noch nicht definitiver Validität der einzelnen Parameter nicht a priori von der Metastasektomie ausgeschlossen werden sollten.

Bei asynchron auftretenden Lungenmetastasen erscheint die Metastasektomie – unabhängig von Lokalisation und Anzahl der Lungenmetastasen – unter radikaler Intention als Therapie der Wahl. Bei Patienten in gutem Allgemeinzustand mit Nierenzellkarzinom und simultanen resektablen Lungenmetastasen halten wir daher eine Nephrektomie mit anschließender Metastasektomie aufgrund fehlender suffizienter Therapiealternativen für sinnvoll. Bei gegenwärtig nichtresektablen Lungenmetastasen führen wir eine palliative Nephrektomie zur Gewinnung von Tumorvakzine durch. Stellt sich unter der Immuntherapie eine pulmonale Remission ein, die eine radikale Metastasektomie ermöglicht, wird diese sukzedan durchgeführt.

Eine nichtradikale Resektion von Lungenmetastasen ist onkologisch unsinnig, allerdings kann sich eine radikale Inoperabilität, entsprechend der oft unzureichenden Sensivität der präoperativen Diagnostik, manchmal erst intraoperativ herausstellen. Resektionen unter palliativer Intention können bei Blutungen, Stenosen im Brochialbaum allein oder in Kombination mit Sekretretention, Retentionspneumonien oder aufgrund von Ventilmechanismen mit Airtrapping notwendig werden (Anyanwu et al. 1991).

Natürlich kann die pulmonale Metastasektomie im Hinblick auf die hohe Rate der pulmonalen Rezidive und der weiteren Tumormetastasierung in den meisten Fällen nicht als Curatio, sondern eher als Langzeitpalliation gesehen werden, und sicher kann von den operierten Patienten nur ein Teil definitiv geheilt werden. Für die meisten Patienten bedeutet die pulmonale Metastasenentfernung aber eine Lebensverlängerung. Außerdem muß, neben dem möglichen Überlebensvorteil einer pulmonalen Metastasektomie, die positive und nicht zu unterschätzende psychologische Auswirkung auf die Lebensqualität eines Patienten mit metastasiertem Tumorleiden, der nach einem Eingriff mit akzeptabler postoperativer Morbiditäts- und Mortalitätsrate chirurgisch tumorfrei ist, in die therapeutischen Erwägungen einbezogen werden.

Literatur

Aberg T, Malmberg KA, Nilsson B, Nou E (1980) The effect of metastasectomy: fact or fiction? Ann Thorac Surg 30:378–384

Anyanwu E, Probst G, Branscheid D, Krysa S, Bülzebruck H, Vogt-Moykopf I (1991) Operative Therapie von Lungenmetastasen. In: Drings P, Vogt-Moykopf I (Hrsg) Thoraxtumoren. Springer, Berlin Heidelberg New York Tokyo, S 452–475

Barney JD, Churchill EJ (1939) Adenocarcinoma of the kidney with metastasis to the lung: cured by nephrectomy and lobectomy. J Urol 42:269

Boring CC, Squires TS, Tong T (1991) Cancer statistics. Cancer 41:19–36

Branscheid D, Krysa S, Stoelben E et al. (1992) Chirurgische Therapie von Lungenmetastasen beim Nierenzellkarzinom – Diagnostik, Strategie, Ergebnisse. Akt Urol 23:106–112

Branscheid D, Krysa S, Wollkopf G et al. (1992) Does ND-YaG-laser extend the indication for resection of pulmonary metastases? Eur J Cardiothorac Surg 6:590–597

Cerfolio RJ, Allen MS, Deschamps C et al. (1994) Pulmonary resection of metastatic renal cell carcinoma. Ann Thorac Surg 54:339–344

DeKernion JB, Ramming KP, Smith RB (1978) The natural history of metastatic renal cell carcinoma: a computer analysis. J Urol 120:148–152

Dernevik L, Berggren H, Larsson S, Roberts D (1985) Surgical removal of pulmonary metastases from renal cell carcinoma. Scand J Urol Nephrol 19:133–137

Dineen MK, Pastore RD, Emrich LJ, Huben RP (1988) Results of surgical treatment of renal cell carcinoma with solitary metastasis. J Urol 140:277–279

Golimbu M, Joshi P, Sperber A et al. (1986) Renal cell carcinom: survival and prognostic factors. Urology 27:291–301

Katzenstein AL, Purvis R Jr, Gmelich J, Askin F (1978) Pulmonary resection for metastatic renal adenocarcinoma. Cancer 41:712–723

Kim B, Louie AC (1992) Surgical resection following Interleukin 2 therapy for metastatic renal cell carcinoma prolongs romission. Arch Surg 127:1343–1347

Maldazys JD, DeKernion JB (1986) Prognostic factors in metastatic renal carcinoma. J Urol 136:376–379

Mansour KA (1992) Discussion on Progrebniak et al. (1992). Ann Thorac Surg 54:38

Middleton RG (1967) Surgery for metastatic renal carcinoma. J Urol 97:973

Pogrebniak HW, Haas G, Linehan WM, Rosenberg SA, Pass HI (1992) Renal cell carcinoma: resection of solitary and multiple metastases. Ann Thorac Surg 54:33–38

Probst G, Bülzebruck H, Branscheid D, Krysa S, Schirren J, Vogt-Moykopf I (1991) Prognostische Faktoren in der chirurgischen Therapie von Lungenmetastasen. In: Drings P, Vogt-Moykopf I (Hrsg) Thoraxtumoren. Springer, Berlin Heidelberg New York Tokyo, S 439–451

Riches E (1984) The natural history of renal tumors. In: Riches E (ed) Tumors of the kidney and ureter. Churchill Livingstone, Edingburgh, pp 124–134

Rosenberg SA, Lotze MT, Muul LM et al. (1987) A progress report on the treatment of 157 patients with advanced cancer using lymphokine-activated killer cells and interleukin-2 or high dose interleukin-2 alone. N Engl J Med 316:889–897

Sherry RM, Pass HI, Rosenberg SA, Yang JC (1992) Surgical resection of metastatic renal cell carcinoma and melanoma after response to interleukin-2-based immunotherapie. Cancer 69:1850–1855

Skinner DG, Colvin RB, Vermillion CD, Pfister RC, Leadbetter WF (1971) Diagnosis and management of renal cell carcinoma. A clinical and pathologic study of 309 cases. Cancer 28:1165

Takita H, Merrin C, Didolkar MS, Doublas HO, Edgerton F (1977) Surgical management of multiple lung metastases. Ann Thorac Surg 24:359–363

Thrasher JB, Clark JR, Cleland BP (1990) Surgery for pulmonary metastases from renal cell carcinoma. Urology 35:487–491

Tolia BM, Whitmore WF Jr (1975) Solitary metastasis from renal cell carcinoma. J Urol 114: 836–838

Vogt-Moykopf I, Meyer G (1989) Median sternotomy in resection of pulmonary metastases. In: Martini N, Vogt-Moykopf I (eds) Thoracic surgery: frontiers and uncommon neoplasms, vol 5. Mosby, St. Louis Baltimore, pp 124–148

Vogt-Moykopf I, Probst G, Buelzebruck H, Merkle NM, Drings P (1988) Ergebnisse der Operationen von Lungenmetastasen bei Weichteilsarkomen. Z Herz Thorax Gefäßchir 2:4–12

Möglichkeiten der chirurgischen Therapie von Knochenmetastasen des Nierenzellkarzinoms

W. Friedl

Das Auftreten von Knochenmetastasen ist immer ein Zeichen einer Dissemination des Tumorleidens, das mit einer Prognoseverschlechterung einhergeht. Die Prognoseverschlechterung ist jedoch nicht durch die Knochenmetastase an sich bedingt (Manegold et al. 1988; Krebs 1978; Langendorff et al. 1987). Sie ist vielmehr in der Regel erstes Zeichen einer diffusen Organmetastasierung. Patienten mit Knochenmetastasen, die zu drohenden oder eingetretenen pathologischen Frakturen führen, haben eine kurze Restlebenserwartung von durchschnittlich 5–15 Monaten (Dittel u. Marklin 1985; Friedl et al. 1986; Langendorff et al. 1987). Es ist deshalb immer eine sofortige Wiederherstellung durch eine funktionsstabile und im Bereich der unteren Extremität und des Stammskelettes auch belastungsstabile Versorgung erforderlich. Dies ermöglicht einen kurzen stationären Aufenthalt und die schnelle Reintegration der Patienten in ihr prästationäres Umfeld.

Die Zahl der Patienten, die wegen einer pathologischen Fraktur durch Metastasen chirurgisch behandelt werden müssen, zeigt in den letzten Jahren, nicht nur in unserer Klinik, eine erhebliche Inzidenzzunahme (Abb. 1). Dabei kommt es zu wesentlichen Verschiebungen im Spektrum der Grunderkrankungen (Abb. 2) wie auch in den Erkrankungsstadien. Zu diesen Veränderungen hat eine Reihe von Faktoren beigetragen. Die ansteigende Zahl der Patienten ist zum einen auf eine bessere Nachsorge der Karzinompatienten und damit dem früheren Nachweis von Metastasen durch die breite Anwendung von Szintigraphie, CT, NMR und Sonographie zurückzuführen. Zum anderen spielen auch die verbesserten Therapiemöglichkeiten der primären Malignome, die das Erleben von frakturgefährdeten Knochenmetastasen oft erst ermöglicht, eine wesentliche Rolle. Andere systemische Therapieansätze wie die Osteoklasteninaktivierung durch Bisphosphonate (Clodronat) haben bei konsequenter und früher Anwendung jedoch auch zu einer erheblichen Reduktion der Anzahl pathologischer Frakturen z.B. bei Mammakarzinompatientinnen geführt. (Herrmann 1992; Krempien u. Manegold 1992). Die Möglichkeiten dieser Therapieansätze zur Verhinderung osteolytischer Metastasen werden in der Zukunft noch wesentlich größere Bedeutung erlangen. Diese Veränderungen der Diagnose- und Therapiemöglichkeiten führen einerseits Patienten in einem relativ frühen Metastasenstadium zur chirurgischen Therapie, andererseits werden jedoch auch Patienten mit sehr weit fortgeschrittenem Tumorleiden von einer weiteren Therapie zur Lebensqualitätserhaltung nicht mehr ausgeschlossen.

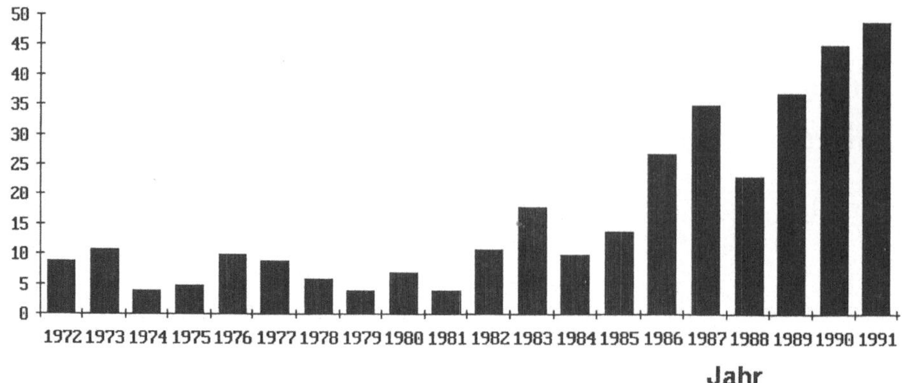

Abb. 1. Anzahl der Patienten mit pathologischen Frakturen und Metastasen im eigenen Krankengut zwischen 1972 und 1992

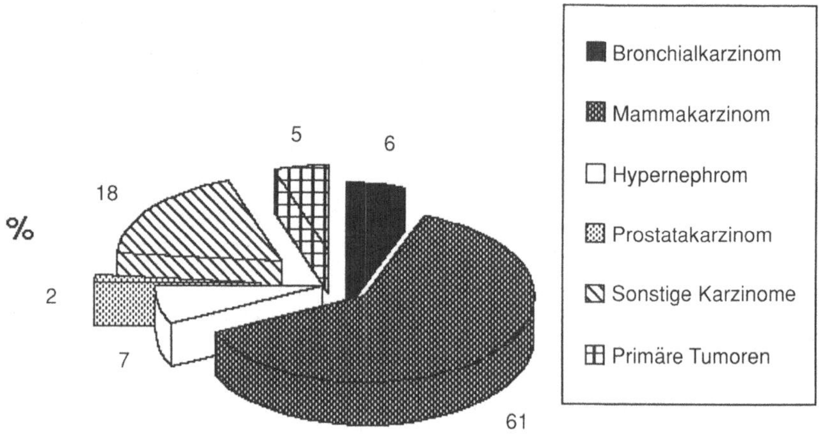

Abb. 2a,b. Veränderungen des Primärtumorspektrums bei Patienten mit Knochenmetastasen. **a** Patientengut 1972–1982, **b** Patientengut 1982–1989

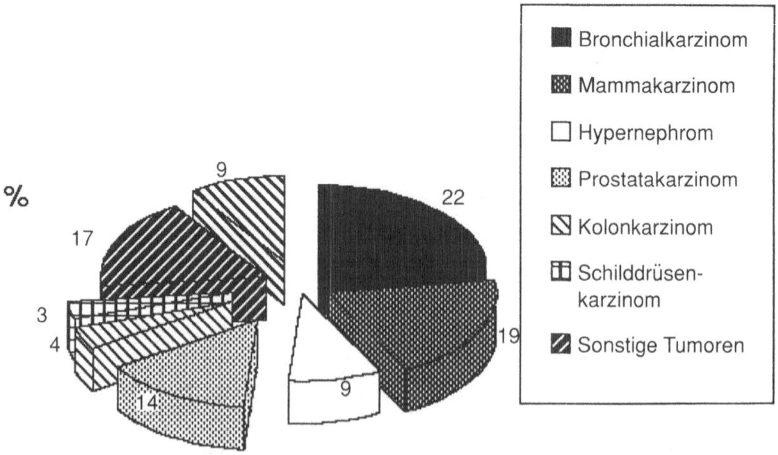

Tabelle 1. Einflußfaktoren auf Inzidenz, Zeitpunkt und Primärtumorspektrum chirurgischer Eingriffe bei Knochenmetastasen

Einflußgröße	Nachsorge	Diagnostische Möglichkeiten	Systemische Therapie	Bisphosphonate	Chirurgische Möglichkeiten
Einflußrichtung					
Inzidenz-erniedrigung				+ +	
Inzidenz-erhöhung	+ + +	+ + +	+ +		+ + +
Zeitpunkt	früher	früher	früh + spät	spät	früher
Primärtumor Spektrum				Mammakarzinom Erniedrigung	

Für die Zunahme der chirurgischen Therapie von Knochenmetastasen spielen auch die wesentliche Verbesserung der Implantate, der Osteosynthesetechniken und das Vorhandensein von chirurgischen Zentren mit Schwerpunkten in der Wiederherstellungschirurgie des Bewegungsapparates eine wesentliche Rolle (Tabelle 1). Die Entwicklung dieser Möglichkeiten hat in der Behandlung von Knochenmetastasen der Extremitäten mit Frakturgefahr zu einem weitgehenden Verdrängen der primären Strahlentherapie geführt.

Chirurgisch relevante Aspekte der Tumorbiologie von Knochenmetastasen

Die *Verteilung von Knochenmetastasen* im Skelett entspricht weitgehend der Durchblutung des Skelettes. Die stammfernen Skelettanteile sind jedoch noch seltener Sitz von Knochenmetastasen, als dies dem Durchblutungsunterschied zu den stammnahen Extremitäten und dem Stammskelett selbst entspricht. Die Mehrzahl der Metastasen langer Röhrenknochen entsteht durch primären Befall des Knochenmarks und sekundärer Kortikaliszerstörung (Krebs 1978). Daher sind Metastasen in erster Linie im Bereich spongiöser Sklettanteile wie Wirbelsäule und Becken und im Markraum langer Röhrenknochen anzutreffen (Abb. 3a). Es finden sich jedoch auch Metastasen, die direkt von der Kortikalis ausgehen. Die primäre oder sekundäre *Kortikaliszerstörung* sind von wesentlicher biomechanischer Bedeutung für das Auftreten pathologischer Frakturen (Fidler 1981; Galasko 1974; MeBroom et al. 1988; Menck et al. 1988; Mirels 1989). Im Gegensatz zur Metastasenverteilung treten *pathologische Frakturen oder drohende Frakturen* in erster Linie im Bereich der am meisten belasteten Skelettabschnitte auf. Dies sind vor allem Femur und Humerus, wie auch aus der Analyse unseres Krankengutes ersichtlich (Abb. 3b).

Die *Inzidenz von Knochenmetastasen* ist auch in hohem Maße von der *Art des Primärtumors* abhängig. Bei Tumoren mit gleichhoher Gesamtmetastasenrate unterscheidet sich die Inzidenz von Knochenmetastasen erheblich (Rieden 1988)

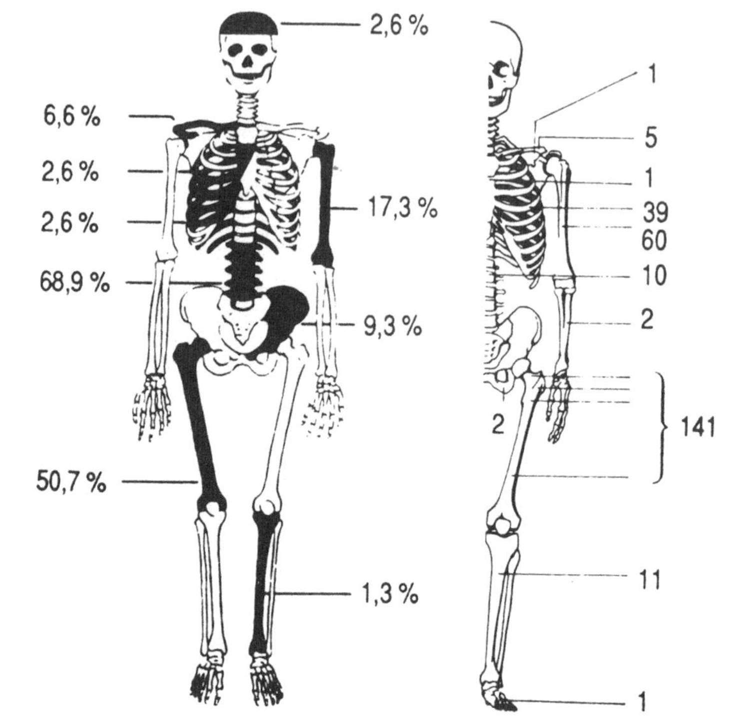

Abb. 3. a Verteilung der Knochenmetastasen im Skelett. (Nach Hecht et al. 1979). **b** Lokalisation der pathologischen Frakturen im eigenen Krankengut

(Tabelle 2). Die Unterschiede der Knochenmetastasenraten werden heute auf die unterschiedlichen Eigenschaften verschiedener Tumorzellen, Knochenresorption zu induzieren, zurückgeführt (Krebs 1978). Damit hängt auch der Unterschied zwischen der sehr viel häufiger nachweisbaren Mikrometastasierung und der oft sehr viel späteren Manifestation einzelner Metastasen zusammen. Der Nachweis von einzelnen Tumorzellen im Knochenmark mit Hilfe immunhistologischer Methoden, wie dies seit vielen Jahren bei Mammakarzinompatientinnen bekannt ist, hat keine gesicherte prognostische Bedeutung in bezug auf das spätere Auftreten von klinisch manifesten Skelettmetastasen (Krebs 1978; Lies u. Rhen 1984).

Die Tumoren mit den häufigsten Knochenmetastasen sind das Mammakarzinom, das Hypernephrom, das Bronchialkarzinom, das Prostatakarzinom und das Schilddrüsenkarzinom. Dabei ist der Anteil des Prostatakarzinoms als Ursache pathologischer Frakturen wesentlich niedriger, als dies seiner Metastaseninzidenz entspricht. Dies ist darauf zurückzuführen, daß Prostatakarzinommetastasen meist osteoplastisch und somit wenig frakturgefährdet sind (Tabelle 3). Durch den Einsatz der *Bisphosphonate* haben wir in den letzten 5 Jahren in unserem Krankengut bei eingetretenen oder drohenden pathologischen Frakturen einen

Tabelle 2. Inzidenz von Knochenmetastasen bei verschiedenen Primärtumoren. (Nach Rieden 1988)

Tumor	Metastaseninzidenz [%]
Mammakarzinom	50–85
Prostata	50–85
Lunge	19–50
Niere	23–50
Schilddrüse	19–50
Magen	2–17
Kolon	9–11

Tabelle 3. Osteolytische und osteoplastische Metastasen als Ursache pathologischer Frakturen im eigenen Krankengut

	[%]
Osteolytische Metastasen	76,6
Gemischte Metastasen	12,3
Osteoplastische Metastasen	11,1

rasanten Rückgang des Anteils der Mammakarzinommetastasen festgestellt (Abb. 2). Die *Metastasenverteilung* und die *Metastasenanzahl* unterscheidet sich ebenfalls zwischen den verschiedenen Primärkarzinomen. Solitäre oder singuläre Metastasen sind typisch für das Hypernephrom. Distal in den Extremitäten lokalisierte Metastasen sind in erster Linie beim Bronchialkarzinom anzutreffen (Becker 1992). Festzustellen bleibt jedoch, daß auch alle anderen Karzinome und Lymphome Ursache einer Metastase und dadurch einer pathologischen Fraktur sein können.

Diagnose und Differentialdiagnose der Knochenmetastasen

Konventionelle Röntgendiagnostik und Szintigraphie

Die o. g. tumorbiologischen Merkmale der Knochenmetastasen sind entscheidend für den Einsatz diagnostischer Methoden zum Nachweis von Knochenmetastasen. Über viele Jahre war die routinemäßige Durchführung von Röntgenübersichtsaufnahmen des Beckens oder der Wirbelsäule bei Mammakarzinompatientinnen üblich. Bei der sehr geringen Sensitivität der Röntgenübersichtsaufnahme spricht die Kosten-/Nutzenanalyse eindeutig gegen ein solches Vorgehen. Die Knochendestruktion ist in den Röntgenübersichtsaufnahmen nur bei einem Knochensubstanzverlust von über 50 % zu erkennen. Auch der routinemäßige Einsatz der Skelettszintigraphie scheint nach neueren Untersuchungen für das Mammakarzinom und erst recht für das Hypernephrom nicht gerechtfertigt (Gulenchyn u. Papoff 1987; Monnypenny et al. 1984). Vielmehr sollte diese Screeningmethode nur bei symptomatischen Patienten im Rahmen der Tumornachsorge eingesetzt werden. Zu bedenken ist jedoch auch, daß insbesondere bei Plasmozytom- und Hypernephrompatienten szintigraphisch negative Knochenmetastasen auftreten können (Peiss u. Bohndorf 1992; Rieden 1988).

Die Szintigraphie ist nur bei einer Aufbauaktivität des Knochens positiv, wie dies bei osteoplastischen oder gemischten Metastasen, aber auch bei allen reaktiven entzündlichen oder degenerativen Prozessen der Fall ist. Rein osteolytische Metastasen, die gehäuft beim Hypernephrom auftreten, sind dagegen szintigraphisch negativ (Krebs 1978; Peiss u. Bohndorf 1992; Rieden 1988). Rieden berichtet in einer umfangreichen Studie über 4% falsch-negative Szintigramme bei Knochenmetastasen. Monnypenny fand dagegen bei 45 Metastasen 12 falsch-negative Befunde. Die Szintigraphie bietet jedoch als Screeningmethode bei symptomatischen Patienten den Vorteil der gesamten Skelettdarstellung. Bei symptomatischen Patienten muß jedoch auch bei negativem Szintigramm an den Einsatz anderer Methoden zur Abklärung eines Skelettbefundes gedacht werden (Gulenchyn u. Papoff 1987; Peiss u. Bohndorf 1992; Rieden 1988). Als erstes sollte bei symptomatischen Patienten sowie bei einem positivem szintigraphischem Befund immer eine Röntgenuntersuchung des befallenen Skelettabschnitts in 2 Ebenen erfolgen. Eine etwas genauere Analyse der Skelettdestruktion ist mit Hilfe einer konventionellen Tomographie möglich.

Sonographie

Im Bereich der Extremitäten und oberflächlich gelegener Stammskelettanteile muß auch an die Möglichkeiten der Sonographie gedacht werden. Bei Metastasen, die zu einer Knochenoberflächenzerstörung geführt haben, können die Destruktion, die Weichteilinfiltration und auch die Vaskularität der Läsion mit Hilfe eines Hochfrequenzschallkopfes (5–7, 5 MHz) bei noch unauffälligem Röntgen- und Szintigraphiebefund dargestellt werden (Mende et al. 1992) (Abb. 4). Das Ausmaß der Weichteilinfiltration oder ein reiner Weichteilprozeß sind mit Hilfe der Ultraschalluntersuchung ebenfalls zu erkennen.

CT und Kernspinntomographie

Im Bereich der Wirbelsäule und des Beckens sind diese Untersuchungsmethoden unerläßlich für eine genaue Operationsplanung. Sie ermöglichen die Erkennung sowohl der knöchernen Zerstörung der Infiltration des Spinalkanales und Verdrängung des Rückenmarks wie auch die Beteiligung dorsaler Strukturen des Wirbels, den Befall benachbarter Segmente oder im Bereich des Beckens die Nähe zum Hüftgelenk oder dessen Befall.

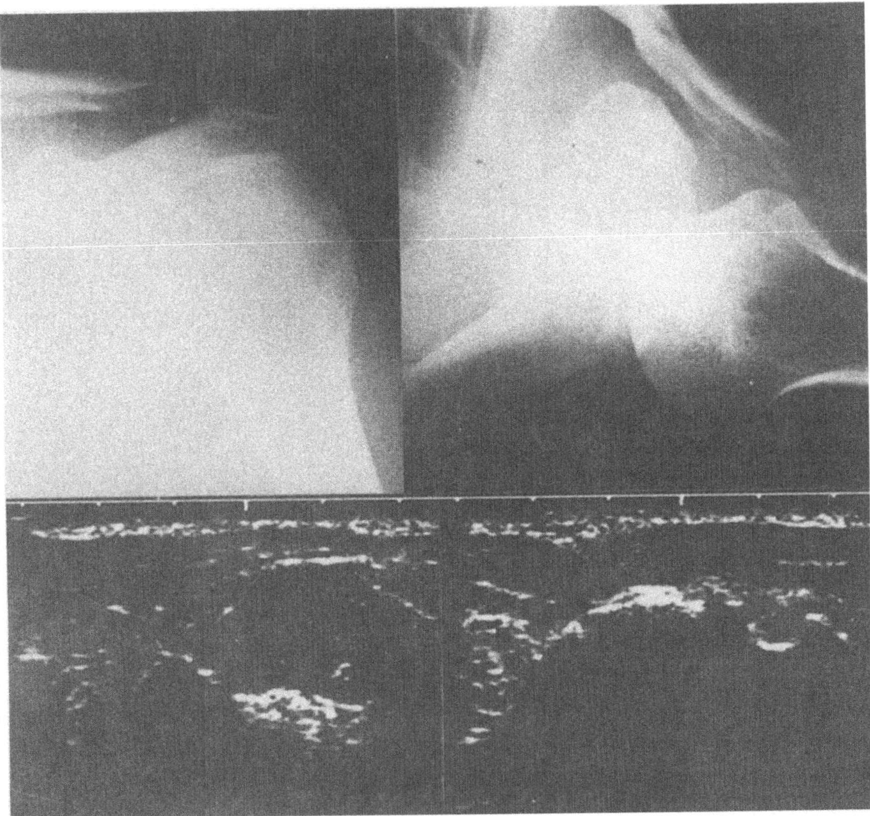

Abb. 4. Klinisches Beispiel eines negativen Röntgenbefundes und Szintigramms bei positivem Metastasennachweis durch Sonographie im Bereich der ventralen Fläche des Humeruskopfes (Sulcus intertubercularis). Der normale Sonographiebefund ist zum Vergleich dargestellt

Die Computer- oder Kernspintomographie spielen aber auch eine wesentliche Rolle in der Diagnose von Knochenmetastasen im Bereich der Extremitäten.

Zur genauen Beurteilung der intramedullären Ausdehnung der Metastase, der Weichteilinfiltration aber auch benachbarter Strukturen, des Vorhandenseins nekrotischer Metastasenanteile, der Nähe zu einem Gelenk oder dessen Befall ist eine CT-oder NMR-Untersuchung erforderlich. Dabei hat die CT den Vorteil einer besseren Darstellung der Knochendestruktion und die NMR einer besseren Darstellung der Weichteilinfiltration (Peiss u. Bohndorf 1992) (Abb. 5). Die Weichteilinfiltration kann auch an den Extremitäten z.B. in Gelenknähe, bei dünnem Weichteilmantel oder bei der Frage der Gefäß- und Nerveninfiltration von praktischer Bedeutung sein. Diese kostenintensiveren Methoden sollten daher im Bereich der Extremitäten immer bei gelenknaher Lokalisation oder großen Metastasen eingesetzt werden, sofern bei dem Patienten ein metastasenresezierender Eingriff möglich ist.

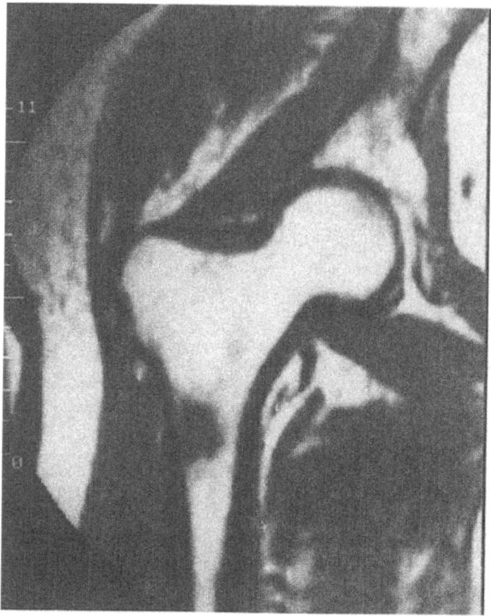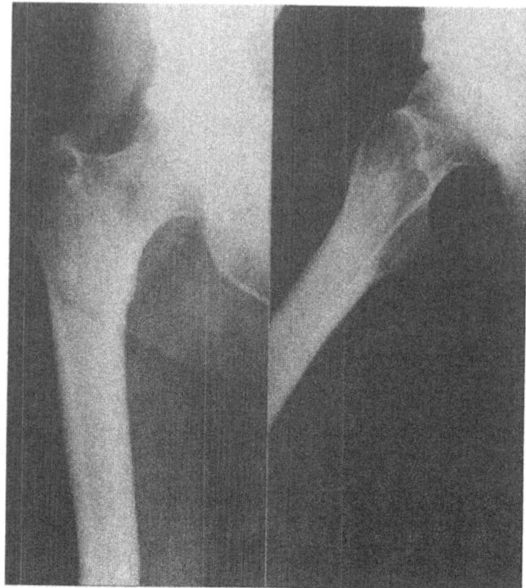

Abb. 5. a Markraummetastasennachweis im NMR, **b** bei negativem Röntgenbefund im subtrochanteren Femurbereich

Tabelle 4. Wertigkeit diagnostischer Verfahren bei Knochenmetastasen der Extremitäten

Untersuchungsmethode	Sensitivität	Spezifität	Knochen-darstellung	Weichteil-darstellung	Vaskularität
Szintigraphie	hoch	sehr gering	gut	–	–
Röntgenübersicht	sehr gering	hoch	gut	–	–
Konventionelle Tomographie	gering	hoch	gut	–	–
CT	sehr hoch	hoch	sehr gut	gut	–
NMR	sehr hoch	sehr hoch	gut	sehr gut	gut
Biopsie	sehr hoch	sehr hoch	sehr gut	sehr gut	gut
Angiographie	gering	gering	gut	gut	sehr gut

Biopsie

Bei Patienten *ohne bekannten Primärtumor oder Metastasierung* muß auch an das Vorliegen eines primären Zweittumors oder an nichtmaligne Veränderungen gedacht werden. In diesen Fällen sollte vor der definitiven chirurgischen Therapie eine *offene Biopsie* erfolgen. Hat der Tumor eine Weichteilkomponente, kann die histologische Untersuchung auch intraoperativ unter Schnellschnittbedingungen durchgeführt werden. Dies vermeidet unnötige radikale Eingriffe bei benignen Läsionen sowie Eingriffe mit einer ungenügenden lokalen Radikalität bei einem primären Knochentumor.

Die Knochenmarkspunktion und der Nachweis von sog. Mikrometastasen durch immunhistologische Methoden ist eine sehr sensitive Methode. Die biologische Wertigkeit dieser Tumorzellen im Knochenmark ist jedoch nicht bekannt (Krebs 1978). Nach Fiedler (1987) sind dies in der Regel auch keine Mikrometastasen, da eine Extravasation der Tumorzellen nicht stattgefunden hat. Diese Mikrometastasen sind für die Knochenmetastasenchirurgie mit Sicherheit nicht relevant. Nach Untersuchungen von Mansi et al. (1987) ist der Befund der immunzytologisch nachweisbaren Tumorzellen im Knochenmark nach Entfernung des Primärtumors reversibel. Die biologische Wertigkeit dieser Knochenmarktumorzellen scheint auch zwischen den einzelnen Primärtumoren verschieden zu sein (Krebs 1978) (Tabelle 4).

Operationsindikation

Für die Operationsindikation beim Vorliegen einer Skelettmetastase sind 3 Fragen zu beantworten:

- Bei *welchem Patienten*?
- Zu *welchem Zeitpunkt* soll eine chirurgische Versorgung erfolgen?
- Welches Operationsverfahren ist für den einzelnen Patienten anzuwenden?

Die Kriterien zur Beurteilung dieser Fragen sind im wesentlichen die gleichen und werden daher nachfolgend zusammen dargestellt.

Bei der Operationsindikation einer gesicherten Knochenmetastase der Extremitäten sind folgende Faktoren zu berücksichtigen, die einerseits *Metastasen-*, andererseits *Patientencharakteristiken* betreffen (Tabelle 5).

Als Bewertungsgrundlage sollen hier die Analyse des eigenen Krankengutes und vergleichbare Literaturangaben dienen. Es werden Daten aus folgenden eigenen Untersuchungen verwendet:

Tabelle 5. Operationsindikationen bei Knochenmetastasen

Patientencharakteristiken	Metastasencharakteristiken
Alter	Primärtumor
Lebenserwartung	Anzahl der Metastasen
Tumorausbreitung	Metastasenausdehnung
Tumorausbreitungsdynamik	Metastasenlokalisation/
Allgemeinzustand	Belastung durch Operation
Belastbarkeit	Schmerzbelastung
Sonstige Erkrankungen	Osteolyse
	Drohende Fraktur
	Eingetretene Fraktur
	Vaskularität
	Alternative Therapiemöglichkeiten

- Patientengut mit pathologischen Frakturen und Knochenmetastasen von 1972–
  1982: 76 Patienten mit 135 Frakturen; davon wurden 51 Patienten mit 80
  Frakturen chirurgisch versorgt (Friedl et al. 1986).
- Patientengut mit pathologischen Frakturen und Knochenmetastasen 1982–
  1990: 136 Patienten mit 169 chirurgisch versorgten Frakturen (Friedl 1992a).
- Vergleich der Behandlungsergebnisse der gelenkerhaltenden proximalen
  Femurresektion und Doppelplattenverbundosteosynthese (DPVO) (30 Patien-
  ten) und der Hüftgelenkstumorprothesenimplantation (30 Patienten) im Be-
  handlungszeitraum 1985–1990 (Friedl 1992b).
- Biomechanische Untersuchungen zur Belastbarkeit bei nichtosteotomierten
  Femora und nach subtrochanterer Resektion und DPVO an Leichenfemora von
  über 60 Jahre alten Verstorbenen (Friedl et al. 1986).

Die wesentlichen Daten dieser Untersuchungen sind an den o.g. Stellen
veröffentlicht. Details der Untersuchungen können dort eingesehen werden.

Patientencharakteristiken

Alter

Das chronologische Alter ist nur ein Anhaltspunkt und nicht als absolute Grenze
anzusehen. Eine Altersgrenze der Operabilität gibt es nicht. Das biologische Alter
kann jedoch Einfluß auf die zu wählende operative Therapie im Sinne eines
resezierenden oder nichtresezierenden Verfahrens haben.

Lebenserwartung

Die Lebenserwartung der Patienten mit Knochenmetastasen, die von 1972–1982 in
unserer Klinik behandelt wurden, betrug 10,8 Monate. In dem Patientengut von
1982–1989 war die durchschnittliche Überlebenszeit, entsprechend dem höheren
Anteil von Bronchialkarzinompatienten, mit 7,5 Monaten deutlich niedriger
(Abb. 6). Die Lebenserwartung der Patienten mit drohenden pathologischen
Frakturen war mit 14,9 Monaten wesentlich länger als bei den Patienten mit
eingetretenen pathologischen Frakturen (5 Monate). Auch der Primärtumor und
das Geschlecht haben einen deutlichen Einfluß auf die Lebenserwartung der
Patienten. Der Geschlechtseinfluß ist dabei weitgehend auf die Unterschiede in
der Primärtumorverteilung zurückzuführen. Die mittlere Überlebenszeit von
Bronchialkarzinompatienten beträgt nach Harrington (1981) und Wannenmacher
et al. (1992) nur 3,6–4 Monate. Bei Mammakarzinom- und Prostatakarzinom-
patienten beträgt diese dagegen 20–29,3 Monate. Die mittlere Überlebensdauer
der Hypernephrompatienten ist etwas geringer als die der Patienten mit
Mammakarzinom.

   Die Lebenserwartung der Patienten muß daher sowohl bei der Entscheidung
zur Art der lokalen Therapie – einer operativen oder Strahlentherapie – wie auch
bei der Wahl des Operationsverfahrens berücksichtigt werden. Es sollte immer

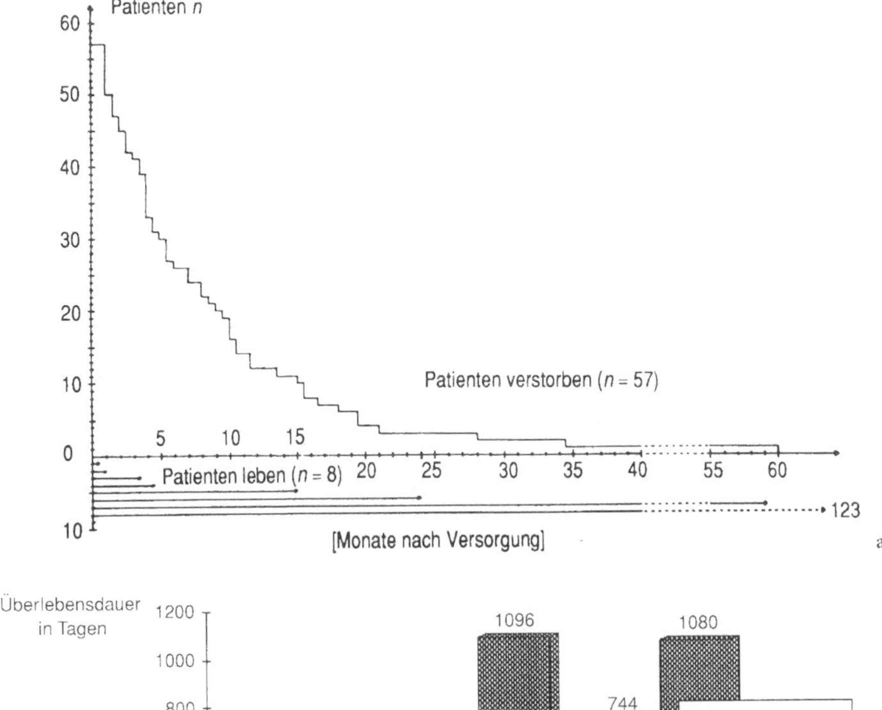

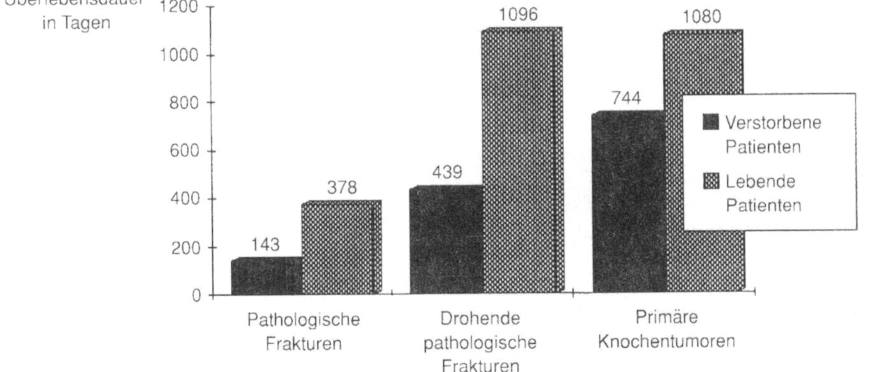

Abb. 6a,b. Überlebenszeit der Patienten mit pathologischen Frakturen. **a** Absterbekurve der Patienten mit pathologischen Frakturen 1972–1982. **b** Überlebenszeit der Patienten mit drohenden und eingetretenen pathologischen Frakturen 1982–1989

eine *dringliche und belastungsstabile Versorgung* erfolgen. Dazu, aber auch um eine lokale Tumorprogredienz zu vermeiden, muß eine Resektion der Metastase und eine Kontinuitätswiederherstellung durch Verbundosteosynthesen oder Prothesen erfolgen. Zwei wesentliche Gefahren bedrohen das Behandlungsergebnis bei pathologischen Frakturen durch Metastasen: das Auftreten eines lokalen Rezidivs mit erneuter Instabilitätsgefahr bei unzureichender primärer operativer Radikalität (Abb. 7) und die unzureichende Berücksichtigung der biomechanischen Belastung des befallenen Skelettabschnittes mit Auftreten eines Ermüdungsbruchs (Abb. 8).

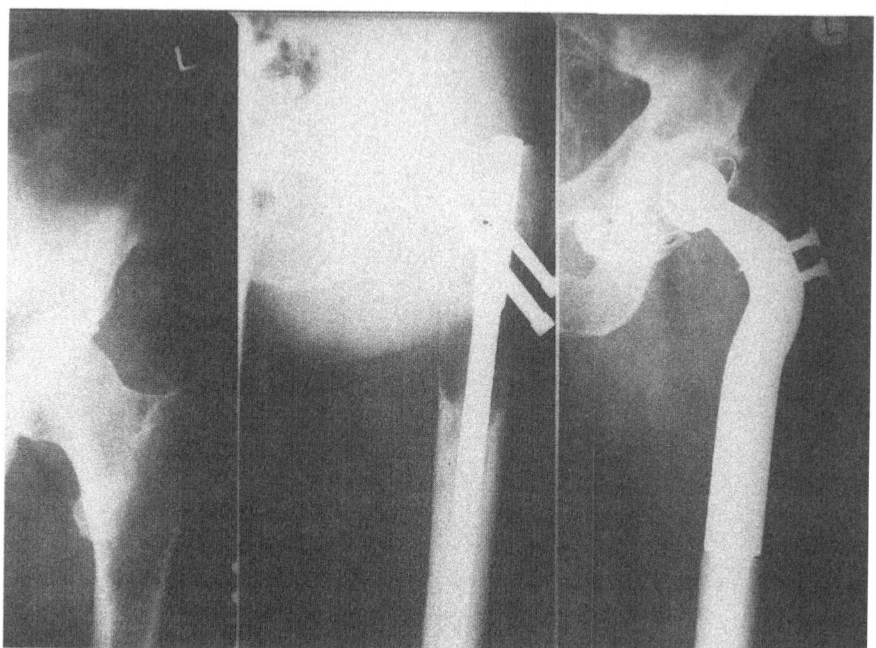

Abb. 7. Lokale Turmorprogredienz nach Deltanagelosteosynthese und lokaler Bestrahlung mit 40 Gy bei subtrochanterer Femurmetastase. Die Extremität war nach 3 Monaten völlig gebrauchsfähig. Deshalb erfolgte eine proximale Femurresektion und Tumorprothesenimplantation. Weitere 6 Monate später entwickelte der Patient eine Metastase im Bereich des distalen Nagelendes

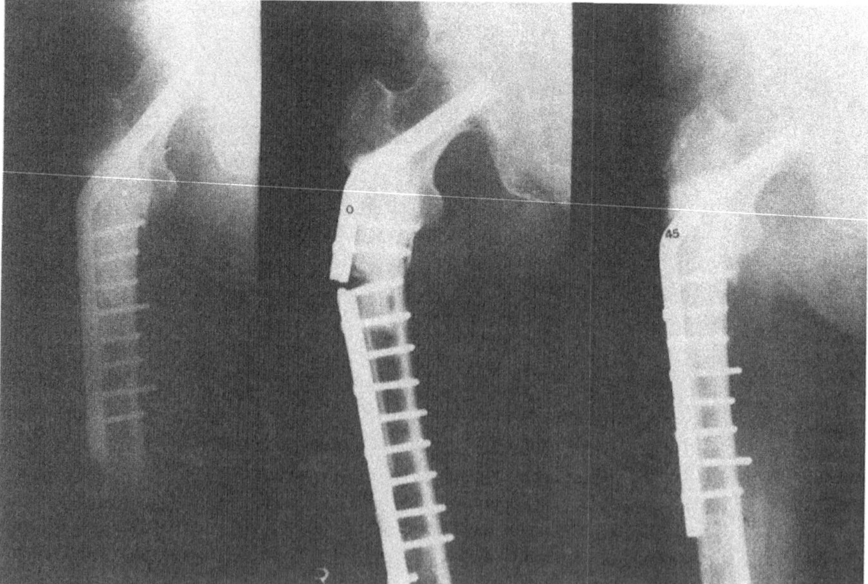

Abb. 8. Instabilität bei unzureichender Beachtung der biomechanischen Belastung des Skelettes. Bei einfacher Winkelplattenverbundosteosynthese wegen pathologischer Femurfraktur ist es 2mal zu einem Ermüdungsbruch bei fehlender medialer knöcherner oder Implantatabstützung gekommen

Nur bei Patienten in sehr schlechtem Allgemeinzustand mit weit fortgeschrittenem Tumorleiden und mit einer wahrscheinlichen Lebenserwartung unter 3 Monaten sollte ein Stabilisierung ohne Metastasenresektion in Betracht gezogen werden.

Wir sehen als Grenze für eine operative Versorgung einer pathologischen Fraktur im Bereich der belasteten langen Röhrenknochen wie auch des Humerus eine Lebenserwartung von 1 Monat für nichtresezierende Verfahren und 3 Monate für resezierende Verfahren an. Im Bereich der Wirbelsäule und des Beckens sehen wir diese Grenzen bei 3 und 6 Monaten. Nach Windhager et al. (1989) beträgt die Rate lokaler Rezidive nach nichtresezierenden Verbundosteosynthesen (intraläsionaler Operation) 50 % verglichen mit nur 15 % bei der extraläsionalen Resektion und Tumorprothesenimplantation. Im Gegensatz zu Mutschler et al. (1992) sehen wir in der Verbundosteosynthese kein grundsätzlich intraläsionales Verfahren. Sowohl bei der prothetischen Versorgung wie bei der Verbundosteosynthese kann eine adäquate Resektion und somit extraläsionale Operation oder eine inadäquate Resektion und somit intraläsionale Operation erfolgen. Bei Metastasenresektion sollte an die funktionelle Wiederherstellung, die Tumormassenverminderung zur evtl. Verbesserung der Chemotherapiechancen sowie an die Möglichkeit neuer Therapieansätze wie die ASI-Therapie unter Verwendung des Tumorgewebes speziell beim Hypernephrom, aber auch an die Bestimmung prognostisch relevanter Tumormarker (z. B. Östrogenrezeptoren) gedacht werden (Tabelle 6).

Die Voraussetzung für eine Verbundosteosynthese im Bereich der Extremitäten ist ein ausreichender Gelenkabstand, der eine sichere Implantatverankerung ermöglicht. Im Bereich der unteren Extremität ist auch die hohe biomechanische Belastung zu berücksichtigen. Wir konnten in experimentellen Untersuchungen (Friedl et al. 1986) zeigen, daß durch Verwendung einer Doppelplattenverbundosteosynthese (DPVO: Kondylenplatte + intramedulläre mediale Platte + Knochenzement) auch nach subtrochanterer Segmentresektion immer eine volle Wiederherstellung der Belastbarkeit erreicht wird (Abb. 9).

Im Gegensatz zur Tumorprothese weist die DPVO eine wesentlich geringere lokale Komplikationsrate auf. Dies ist auf die Erhaltung der physiologischen Muskelansätze bei der DPVO im Gegensatz zur TU-Prothese zurückzuführen.

Tabelle 6. Therapieziele und Prinzipien bei der operativen Behandlung von Knochenmetastasen und pathologischen Frakturen

Lokale Radikalität	Funktionserhaltung
Vermeidung von Metastasenprogression	Hohe Dringlichkeit
Vermeidung lokaler Rezidive	Primäre Belastbarkeit
Vermeidung von Tumorimplantation im restlichen Knochen und in Weichteilen	Primäre Funktionswiederherstellung
Tumorgewebeuntersuchung	Vermeidung einer sekundären Instabilität
ASI-Therapie (Tumormassenverkleinerung)	

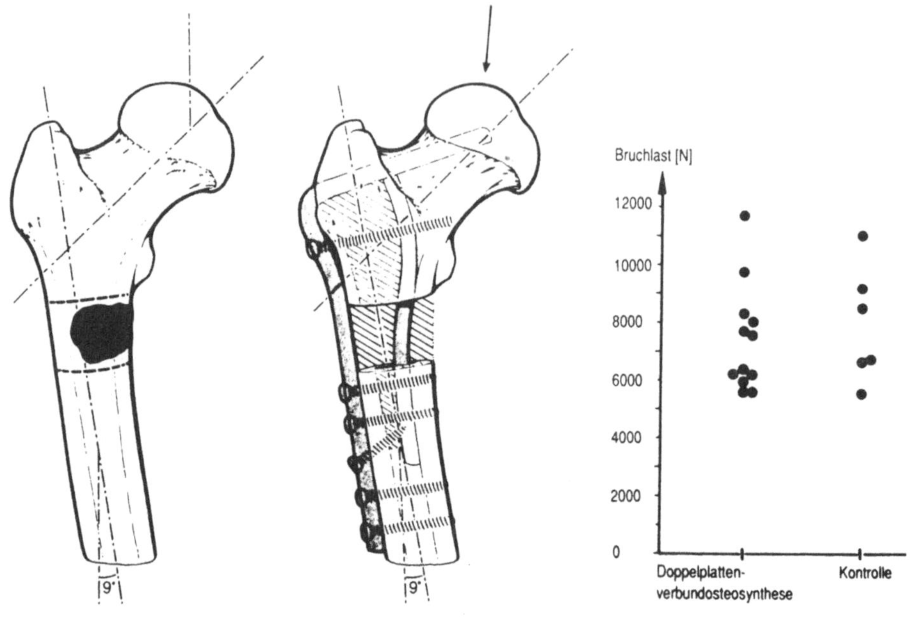

a   b

Abb. 9. a Schematische Darstellung der Doppelplattenverbundosteosynthese (DPVO). **b** Maximale Belastbarkeit der Femora von über 60 Jahre alten Verstorbenen nach segmentaler Resektion und DPVO sowie bei Kontrollfemora

Bei der Analyse des Krankengutes der Jahre 1985–1989 mit TU-Prothese des Hüftgelenkes oder subtrochanterer Resektion und DPVO konnten wir eine wesentlich niedrigere lokale Komplikationsrate nach DPVO feststellen. Die Komplikationen waren weitgehend auf die hohe Luxationsgefahr der TU-Prothese zurückzuführen. Diese Komplikation ist systembedingt und auf die Notwendigkeit der unphysiologischen Fixation der Abduktormuskulatur am Prothesenschaft zurückzuführen. Elfmal trat bei 7 der 30 TU-Prothesenpatienten eine Prothesenluxation auf (Friedl 1992b) (Abb. 13). Ähnlich sind die Ergebnisse von Mutschler et al. (1992), Heisel et al. (1983) und Sim (1990). Im Gegensatz zu Mutschler fanden wir jedoch keine Erhöhung der Infektionsrate. Nur bei einem Patienten mit TU-Prothese war ein Spätinfekt aufgetreten. Lokale Rezidive mit erneuter Instabilität haben wir in dieser Studie in keinem Fall, weder nach TU-Prothese noch nach DPVO, beobachtet. Dagegen sind lokale Tumorprogressionen bei nichtresezierenden Verfahren mit Refraktur und Schmerzpersistenz sehr häufig (Friedl 1992a; Mutschler et al. 1992). Diese in Abb. 10 dargestellten Probleme wurden sowohl im Bereich des Femurs als auch des Humerus beobachtet und waren nach auswärtiger Primärtherapie zur Reosteosynthese vorgestellt worden. Diese Verfahren waren bis vor 20 Jahren allgemein akzeptiert (Manegold et al. 1988) und sind z.T. auch noch heute im deutschsprachigen Raum empfohlen worden (Becker 1992). Sie sind in den USA oder England nach wie vor die Regelversorgung (Fasno et al. 1988).

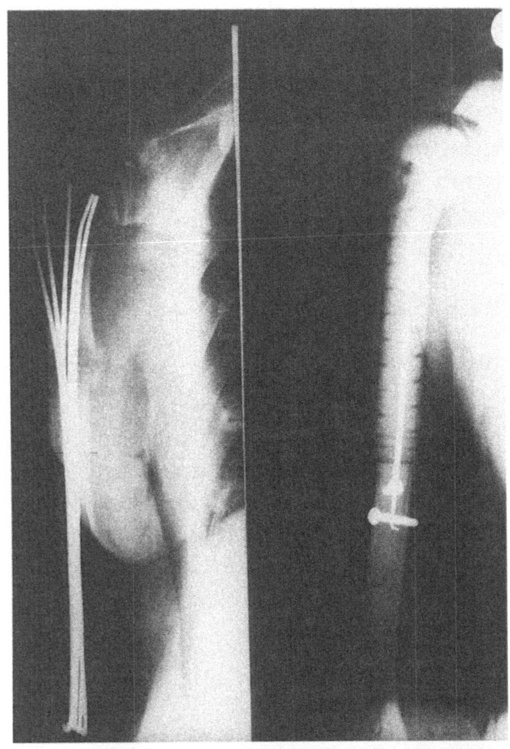

a

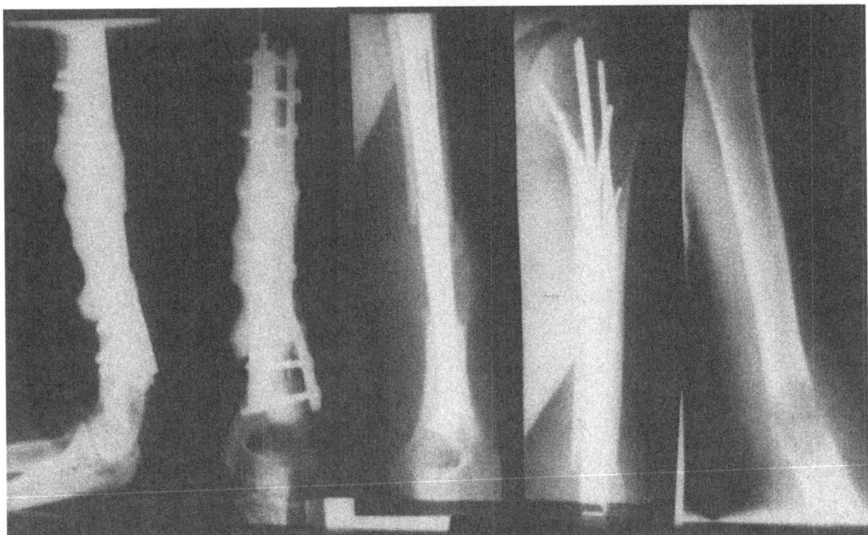

b

Abb. 10a,b. Unzureichende Stabilität und Tumorprogredienz bei Bündelnagelung des Humerus. **a** Definitive Stabilisierung durch eine isoelastische Prothese. **b** Plattenverbundosteosynthese

Allgemeinzustand, Ernährungszustand, Ausbreitung und Ausbreitungsdynamik der Grundkrankheit

Zusätzliche Erkrankungen und Belastbarkeit des Patienten sind ebenfalls individuell zu berücksichtigende Patientencharakteristiken. Bei schlechtem Allgemeinzustand, früh und zahlreich aufgetretenen Metatasen oder in kurzem Intervall aufgetretene neue Metastasen sprechen gegen ein lokal radikales Vorgehen.

Metastasencharakteristiken

Primärer Tumor/Metastasenursprung

Die Überlebensdauer der Patienten hängt in hohem Maße vom Metastasenursprung ab. Bei scheinbar gleichem Allgemeinzustand und Metastasierungsausmaß ist die Lebenserwartung von Mammakarzinompatienten mit bis zu 22 Monaten wesentlich günstiger als die der Bronchialkarzinompatienten mit nur 4 Monaten (Becker 1992; Everbeck 1992; Friedl 1992a; Wannenmacher 1992). Dies muß bei der Indikation zur Operation, aber auch bei der Verfahrenswahl mitberücksichtigt werden.

Metastasenanzahl

Eine chirurgische Therapie ist in erster Linie bei einzelnen und singulären Metastasen angezeigt. Bei einem massiven und diffusen Befall eines Skelettabschnittes ist eine stabile Implantatverankerung nicht möglich und somit nicht angezeigt.

Singuläre Metastasen sind typisch für das Hypernephrom. Einzelne oder singuläre biomechanisch relevante Knochenmetastasen sind jedoch auch bei Bronchialkarzinom, Mammakarzinom und Schilddrüsenkarzinom häufig anzutreffen. Je länger die Zeitspanne zwischen der Primärtumortherapie und Metastasenfeststellung ist, desto geringer ist die Wahrscheinlichkeit eines baldigen Auftretens von weiteren Knochenmetastasen.

Metastasenlokalisation und Ausdehnung/Morbidität der chirurgischen Therapie

Die Metastasenlokalisation mit der unterschiedlichen biomechanischen Belastung der Skelettabschnitte muß bei der Operationsindikation ebenfalls berücksichtigt werden. So ist eine Metastase im Bereich der unteren Extremität grundsätzlich eher frakturgefährdet als im Bereich der oberen Extremität (Tabelle 7).

Die Nähe zu einem Gelenk ist entscheidend für die Möglichkeit einer gelenkerhaltenden Operation oder einer prothetischen Ersatzoperation. Der prothetische Ersatz ist insbesondere im Bereich des Hüftgelenkes mit einer

Tabelle 7. Kriterien der drohenden pathologischen Fraktur

Belastungs-/funktionsabhängige Schmerzen
> 50 % Kortikalisdestruktion
Metastasendurchmesser > 3 cm
Osteolyse
Belastete Skelettabschnitte
Score nach Mirels (Tabelle 8)

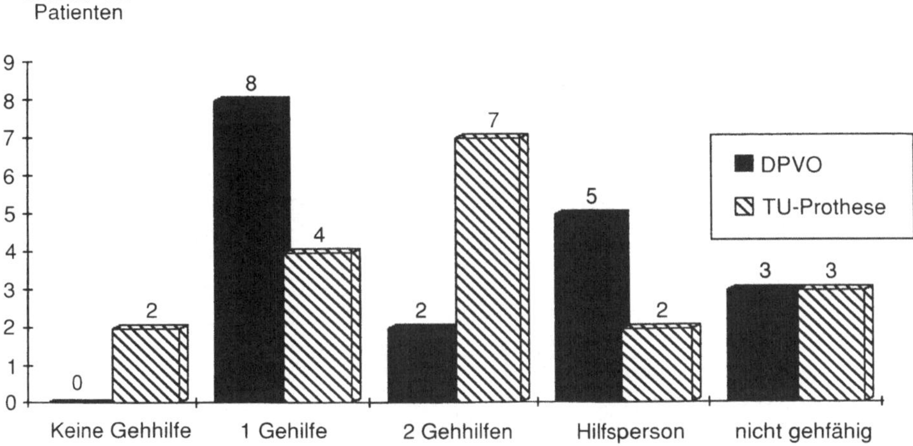

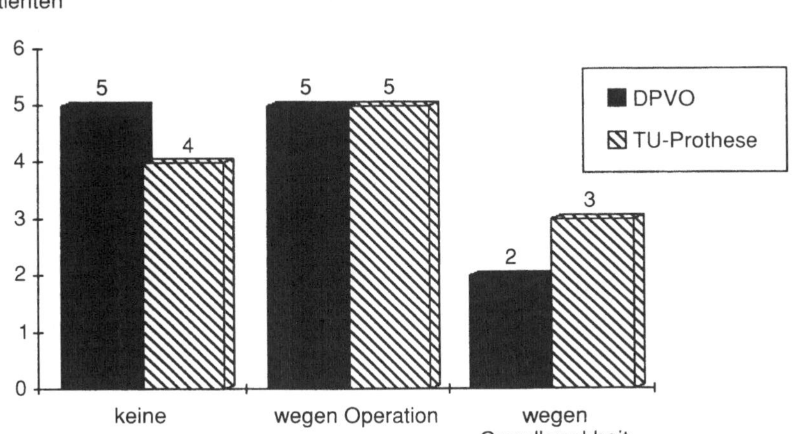

Abb. 11a,b. Funktionelle Ergebnisse bei der Therapie pathologischer proximaler Femurfrakturen mit Tumorprothese und DPVO zum Entlassungs- und Nachuntersuchungszeitpunkt (Patientengut 1985–1989). **a** Mobilisation, **b** Beschwerden zum Nachuntersuchungszeitpunkt

wesentlich höheren Morbidität belastet (Friedl 1992b; Heisel et al. 1983; Mutschler et al. 1992; Sim 1990). Während sich die funktionellen Ergebnisse und die Beschwerdeangaben nach Hüftgelenks-TU-Prothese und DPVO nur geringfügig unterscheiden (Abb. 26), sind die Rate lokaler Komplikationen und die Rehabilitationsdauer bei der DPVO wesentlich günstiger (Abb. 12). Die funktionellen Ergebnisse der DPVO und der Tumorprothese sind vergleichbar (Abb. 11). Auch im Bereich der oberen Extremität sind die funktionellen Ergebnisse nach operativer Therapie wesentlich günstiger als nach konservativer Therapie. Wir haben eine konservative Therapie im Bereich der oberen Extremität

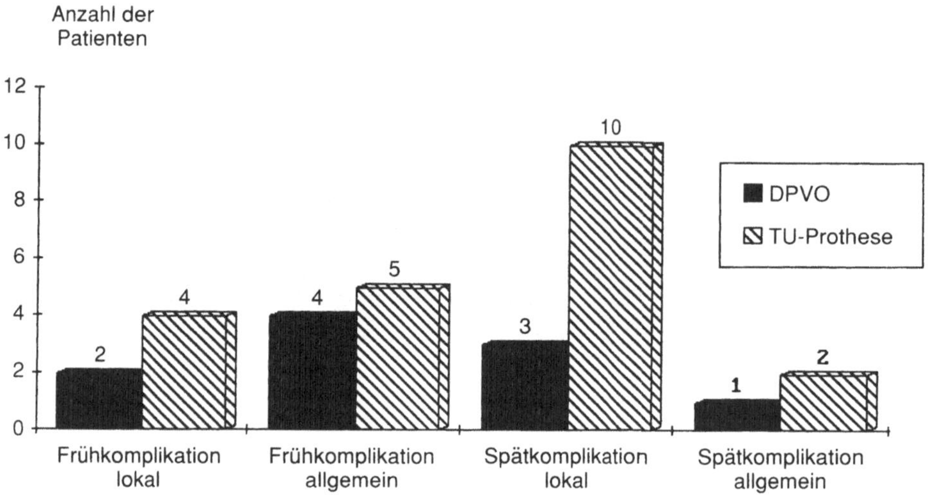

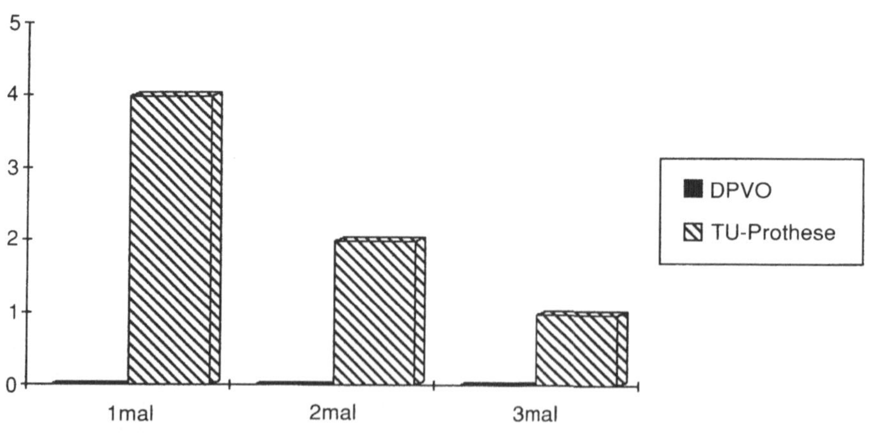

Abb. 12a,b. Komplikationen der Tumorprothese und DPVO bei der Therapie pathologischer proximaler Femurfrakturen. **a** Komplikationen, **b** Hüftgelenkluxation

nur im ersten Untersuchungsintervall von 1972–1982 durchgeführt. Der Vergleich der funktionellen Ergebnisse zeigt dabei die Überlegenheit der operativen Stabilisierung (Abb. 13). Im Bereich der unteren Extremität wurde immer eine operative Stabilisierung vorgenommen.

Auch ohne akute Frakturgefahr kann eine Metastasenresektion angezeigt sein, falls eine baldige Ausdehnung der Metastase auf benachbarte Gelenke erwartet werden muß und dies zu einer wesentlichen Erhöhung des operative Aufwandes führen würde. Auch bei der Gefahr lokaler Komplikationen z.B. durch Hautinfiltration oder Nerveninfiltration kann eine primäre operative Therapie einer Strahlentherapie vorgezogen werden (Abb. 22). Andererseits kann auch heute noch die Notwendigkeit einer Amputation bei sehr ausgedehnten Metastasen mit fehlender chirurgischer Stabilisierbarkeit und ungünstiger Lebenserwartung gegeben sein. Da in diesen Fällen eine Strahlentherapiewirkung nicht abgewartet werden kann, muß zur Schmerzbeseitigung und Pflegeerleichterung eine Amputation in Betracht gezogen werden.

Bei Metastasen im Bereich der Wirbelsäule und des Beckens müssen zusätzliche Faktoren bei der Indikationsstellung und Therapieplanung berücksichtigt werden.

Bei Wirbelsäulenmetastasen sind neben den allgemeinen Kriterien der Operationsindikation (Tabelle 5) das Ausmaß des neurologischen Defizits, des Intervalls zwischen dem Beginn der neurologischen Störung und Therapiebeginn sowie die Schnelligkeit der Entwicklung des neurologischen Defizits zu berücksichtigen. Damit zusammenhängend sind die Schmerzbelastung des Patienten und die Stabilität der Wirbelsäule zu berücksichtigen (Tabelle 8).

Entsprechend einer eingehenden Literaturanalyse dürfte der Anteil der Patienten, die einer chirurgische Therapie eines metastatischen Wirbelsäulenbefalles bedürfen, bei maximal 10 % liegen (Everbeck 1992). Rückenmarkskompressionen aufgrund eines metastatischen Wirbelsäulenbefalles stellen mit 13 auf 100 000 Einwohner/Jahr die häufigste potentielle Ursache von Querschnittslähmungen dar. Das Risiko traumatischer Paraplegien beträgt dagegen nur 3 auf 100 000 Einwohner/

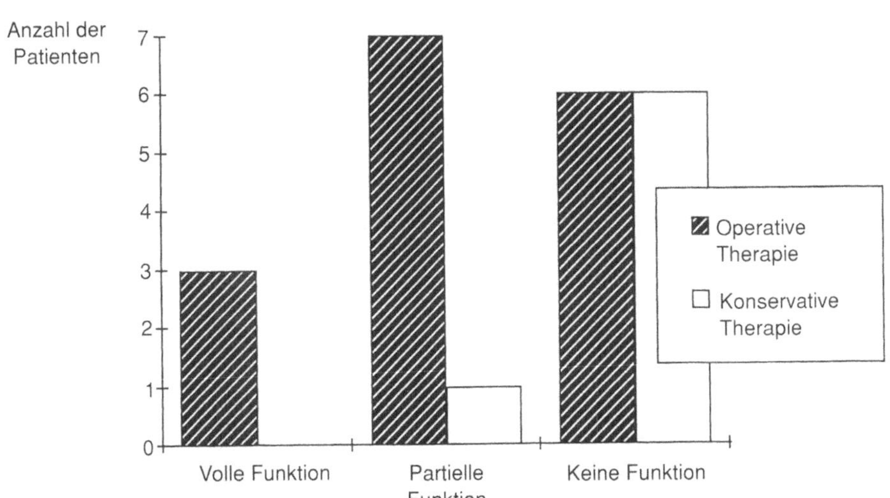

Abb. 13. Funktionelle Ergebnisse nach operativer und konservativer Therapie pathologischer Frakturen der oberen Extremität 1972–1982

Tabelle 8. Spezielle Kriterien der Operationsindikation bei Wirbelsäulenmetastasen

---

Neurologisches Defizit
- Ausmaß
  - Radikuläre oder medulläre Symptome
  - Intervall seit dem Auftreten
  - Progredienzgeschwindigkeit
Instabilität der Wirbelsäule
Bettlägrigkeit durch Schmerzen

Jahr. Deshalb muß an die Gefahr neurologischer Störungen bei Karzinomen mit hoher Knochenmetastasierungsrate gedacht und möglichst frühzeitig eine lokale Strahlentherapie oder bei auftretenden neurologischen Störungen eine chirurgische Therapie eingeleitet werden. Eine chirurgische Therapie der Wirbelsäulenmetastasen ist auch aus ökonomischen Gründen gerechtfertigt, da die Vermeidung eines neurologischen Defizits zu einer wesentlichen Vereinfachung der weiteren Therapie führt.

Im Bereich des Beckens stellt die operative Stabilisierung eine eingreifende Maßnahme dar. Im Gegensatz zur Wirbelsäule ist hier potentiell fast immer eine kurative Metastasenresektion bei solitärem Metastasenbefall möglich. Die erforderlichen Maßnahmen zur Stabilisierung des Defektes sind jedoch sehr ausgedehnt. In Anbetracht der relativ geringen Lebenserwartung von Patienten mit Knochenmetastasen ist deshalb in den seltensten Fällen die Indikation für eine Beckenprothesenimplantation gegeben. In der Regel wird deshalb eine intraläsionale Resektion-Verbundosteosynthese mit Beckenrekonstruktionsplatten vorgenommen. Die Indikation zur Operation sollte immer dann gestellt werden, wenn die Gehfähigkeit des Patienten infolge des Befalles krafttragender Abschnitte des Beckenringes (dorsale Beckenanteile) oder des Azetabulums zu einer Gebrauchsunfähigkeit einer unteren Extremität geführt haben. In diesen Fällen ist durch eine lokale Strahlentherapie nicht mit einer schnellen Funktionswiederherstellung zu rechnen. Dagegen sollte bei Beckenmetastasen mit noch vorhandener Funktionsfähigkeit wegen ihrer geringeren Belastung immer primär eine lokale Strahlentherapie für den Patienten erfolgen.

Von den 21 Patienten mit 23 pathologischen Frakturereignissen bei Wirbelsäulenmetastasen, die im Zeitraum Juli 1989 bis Februar 1992 in unserer Klinik stationär behandelt wurden, war die Mehrzahl durch Hypernephrommetastasen bedingt (14 von 22). Zum Teil waren mehrere Segmente betroffen. 86% der betroffenen Patienten waren Männer, das mittlere Alter betrug 47 Jahre.

Radikuläre Symtome waren mit 61% die bei weitem häufigste Operationsindikation. Eine medulläre Kompression war bei 16,7% und die Immobilisation mit Schmerzen in 22,2% Grund für das operative Vorgehen. Die Metastasenverteilung auf die verschiedenen Segmente der Wirbelsäule entspricht der Höhe der biomechanischen Belastung.

23 von 33 befallenen Segmenten betrafen den thorakolumbalen Übergang und nur eins die Halswirbelsäule. Bei 4 Patienten erfolgte eine alleinige dorsale Stabilisierung, während bei den restlichen 17 Patienten ein ventrales oder kombiniert ventrales und dorsales Vorgehen mit Metastasenresektion erfolgte.

Eine perioperative Letalität (1. Woche) war nicht zu beobachten. Die 30-Tage-Letalität betrug 9,5%. Eine lokale Infektion ist in keinem Fall aufgetreten. Bei allen Patienten wurde eine primäre postoperative Mobilisation erlaubt und bis auf einen Patienten (95,5%) auch erreicht. Bei einem Patienten trat nach 1 Jahr eine sekundäre ventrale Implantatdislokation auf. Diese war durch eine massive Progredienz des Befalls der benachbarten LWS-Segmente bedingt.

Osteolyse

Die Gefahr einer pathologischen Fraktur ist fast nur bei osteolytischen oder gemischt osteolytisch-osteoplastischen Metastasen gegeben. Nur 11,1 % der Patienten im eigenem Krankengut wiesen eine osteoplastische Metastase auf (Tabelle 3).

Vaskularität der Metastase

Die Vaskularität der Metastase ist für das präoperative Management von Bedeutung. Sie kann neben der Angiographie auch mit der Sonographie und insbesondere der NMR-Untersuchung beurteilt werden (Mende et al. 1992; Peiss u. Bohndorf 1992). Bei hoher Vaskularität, wie sie häufiger bei Hypernephrommetastasen zu beobachten ist, großem Metastasenumfang und ungünstiger anatomischer Lokalisation kann insbesondere im Bereich der Wirbelsäule die Indikation zu einer präoperativen Metastasenembolisation gegeben sein (Richter et al. 1992).

Drohende oder eingetretene pathologische Fraktur/Schmerzangabe (Tabelle 7)

Die pathologische Fraktur an den Extremitäten ist eine absolute Operationsindikation. Da die operative Therapie bei drohender pathologischer Fraktur einfacher und tumorkontaminationsfrei durchzuführen und die Rehabilitation der Patienten wesentlich einfacher und schneller zu erreichen ist, stellen wir auch bei einer drohenden pathologischen Fraktur im Bereich der Extremitäten immer die Indikation zur chirurgischen Therapie. Zur Beurteilung, ob eine drohende Fraktur bei einer gegebenen Metastase vorliegt, wurden zahlreiche klinische und experimentelle Untersuchungen durchgeführt und Definitionen gegeben.

Nach Fidler (1981) ist bei einer Kortikaliszerstörung von 50 % mit einer erhöhten, bei über 75 % mit einem hohen Frakturrisiko zu rechnen. Nach Chao et al. (1988) wird eine Metastase mit einem Durchmesser von über 3 cm als frakturgefährdet angesehen. Menck et al. (1988) fanden bei der genauen Analyse von 69 pathologischen Frakturen einen Mindestdurchmesser von 13 mm im Schenkelhals und von 30 mm im restlichem Femur bei einer mindestens 50 %igen Zerstörung der Kortikalis. McBroom et al. (1988) untersuchten das gleiche Prolem experimentell. Sie fanden eine deutliche Korrelation der Frakturgefahr zu dem Quotienten zwischen Bohrdefektdurchmesser und Knochendurchmesser. Eine genaue Vorhersage war jedoch nur bei Berücksichtigung der Plastizität des Knochens möglich. Dies erklärt die Schwierigkeit der Definition radiologischer

Tabelle 9. Score zur Bewertung der drohenden pathologischen Fraktur. (Nach Mirels 1989)

Metastasenlokalisation	1 Punkt	2 Punkte	3 Punkte
Metastasenlokalisation	Obere Extremität	Untere Extremität	Proximales Femurende
Kortikalisdestruktion	< 33 %	33–66 %	> 66 %
Osteolyse	Osteoplastisch	Gemischt	Osteolytisch
Beschwerden	Gering	Mäßig	Bei Funktion

Kriterien für die Vorhersage der Frakturwahrscheinlichkeit. Wesentlich ist aus klinischer Sicht die Angabe von funktions- oder belastungsabhängigen Schmerzen, wie dies auch von Galasko (1974) hervorgehoben wurde. Mirels (1989) entwickelte einen Score, der Schmerzangabe, Lokalisation, Metastasenart und Ausdehnung berücksichtigt. Für jedes Kriterium werden 1–3 Punkte vergeben. Bei bis zu 7 Punkten besteht ein Frakturrisiko von unter 5 % und somit die Möglichkeit einer konservativen Therapie. Bei 9 Punkten beträgt das Frakturrisiko jedoch 33 %, was eine Operation angezeigt erscheinen läßt (Tabelle 9).

Der Vergleich der funktionellen Ergebnisse bei Patienten mit drohenden und solchen mit bereits eingetretener pathologischer Fraktur zeigt eine wesentlich günstigere Auswirkung der ersteren sowohl auf den Entlassungs- wie den Nachuntersuchungszeitpunkt (Abb. 14). Entsprechend dem fortschreitenden Grundleiden war die Funktion bei der Nachuntersuchung in beiden Gruppen wesentlich ungünstiger.

Zum Entlassungszeitpunkt wiesen 61 % der Patienten mit drohender pathologischer Fraktur, jedoch nur 8 % der Patienten mit pathologischer Fraktur eine höchstens leichte Einschränkung der Funktion auf. 96 % der Patienten mit drohenden Frakturen und 62 % derjenigen mit pathologischer Fraktur waren ohne Hilfsperson gehfähig (Abb. 14).

Vorhandensein effektiver alternativer Verfahren

Im Bereich der Extremitäten ist die *Strahlentherapie* als primäre Therapie allein auf nichtfrakturgefährdete Metastasen zu beschränken (Wannenmacher et al. 1992). Die Strahlentherapie ist im Bereich der Extremitätenals alleiniges Verfahren auf nichtfrakturgefährdete Knochenmetastasen zu beschränken und bei Progredienz der Metastase und fehlender Wirksamkeit der systhemischen Maßnahmen angezeigt (Windhager et al. 1989). Als postoperative Zusatztherapie ist die Strahlentherapie bei nicht im Gesunden erfolgter Metastasenresektion oder lokaler Tumorprogredienz ohne Instabilitätsgefahr von Bedeutung. Ein alleiniger Befall des Knochenmarks jenseits der Resektionsebene ist bei Knochenmark-ausräumung und entsprechender Knochenzementauffüllung jedoch kein Grund für eine postoperative Strahlentherapie (Tabelle 10). Für die postoperative Strahlentherapie gilt, daß diese nicht nennenswert durch eine vorausgegangene Osteosynthese beeinträchtigt wird (Hymmen u. Wieland 1971).

Die Einsatzhäufigkeit der postoperativen Stahlentherapie als lokal wirksame Zusatzmaßnahme sinkt in eigenen wie anderen Untersuchungen mit der Zunahme der lokalen operativen Radikalität (Friedl et al. 1986; Friedl 1992a; Mutschler et al. 1992). In unserem Krankengut von 1972–1982 von 76 Patienten mit 135 pathologischen Frakturen durch Metastasen betrug der Anteil noch rund 40%. In der Evaluation der letzten 10 Jahre ist der Anteil der postoperativ bestrahlten Patienten auf 5% gefallen. Auch Mutschler berichtet bei ähnlich hoher Metastasenresektionsquote über nur vereinzelt durchgeführte postoperative Strahlentherapien. Wir empfehlen eine postoperative Strahlentherapie nur bei intraläsionaler Resektion einer Knochenmetastase oder alleiniger Stabilisierung mit einem Implantat, jedoch ohne Metastasenresektion.

Für die Indikation zur postoperativen Strahlentherapie hat neben der Radikalität der Metastasenresektion auch die Lebenserwartung des Patienten eine wesentliche Bedeutung. Je kürzer die Lebenserwartung, desto weniger kommt eine zusätzliche Strahlentherapie in Frage. Daher wurde bei uns in den letzten 5 Jahren kein Patient mit einer Resektion und Stabilisierung einer Metastase der Extremitäten nachbestrahlt.

Im Gegensatz zur postoperativen lokalen Strahlentherapie spielen die *systemischen Therapieansätze* im Rahmen eines interdisziplinären multimodalen Therapiekonzeptes eine zunehmende Rolle. Im Zeitraum 1972–1982 wurde bei 42% der Patienten eine Chemo- und/oder Hormontherapie durchgeführt. Der Anteil der postoperativ mit Chemo-, Immun-, Bisphosphonat- oder Hormontherapie behandelten Patienten in unserem Krankengut beträgt inzwischen 75%.

Als neue Therapieansätze sollen hier neben der Biphosphonattherapie bei allen Patienten mit osteolytischen Metastasen (Herrmann 1992; Krebs 1978), die Interferontherapie und die aktiv-spezifische Immuntherapie (ASI) bei Hypernephrompatienten angeführt werden (Herrmann 1992). Als eine zusätzlich lokal wirksame Maßnahme ist z.Z. der Einsatz von *Knochenzement mit*

Tabelle 10. Zusatztherapie der Knochenmetastasen

Lokale Therapiemöglichkeiten	Systhemische Therapiemöglichkeiten
Strahlentherapie	Chemotherapie
Knochenzement mit Methotrexat	Hormontherapie Bisphosphonate Radiojod bei Schilddrüsenkarzinom ASI-Therapie Immuntherapie (Interferon/ Interleukin)

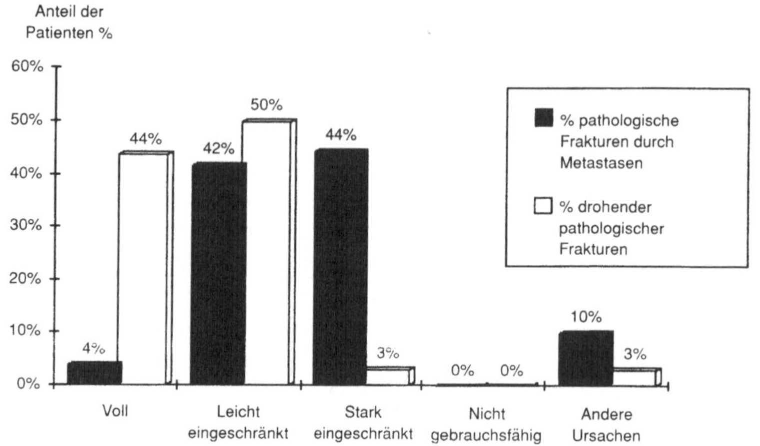

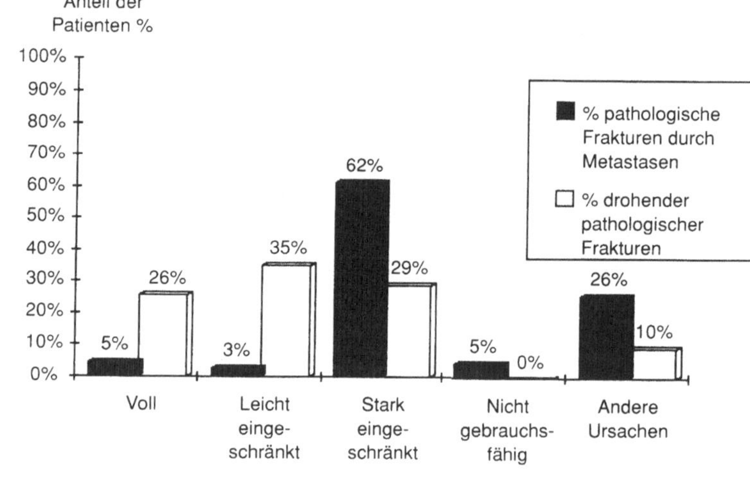

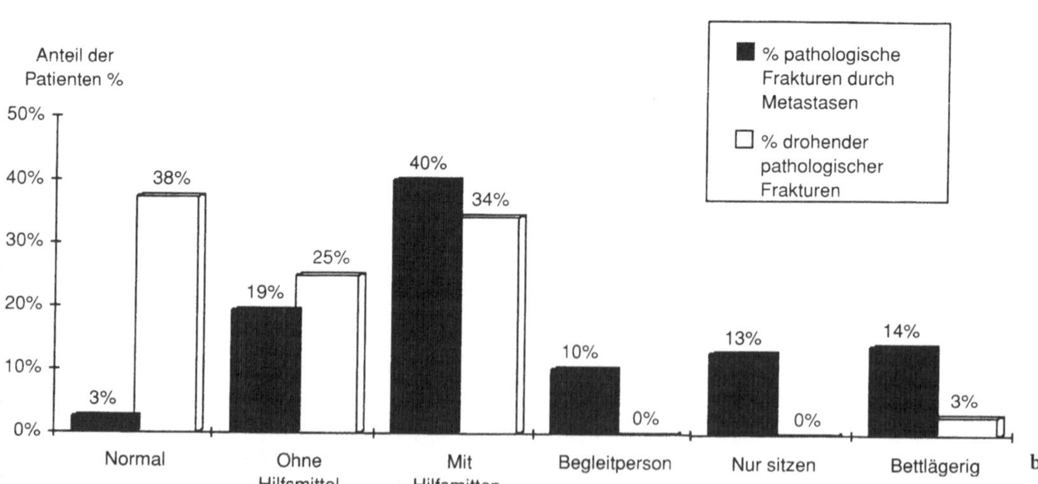

Abb. 14a–c. Funktionelle Ergebnisse bei pathologischen und drohenden pathologischen Frakturen zum Entlassungs- und Nachuntersuchungszeitpunkt (Patientengut 1982–1989). **a** Funktion, **b** Mobilisation, **c** Beschwerden

Anteil der Patienten %
% pathologische Frakturen durch Metastasen
% drohender pathologischer Frakturen
50%
40%
30%
20%
10%
0%
1%
31%
12%
14%
18%
31%
12%
0%
18%
7%
36%
24%
Normal
Ohne Hilfsmittel
Mit Hilfsmitten
Begleitperson
Nur sitzen
Bettlägerig
b2
Anteil der Patienten %
100%
90%
80%
70%
60%
50%
40%
30%
20%
10%
0%
% pathologische Frakturen durch Metastasen
% drohender pathologischer Frakturen
10%
37%
90%
63%
0%
0%
Keine
Leicht
Stark
c1
Anteil der Patienten %
80%
70%
60%
50%
40%
30%
20%
10%
0%
% pathologische Frakturen durch Metastasen
% drohender pathologischer Frakturen
7%
29%
70%
58%
23%
13%
Keine
Leicht
Stark
c2

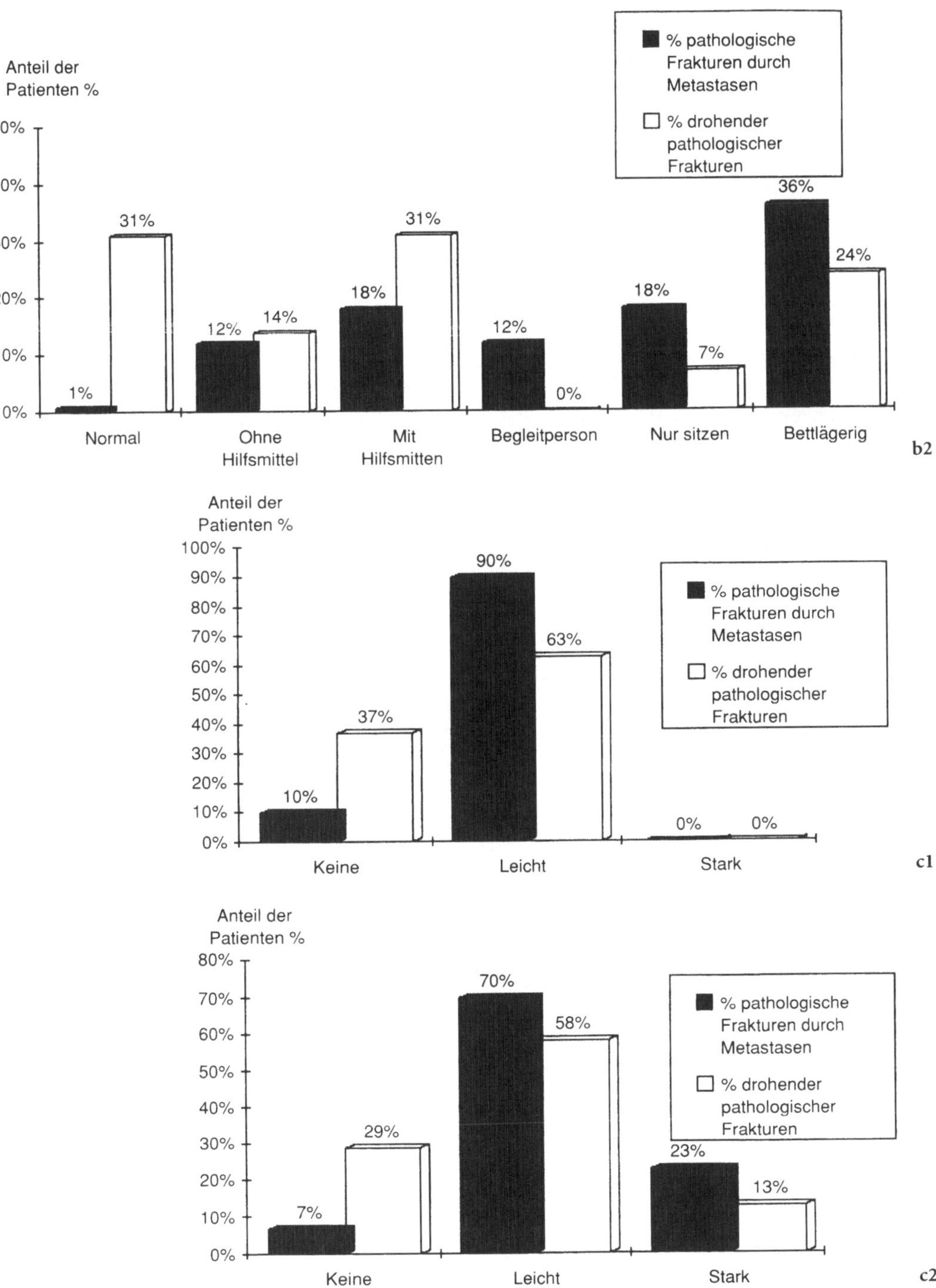

Abb. 14b–c

Methotrexat in klinischer Prüfung (Manegold et al. 1988). Die klinische Wertigkeit der Methotrexatfreisetzung ist noch nicht bekannt und nicht von den allein auf die Wärmeentwicklung zurückzuführenden Effekten abzugrenzen.

Eigenes operatives Therapiekonzept

Die Entwicklung der chirurgischen Strategie bei der Behandlung pathologischer Frakturen und drohender pathologischer Frakturen in unserer Klinik ist in Abb. 15 dargestellt. Während in der Dekade 1972–1982 einfache Verbundosteosynthesen mit 47 % dominierten, sind in den letzten 10 Jahren die lokal radikalen Resektionen und sicher belastungsstabilen Versorgungen (DPVO und TU-Prothese) mit 60 % die bei weitem am häufigsten eingesetzten OP-Verfahren.

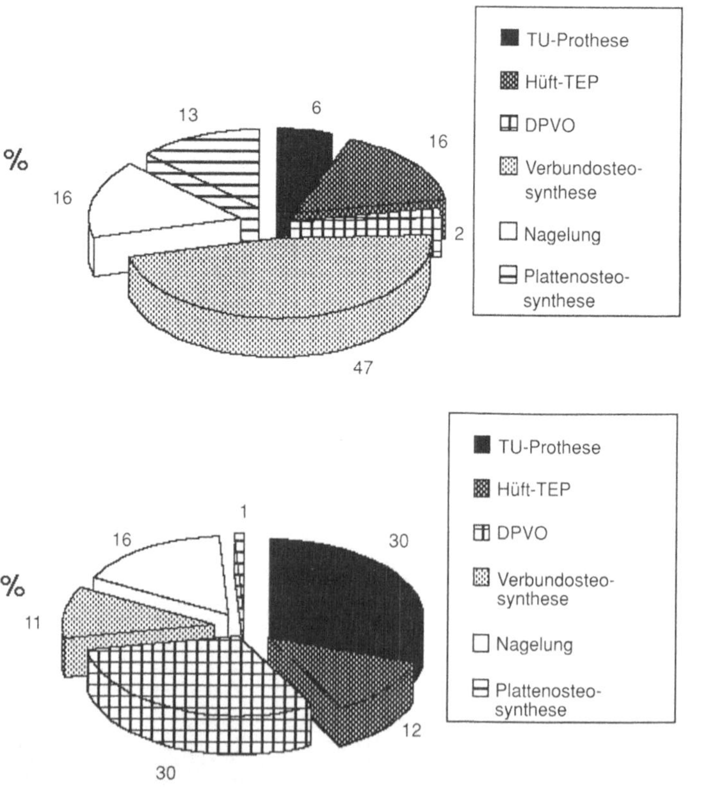

Abb. 15a,b. Veränderungen im Spektrum der angewandten Osteosyyntheseverfahren bei pathologischen Frakturen und Knochenmetastasen. **a** 1972–1982 (n = 51), **b** 1982–1989 (n = 81)

Femur

Das proximale Femurende ist wegen seiner abgewinkelten Form und dadurch sehr hohen biomechanischen Belastung die häufigste Lokalisation pathologischer Frakturen (Abb. 3). Bei Metastasenlokalisation im Schenkelhals und in der Trochanterregion ist eine Versorgung mit einer Tumorprothese angezeigt (Abb. 16a). Eine alleinige Standardprothese ist mit einem erheblichen lokalen Tumorrezidivrisiko belastet (Abb. 10b). Sie ist nur bei den sehr seltenen reinen Femurkopfmetastasen angezeigt.

Befindet sich die Metastase jedoch nur unterhalb oder in der Höhe des Trochanter minor, ist ein gelenkerhaltender Eingriff in Form einer DPVO durchführbar. Diese ermöglicht eine primäre volle Belastbarkeit (Abb. 16b) unter Erhaltung des Gelenkes und der physiologischen Muskelansätze (Abb. 16c). Dies vereinfacht die postoperative Mobilisation und vermindert die lokalen Komplikationsmöglichkeiten erheblich. Durch dieses Verfahren sind auch weite Defekte zu überbrücken. Die DPVO kann auch bei suprakondylärer Metastasenlokalisation angewandt werden. Dabei erfolgt jedoch die Insertion der Kondylenplatte – upside down – im Kondylusbereich (Abb. 16d). Der Einsatz von 2 geraden Platten ist dagegen nicht in der Lage, dauerhaft die auftretenden Zugkräfte zu neutralisieren (Abb. 16e). Eine einfache Metastasenexkochleation, Defektauffüllung mit Knochenzement und Osteosynthese ist sowohl aus biomechanischen Gründen (Abb. 5b) als auch wegen der Gefahr eines lokalen Rezidivs unserer Ansicht nach abzulehnen (Abb. 16f). Bei Metastasenbefall der distalen Femurepiphyse ist eine Tumorprothese in Form einer Modularprothese oder als individuelle Tumorprothesenanfertigung indiziert (Abb. 16g).

Nur bei kurzer Lebenserwartung von bis zu 3 Monaten empfehlen wir ein nichtresezierendes Verfahren. Dabei sollen nur noch Verriegelungsnagelsystheme angewendet werden, da diese eine wesentlich bessere Längen- und Rotationsstabilität und somit eine Schmerzbeseitigung gewährleisten. Für das proximale Femurende eignet sich dabei der Gammanagel, der ebenfalls ein Verriegelungsnagel ist. Die Schenkelhalsschraube entspricht hier der proximalen Verriegelung. Er ist somit unabhängig von der medialen kortikalen Abstützung (Abb. 16h).

Bei allen Nagelungen ohne Metastasenresektion muß von einer massiven Tumorzellverschleppung entlang des Nagels und über die pathologische Fraktur in die umgebenden Weichteile ausgegangen werden. Ob die dabei auch auftretende systemische Streuung von Tumorzellen klinische Relevanz besitzt, ist nicht geklärt. Die verbliebene Lebensspanne spielt dabei wohl eine wichtige Rolle. Bei einer Lebenserwartung von nur 3 Monaten ist ein solcher Einfluß wenig wahrscheinlich.

Tibia

Auch für Tibiakopfmetastasen müssen individuelle Kniegelenkstumorprothesen verwendet werden. Bei ausreichendem Abstand zu dem Kniegelenk sollte eine

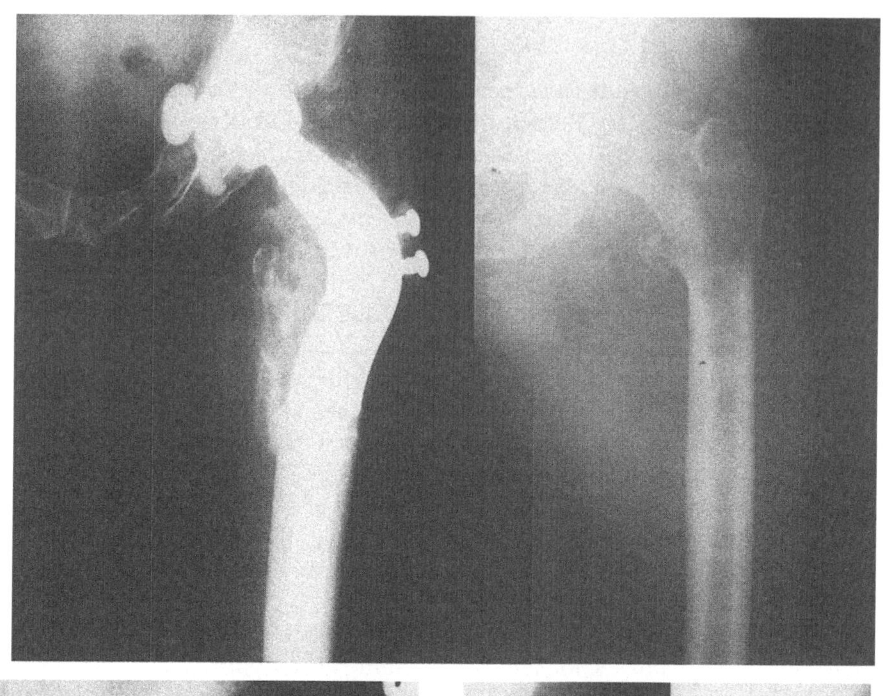

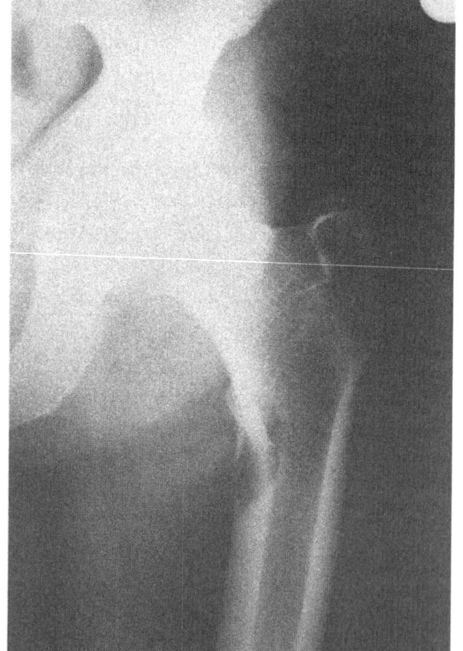

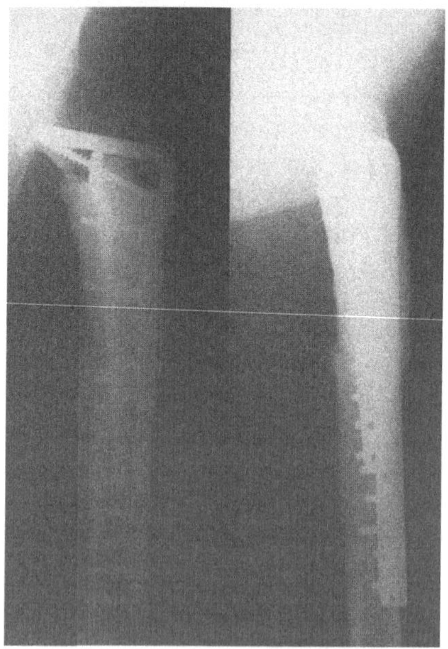

Abb. 16a–b

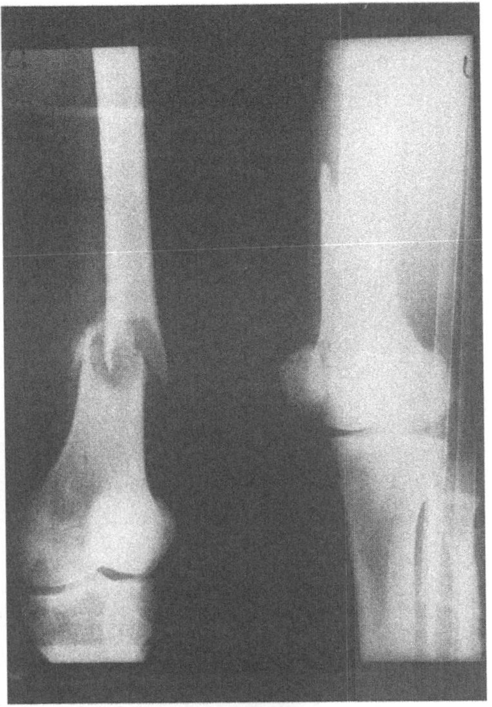

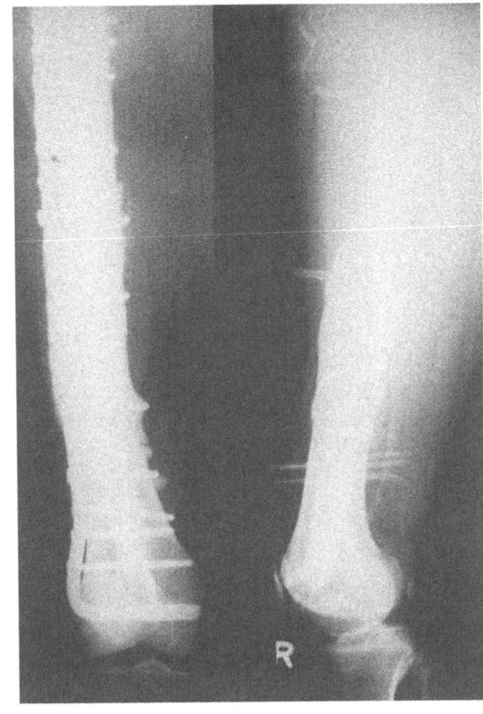

c1

c2

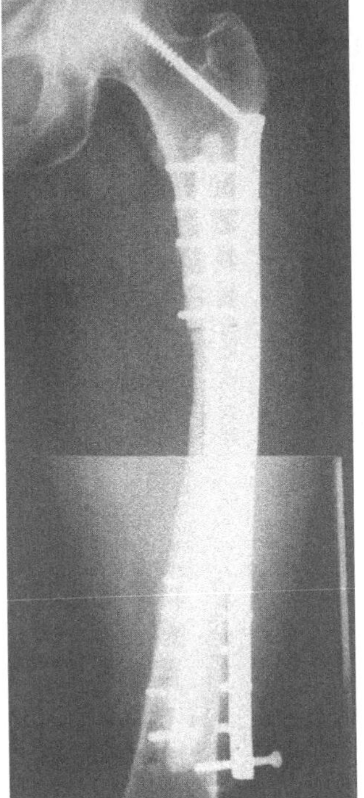

Abb. 16a–h. Therapiekonzept zur chirurgischen Behandlung von Knochenmetastasen und pathologischen Frakturen des Femurs. **a** Tumorprothesenimplantation bei pathologischer pertrochanterer Femurfraktur links. **b** Doppelplattenverbundosteosynthese bei drohender pathologischer subtrochanterer Femurfraktur. **c** Doppelplattenverbundosteosynthese mit distaler Kondylenplatteninsertion bei distaler Femurschaftmetastase mit pathologischer Fraktur. **d** Doppelplattenverbundosteosynthese bei Femurschaftmetastase. Die verwendete laterale gerade Platte ist im Gegensatz zu der Kondylenplatte nicht in der Lage, die Zugbelastung zu neutralisieren. Es ist zu einem Abriß aller 6 distalen Schrauben gekommen. **e** Rezidiv einer pertrochanteren und subtrochanteren Femurmetastase nach intraläsionaler Operation durch Exkochleation, Knochenzementauffüllung und Kondylenplattenosteosynthese. **f** Lokales Rezidiv nach Hüftgelenksprothesenimplantation bei pathologischer Schenkelhalsfraktur. Eine erneute Operation und Stabilisierung mittels Tumorprothese war erforderlich. **g** Kniegelenkstumorprothese bei pathologischer suprakondylärer Femurfraktur und Tumorbefall der distalen Femurepiphyse (Modularprothese nach Kotz). **h** Stabilisierung einer pathologischen subtrochanteren Femurfraktur durch eine lange Gammanagelosteosynthese bei einer bettlägerigen Patientin

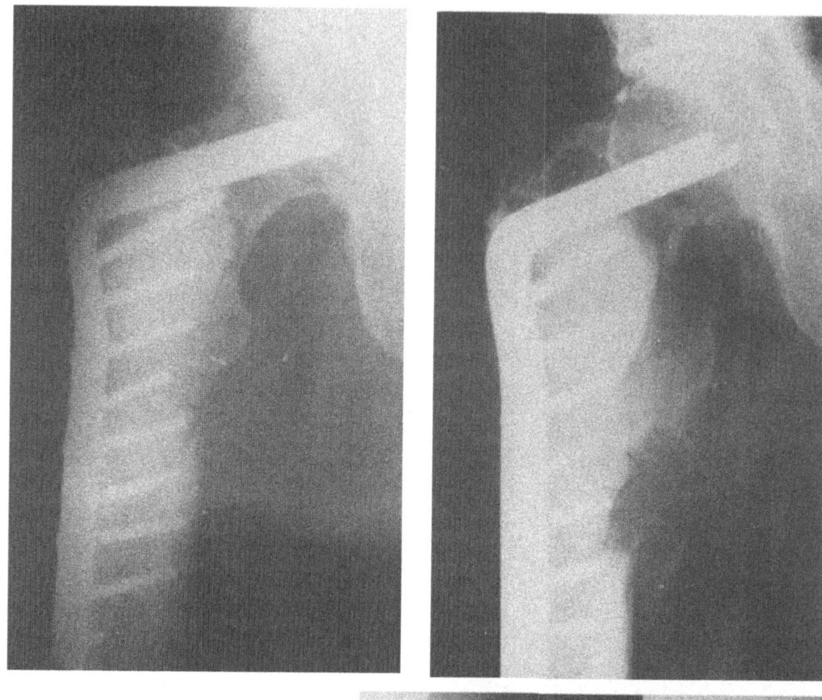

e1

e2

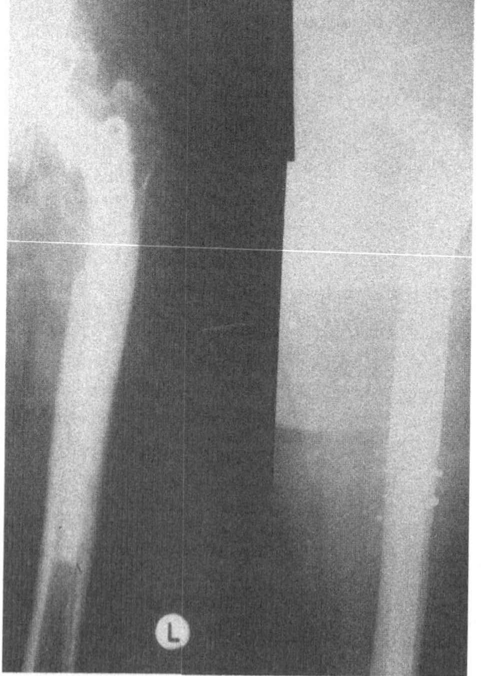

f

Abb. 16e–f

Abb. 16g

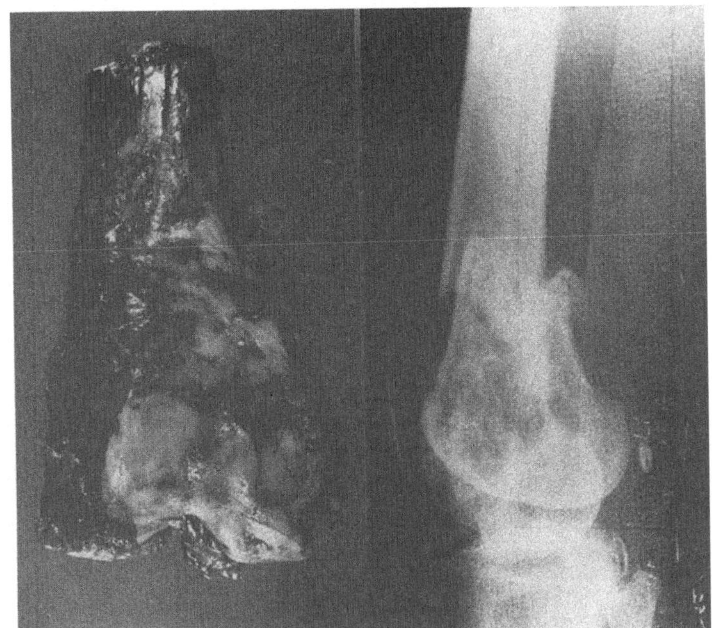

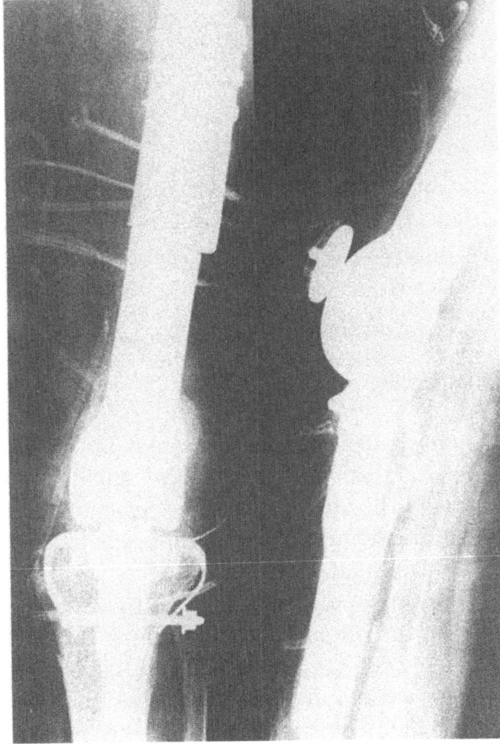

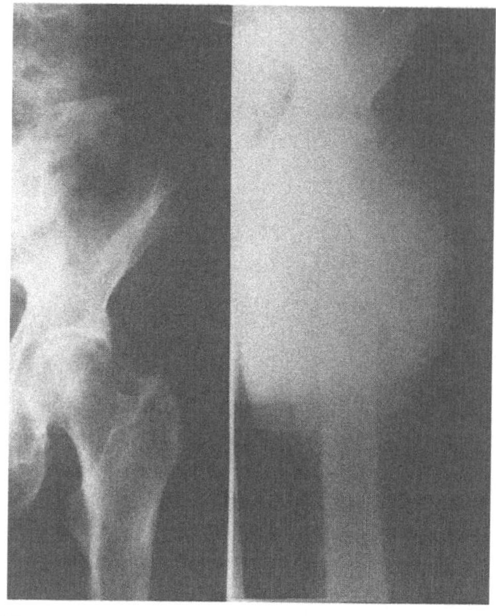

h1

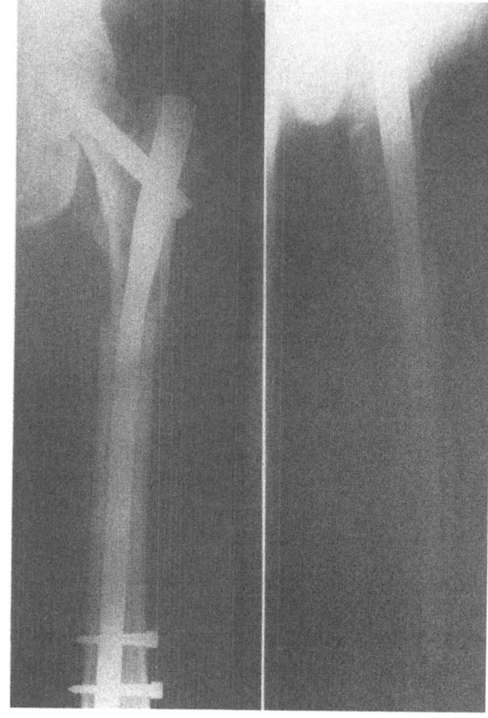

Abb. 16h   h2

Doppelplattenverbundosteosynthese erfolgen. Entsprechend den anatomischen Verhältnissen – der geringeren Markraumweite und der weitgehend axialen Belastung der Tibia – wird diese unter Verwendung zweier gerader oder „T"-Platten, die periostal appliziert werden, durchgeführt (Abb. 17).

Obere Extremität

Im Bereich der oberen Extremität ist die biomechanische Belastung wesentlich geringer. Deshalb wird hier auch nur eine übungsstabile Versorgung durchgeführt. Auch dabei ist jedoch eine rigide Fixation zur sofortigen Beseitigung der Schmerzen und zur Funktionswiederherstellung erforderlich.

Bei proximalen Humerusmetastasen ist die Resektion und Implantation vorgefertigter isoelastischer Prothesen angezeigt (Abb. 18a). Auch im Bereich des Humerus sollten, wann immer durchführbar, wegen der Möglichkeit der Erhaltung der physiologischen Muskelansätze gelenkerhaltende Eingriffe bevorzugt werden, die eine schnellere und bessere funktionelle Wiederherstellung ermöglichen. Entsprechend der geringeren Belastung reichen hier einfache Plattenverbundosteosynthesen oder Verbundverriegelungsnagelosteosynthesen

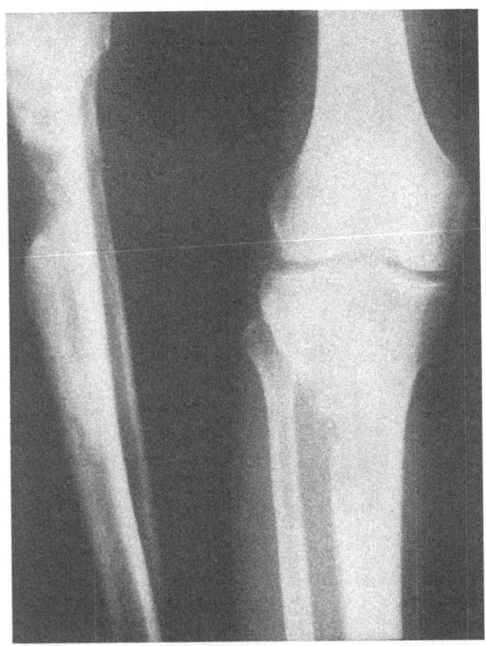

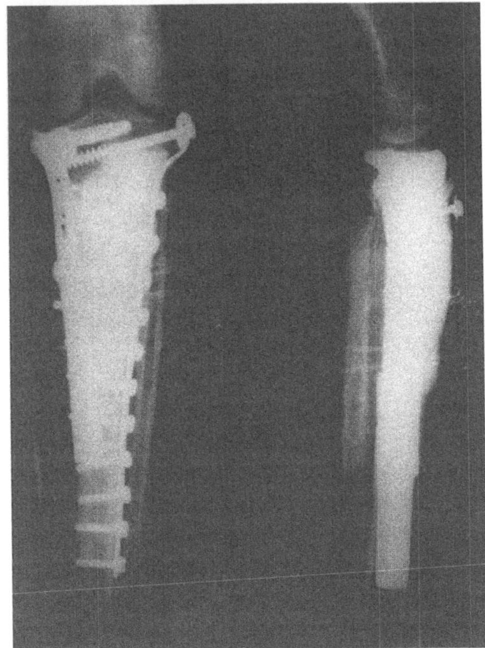

Abb. 17. Doppelplattenverbundosteosynthese bei Tibiametastase durch 2 T-Platten bei einer Metastase der proximalen Metaphyse

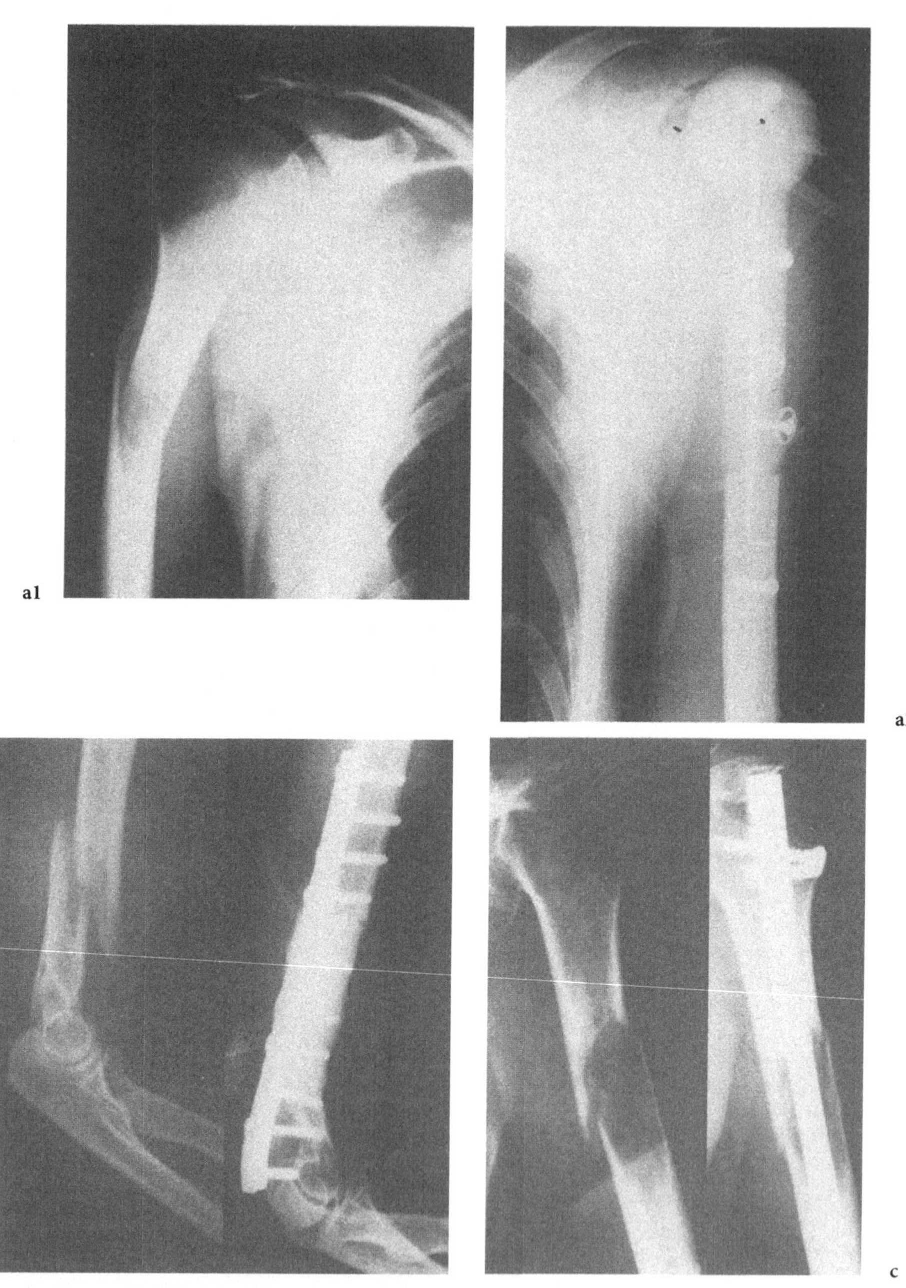

Abb. 18. a Isoelastische Humeruskopfprothese bei pathologischer transkapitaler Humerusfraktur. **b** Verbundplattenosteosynthese bei pathologischer Humerusschaftfraktur. Bei gelenknahen Schaftmetastasen können anstelle einer Oberschenkelplatte 2 Unterschenkelplatten verwendet werden (s. Abb. 7a). **c** Einfache Verriegelungsnagelung bei pathologischer Humerusschaftfraktur bei fortgeschrittenem Bronchialkarzinom

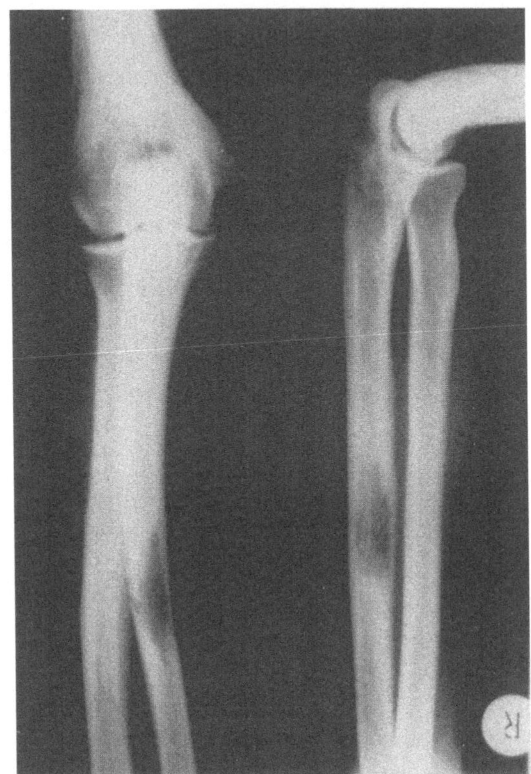
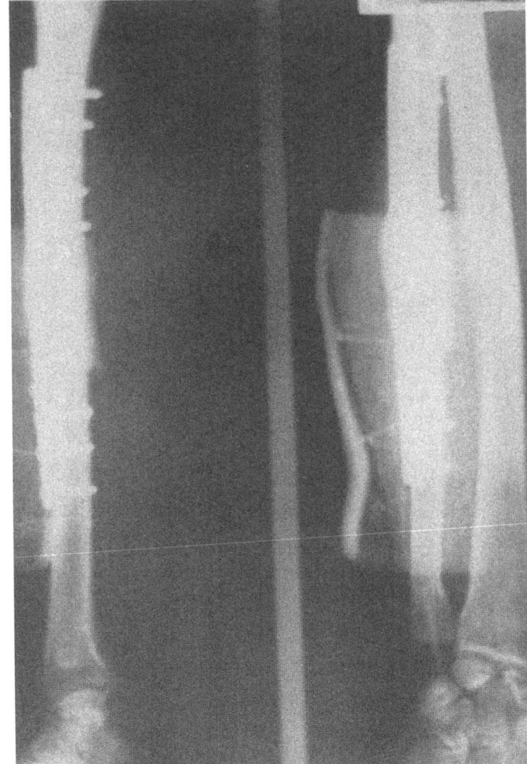

Abb. 19. Resektion einer Ulnaschaftmetastase und Verbundplattenosteosynthese

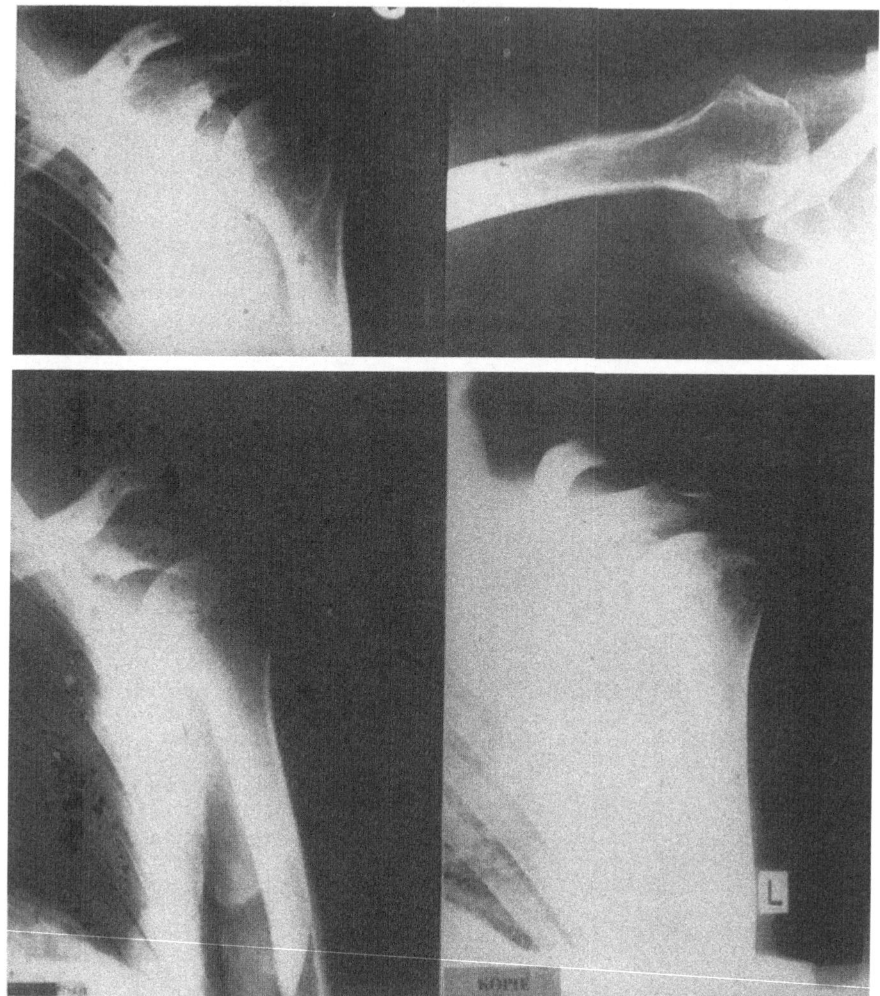

Abb. 20. a Skapulahals- und Pfannenmetastase mit ausgedehnter Weichteilinfiltration. **b** Ersatzlose Metastasenresektion und Fixation des Akromions an der Thoraxwand zur Abstützung des Humeruskopfes

aus (Abb. 18b). Bei relativ gelenknaher Lokalisation kann eine Prothese dadurch vermieden werden, daß 2 Platten eingesetzt werden. Mindestens 2 Schrauben müssen jedoch in den gelenknahen Anteil jeder Platte eingebracht werden können (Abb. 7a).

Eine alleinige Bündelnagelung ist nicht in der Lage, eine adäquate Schmerzausschaltung zu erreichen (Abb. 7). Bei weit fortgeschrittenem Tumorleiden und Indikation zu einer nichtresezierenden Fixation ist eine Verriegelungsnagelung durchzuführen (Abb. 18c).

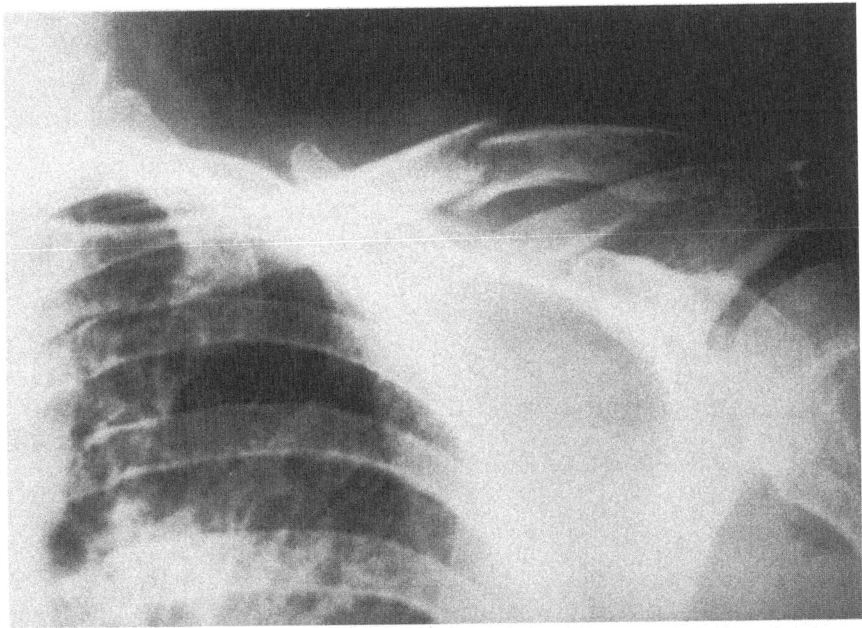

a

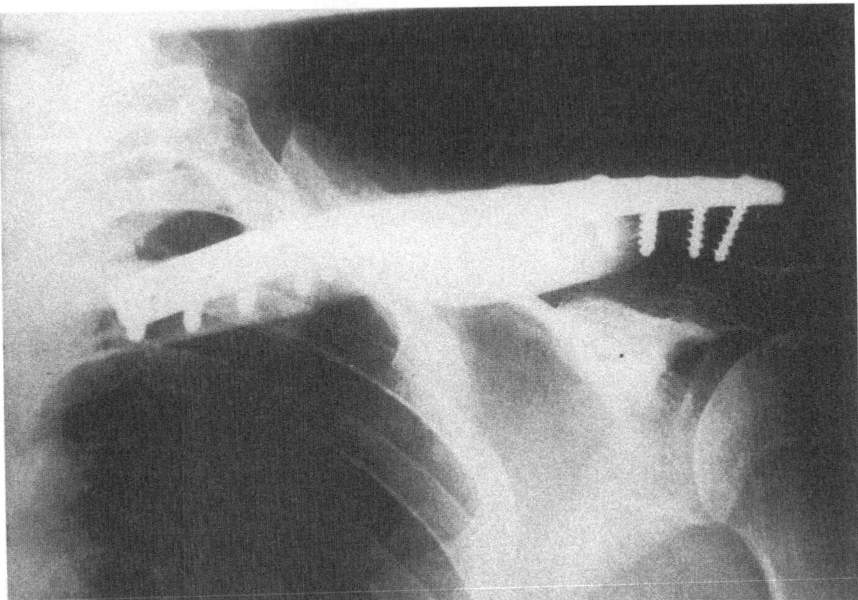

b

Abb. 21. a Klavikulametastasenresektion und **b** Verbundplattenosteosynthese

Radius und Ulna

Metastasen im Bereich des Unterarmes sind selten. Sie werden wie im Bereich des Humerus durch Resektion und Verbundplattenosteosynthese stabilisiert (Abb. 19).

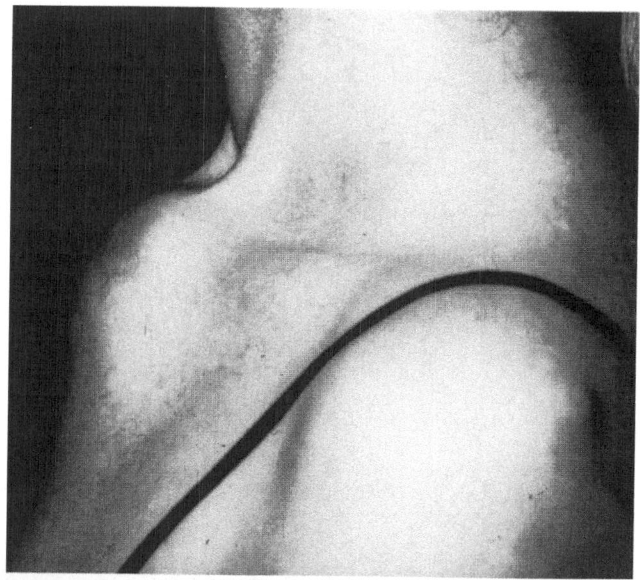

a

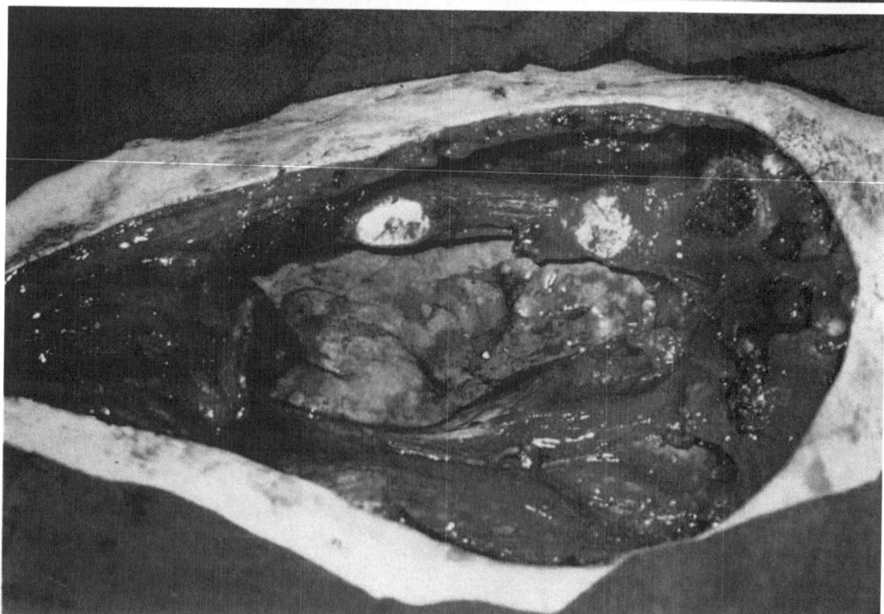

b

Abb. 22. a Sternummetastase mit drohender Weichteilexulzeration. **b** Metastasenresektion. **c** Refobacinpalacos-Marlex-Sandwich und Pectoralis-major-Lappendeckung

Abb. 22c

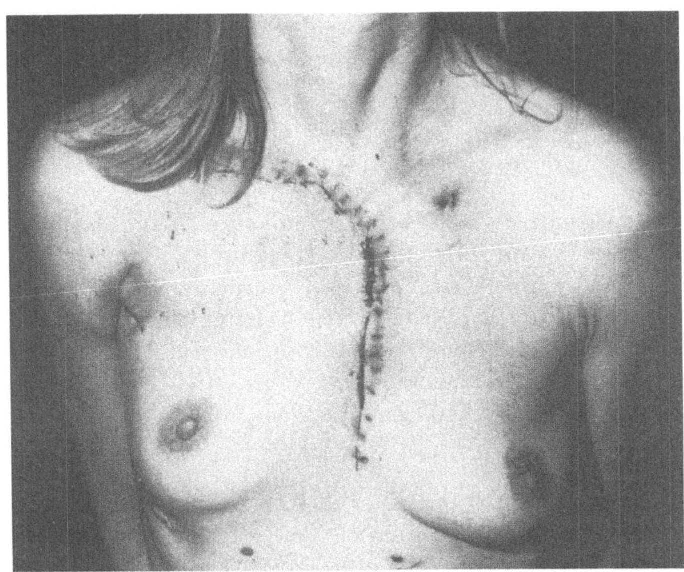

Mittelhand, Mittelfuß und Phalangen

Diese Metastasenlokalisation ist selten. Da eine belastungsstabile Versorgung hier kaum jemals durchführbar ist, kommt in diesem Bereich nur eine ersatzlose Metastasenresektion oder eine Strahlamputation zur sofortigen Schmerzbeseitigung und Funktionswiederherstellung in Frage.

Skapula

Metastasen im Bereich der Skapula können bei Zerstörung der Pfanne und ausgedehnter Weichteilinfiltration mit schmerzbedingtem Funktionsverlust der Schulter eine Operationsindikation darstellen. Die Resektion kann dabei ersatzlos erfolgen. Sofern ein Akromionrest erhalten und an der Thoraxwand fixiert werden kann, ist dies funktionell günstig. Das Tragen einer zusätzlichen Orthese ist in diesen Fällen nicht erforderlich (Abb. 20a).

Klavikula

Auch im Bereich der Klavikula sollte eine Metastasenresektion und stabile Verbundplattenosteosynthese erfolgen (Abb. 21). Da gerade die Klavikula Rotationen bis 60° bei Elevation des Armes ausführt, ist eine gelegentlich vorgeschlagene einfache axiale Schienung durch Rush-pins und ähnliche

Verfahren nicht in der Lage, eine Ruhigstellung der pathologischen Fraktur und damit Schmerzfreiheit und Funktionswiederherstellung zu gewährleisten.

Sternum

Eine besondere und seltene Indikation der Metastasenresektion ist die Ulzerationsgefahr, ohne daß eine Frakturgefahr besteht. Hierzu zählen in erster Linie Sternummetastasen. Je nach Ausdehnung des Knochendefektes und der Asepsis erfolgt die Rekonstruktion durch eine nichtresorbierbare oder eine resorbierbare Kunststoffnetzplastik oder ein Knochenzement-Kunststoffnetz-sandwich. Die Weichteildeckung kann durch eine Omentumplastik oder eine gestielte M.-pectoralis-Plastik erfolgen (Abb. 22).

Wirbelsäule

Eine Instabilität der Wirbelsäule besteht nur bei einer Zerstörung der Abstützfunktion der vorderen Säule nach Louis. Das Ausmaß der Instabilität wird jedoch durch einen zusätzlichen Befall der Bogenwurzel und der Inter-vertebralgelenke, also der dorsalen Säulen, weiter gemindert. Die chirurgische Therapie richtet sich deshalb nach der Ausdehnung des metastatischen Tumorbefalles. Bei alleiniger ventraler Metastasenlokalisation erfolgt auch die operative Metastasenresektion und Stabilisierung von ventral. Ist dagegen ein metastatischer Befall ventral wie dorsal vorhanden, muß in der Regel auch die osteosynthetische Stabilisierung von ventral und dorsal erfolgen. Nur bei weit fortgeschrittenem Tumorleiden mit drohendem neurologischem Defizit, aber fehlender operativer Belastbarkeit des Patienten, kann eine reine palliative dorsale Stabilisierung ohne Metastasenresektion im thorakolumbalen Wirbelsäulen-bereich durchgeführt werden.

Bei eintretendem neurologischem Defizit bei Wirbelsäulenmetastasen ist die Operationsindikation dringend gegeben. Der Eingriff sollte innerhalb der ersten 6 h durchgeführt werden, da dadurch in den meisten Fällen eine weitgehende neurologische Restitution erreicht werden kann. Der maximale Abstand bis zum Eintritt einer Querschnittsymptomatik sollte auf keinen Fall 24 h überschreiten, da danach keine weitere Verbesserung der neurologischen Ausfallserscheinungen zu erreichen ist.

In Abb. 23 ist die operative Stabilisierung bei metastatischem Befall der Halswirbelsäule dargestellt. Bei alleiniger osteolytischer Zerstörung des Wirbelkörpers erfolgt die Freilegung von ventral, die Ausräumung des befallenen Wirbelkörpers und der benachbarten Bandscheiben sowie die operative Stabilisierung durch eine Verbundplattenosteosynthese. Ist eine zusätzliche dorsale Zerstörung vorhanden, würde eine alleinige ventrale Verbundplatten-osteosynthese nicht ausreichen, da bei fehlender Zuggurtungsfunktion der dorsalen Elemente der Wirbelsäule ein Ermüdungsbruch der unteren Schrauben

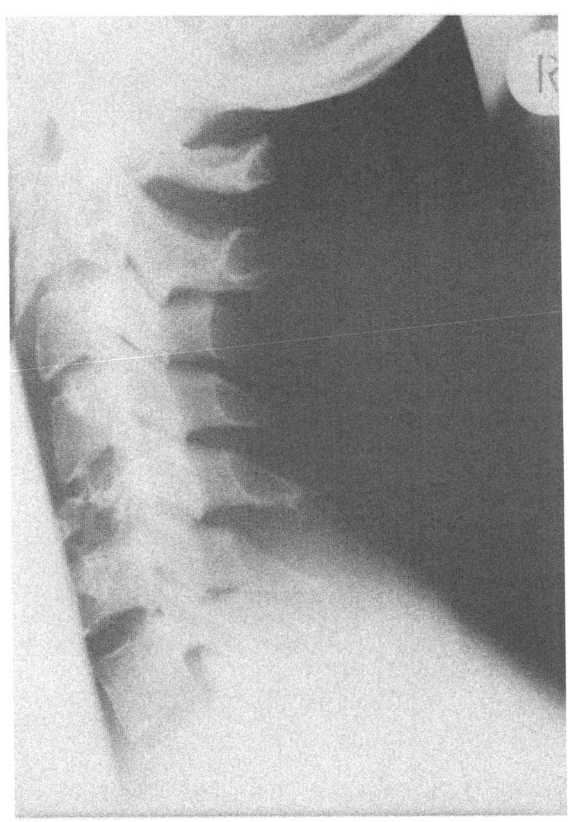

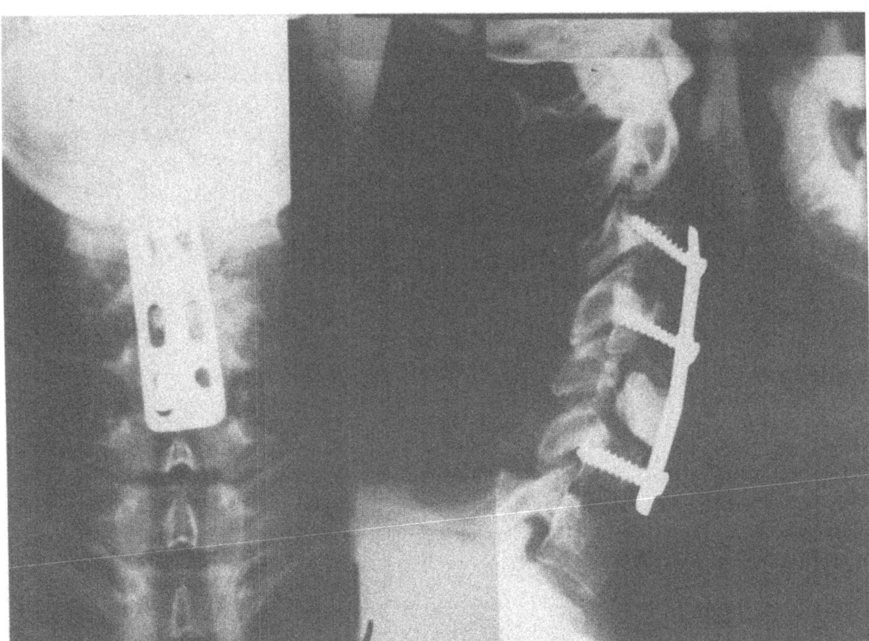

Abb. 23. Chirurgisches Vorgehen bei einer HWS-Metastase. Nach Ausräumung des Wirbelkörpers, Resektion der beiden benachbarten Bandscheiben und ventraler Verbundplattenosteosynthese

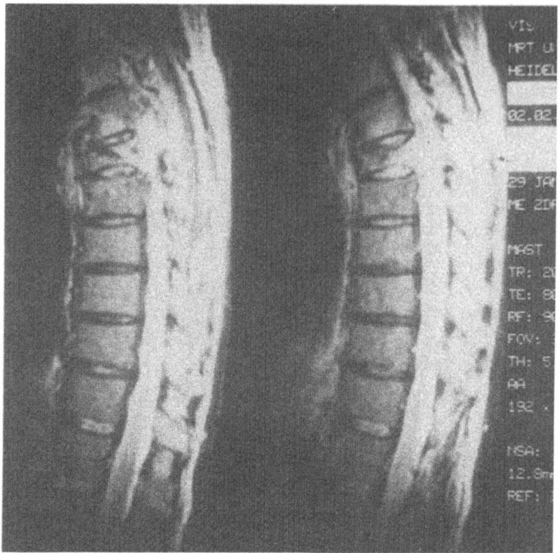

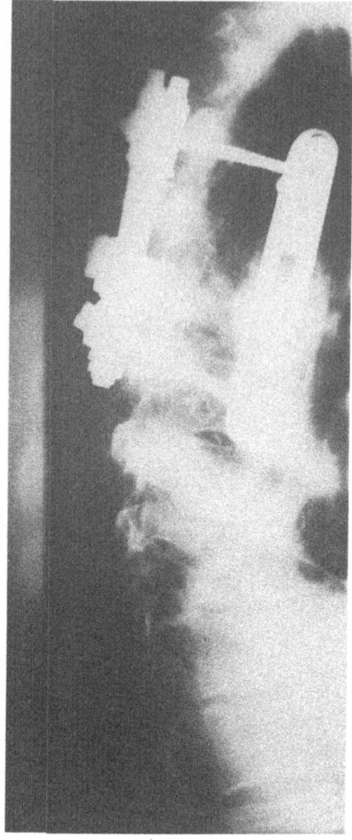

Abb. 24. Chirurgisches Vorgehen bei einer HWS-Metastase. Nach anterolateraler Thorakotomie und Metastasenresektion erfolgt die Stabilisierung durch eine Verbundplattenfixateurosteosynthese ventral und Fixateur interne von dorsal

nicht vermeidbar wäre. In diesen Fällen muß im Sinne einer Zuggurtungsplattenosteosynthese eine Stabilisierung von dorsal und zusätzliche Metastasenausräumung von dorsal mit kompletter Dekompression des Durasackes erfolgen.

Brustwirbelsäule

Bei metastatischem Befall im Bereich der ersten beiden Brustwirbelkörper entsprechen die operative Strategie sowie die operativen Zugänge völlig der der Halswirbelsäulsenmetastasen. Der Zugang wird daber ab BWK 2 durch eine partielle mediane Sternotomie ergänzt. Eine Besonderheit stellt der mittlere Brustwirbelsäulenbereich von BWK 3-BWK 6/7 dar. In diesem Bereich sind die Brustwirbelkörper noch relativ klein, die Bogenwurzeln relativ schmal, so daß eine dorsale Fixateur-interne-Applikation aus anatomischen Gründen in der Regel nicht möglich ist. Andererseits besteht durch die Ringstruktur des Thorax eine zusätzliche Stabilisierung der Wirbelsäule. In diesem Bereich ist deshalb in der

Regel eine alleinige ventrale Plattenverbundosteosynthesen-Stabilisierung ausreichend. Die Metastasenausräumung erfolgt jedoch nach Ausdehnung des metastatischen Befalles sowohl von ventral durch eine anterolaterale Thorakotomie wie von dorsal durch eine mediane Inzision (Abb. 24).

Die Stabilisierung der unteren Brustwirbelsäule entspricht von den anatomischen Voraussetzungen und der operativen Strategie her der der Lendenwirbelsäulenmetastasen.

Lendenwirbelsäule

Im Gegensatz zur Halswirbelsäule stellt die Resektion einer Wirbelsäulenmetastase, insbesondere im thorakolumbalen Bereich, aber auch im Bereich des 5. Lendenwirbelkörpers, einen relativ großen chirurgischen Eingriff dar. Mit Ausnahme des 5. LWK ist jedoch immer ein retroperitonealer und in der Regel auch retropleuraler Zugang bei metastatischem Befall im Bereich der unteren Brustwirbelsäule und der oberen Lendenwirbelsäule durchführbar.

Im thorakolumbalen Bereich ist der Zugang jedoch mit einer Durchtrennung des Rippenbogens und Ablösung des Zwerchfellansatzes verbunden. Wegen der geringeren Verletzungsgefahr der großen Gefäße erfolgt der Zugang grundsätzlich von links. Der 5. Lendenwirbelkörper wird transperitoneal angegangen.

Bei einer Metastase im Bereich des Wirbelkörpers erfolgt die Resektion des Wirbelkörpers und der benachbarten Bandscheiben, ggf. auch mehrerer befallener Wirbelkörper, und die Stabilisierung durch eine Verbundplatten-Fixateur-Osteosynthese. Die Verwendung des Plattenfixateurs hat den Vorteil, bei geringem Raumbedarf eine sichere Winkelstabilisierung zu ermöglichen. Die Schraubenköpfe werden durch festgeschraubte Platten im Sinne eines Kugelgelenkes eingeklemmt, so daß ein Kippen der Schraube in der Platte bei einer möglichen lokalen Tumorprogression nicht möglich ist.

Ist ein zusäzlicher dorsaler Befall der Wirbelsäule vorhanden, erfolgt nach Umlagerung des Patienten die Resektion der Wirbelbögen und der zerstörten Wirbelgelenke mit Freilegung des Durasackes. Die Stabilisierung erfolgt mit einem Fixateur interne mit zusätzlichem Querstabilisator, um somit auch eine gute Rotationsstabilität zu gewährleisten. Durch diese kombinierte Osteosynthese von ventral und dorsal ist eine Rekonstruktion aller 3 Säulen der Wirbelsäule (Wirbelkörper, rechte und linke Intervertebralgelenksäule) möglich (Abb. 25).

Auch die Säulenverbindungen im Sinne der Bogenwurzeln und der Wirbelbögen werden durch die Fixationselemente wiederhergestellt. Aus experimentellen Untersuchungen ist bekannt, daß die Stabilität dieser Versorgung der der nichtverletzten Wirbelsäule überlegen ist. Eine Instabilitätsgefahr besteht somit niemals im Bereich der eigentlichen Osteosynthese, sondern nur durch Tumorprogredienz bei Instabilität benachbarter Segmente.

Bei metastatischem Befall einer oder mehrerer Segmente im unteren Brust- und Lendenwirbelsäulenbereich bei schlechtem Allgemeinzustand und kurzer Lebenserwartung des Patienten von unter 3 Monaten sollte eine alleinige dorsale

Abb. 25a–c. Chirurgische Stabilisierung bei LWS-Metastasen. **a** Bei alleinigem ventralem Metastasenbefall erfolgt die retroperitoneale Freilegung, Metastasenresektion und Verbundplattenfixateurosteosynthese. **b** Bei zusätzlichem dorsalem Befall kombinierte ventrale und dorsale Metastasenresektion und Stabilisierung durch Verbundplattenfixateur- und dorsale Fixateur-interne-Osteosynthese. **c** Alleinige dorsale Fixateur-interne-Stabilisierung bei kurzer Lebenserwartung des Patienten

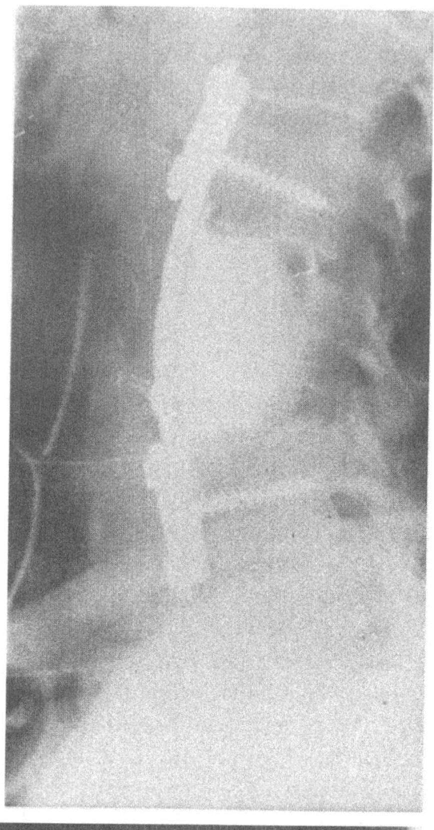

a1

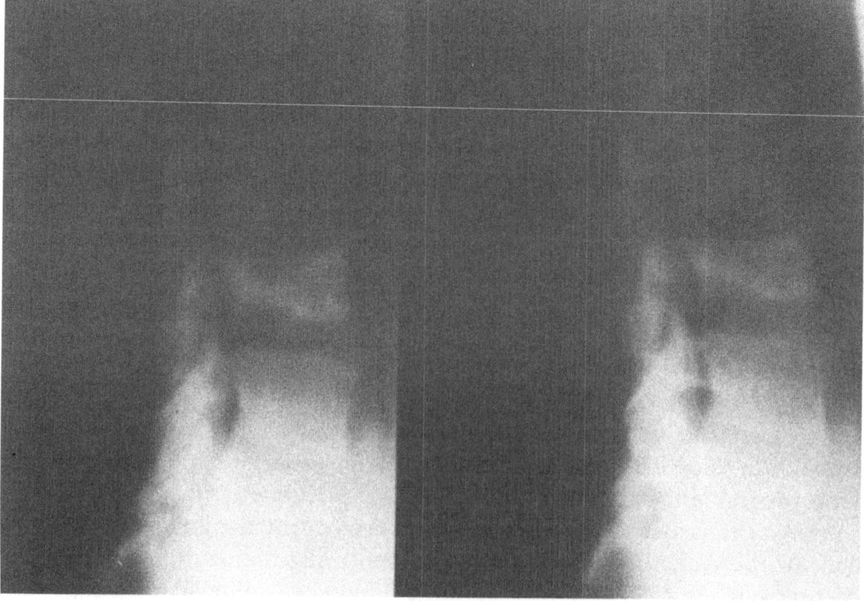

a2

Abb. 25b

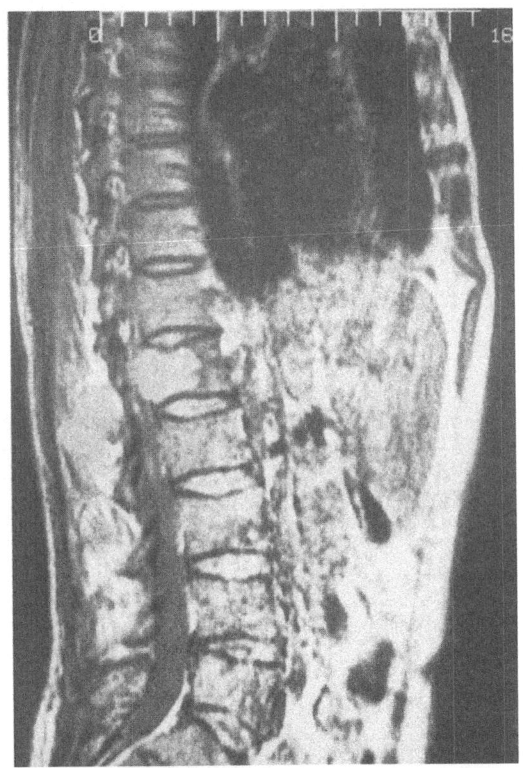

b1

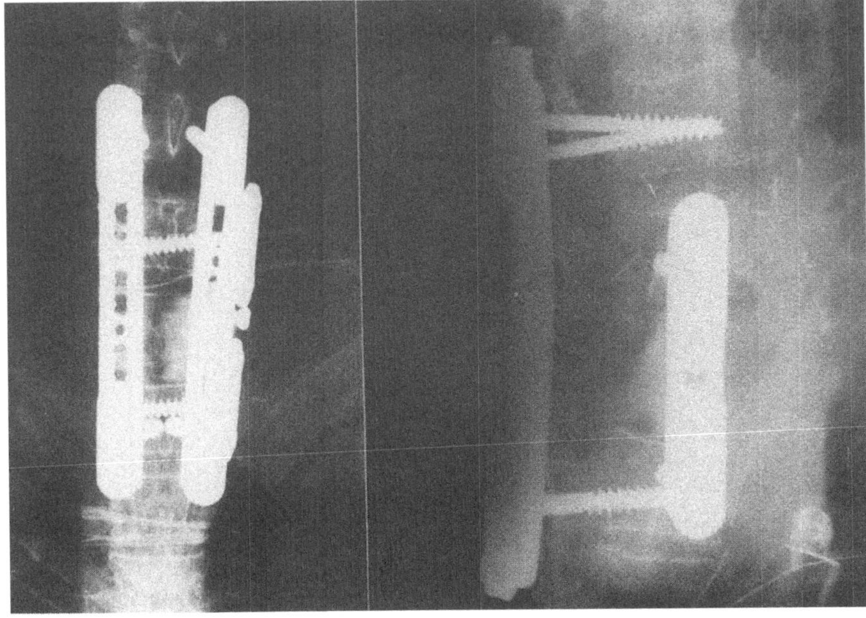

b2

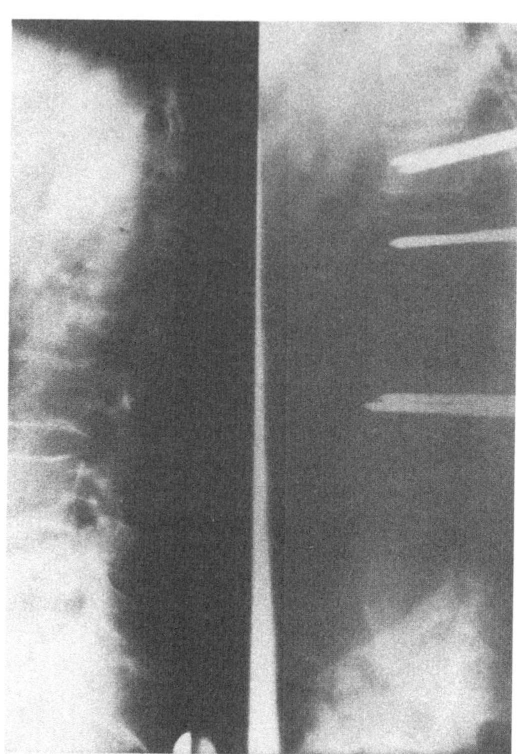

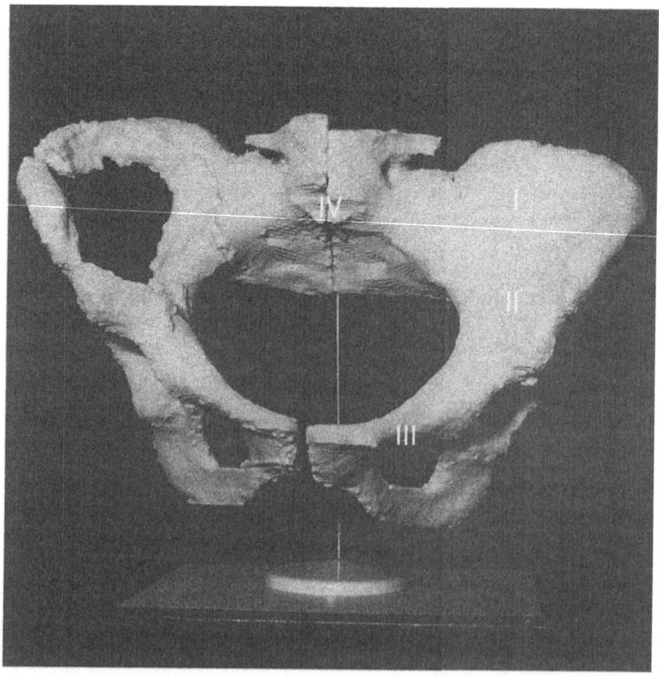

Abb. 26. Enneking-Einteilung der Tumorlokalisation am Becken

Stabilisierung erfolgen. Bei Kompressionssymptomen des Rückenmarkes wird dabei eine Laminektomie unter Ausräumung der dorsalen Metastasenanteile und der von dorsal erreichbaren Wirbelkörpermetastasenanteile und die Stabilisierung durch einen dorsalen mehrsegmentalen Fixateur interne durchgeführt. Je nach erforderlicher Stabilisierungsstrecke können proximal und distal der Läsion ein oder mehrere transpedunkuläre Schraubenfixationen erfolgen (Abb. 26).

Becken

Nach Enneking werden Beckenmetastasen in 4 Typen unterteilt (Abb. 26). Metastasen der Gruppen 1 und 3 sind nicht stabilitätsgefährdend und werden, ebenso wie Sakrummetastasen, einer konservativen Therapie zugeführt. Bei fehlendem Erfolg einer konservativen Therapie können jedoch auch diese Metastasen die Kraftübertragung von der Wirbelsäule zur unteren Extremität unterbrechen (Typ 1 and 4) oder zu einem Befall der Azetabulumregion (Typ 1 und 3) führen. Die primäre Indikation zu einer chirurgischen Therapie stellen jedoch Metastasen im Bereich des Azetabulums (Typ 2) dar. Bei fehlender Gebrauchsfähigkeit der Extremität sollte hier eine primäre chirurgische Therapie erfolgen. Zur Abklärung der Ausdehung der Metastase ist unbedingt eine Computertomographie des Beckens erforderlich. Bei geringer Ausdehnung der Metastase ist eine alleinige Metastasenausräumung und Stabilisierung durch Knochenzement und Einbringung von Azetabulumrekonstruktionsschalen möglich. Darauf kann eine normale Totalendoprothese implantiert werden (Abb. 27a).

Bei einer ausgedehnten metastatischen Zerstörung und fehlendem Erfolg einer konservativen Therapie bei jungem Alter und gutem Allgemeinzustand des Patienten ist die Indikation zu einer extraläsionalen Resektion der Metastase und Implantation einer individuell angepaßten Tumorprothese gegeben (Abb. 27b).

Bei massiver osteolytischer Destruktion des vorderen Beckenringes kann im Einzelfall auch die Indikation zur operativen Stabilisierung bei rein ventralen Schambein- und Sitzbeinmetastasen (Typ 3) gegeben sein. Diese können durch völlige Unterbrechung der ventralen Kraftabstützung und Kompression des N. obturatorius zu massiven Schmerzen führen. In diesen Fällen ist eine ventrale Metastasenresektion und Stabilisierung durch eine Plattenosteosynthese mit Abstützung auf dem kontralateralen Schambein und dem gleichseitigen Darmbein durchzuführen (Abb. 27c).

Schmerzhafte distale Sakrum- und Steißbeinmetastasen können ersatzlos reseziert werden. Zur Rekonstruktion des Beckenbodens wird ein nicht-resorbierbares Marlex- oder Goretexpatch eingepaßt.

Metastasen im Bereich des Darmbeines ohne völlige Zerstörung der Beckenringkontur können wegen ihrer Größe und zur Verbesserung der Erfolgsaussichten einer systemischen und lokalen Strahlentherapie ebenfalls eine Indikation zur operativen Therapie darstellen. In diesen Fällen kann eine ersatzlose Resektion des Knochens und Deckung des Bauchwanddefektes durch

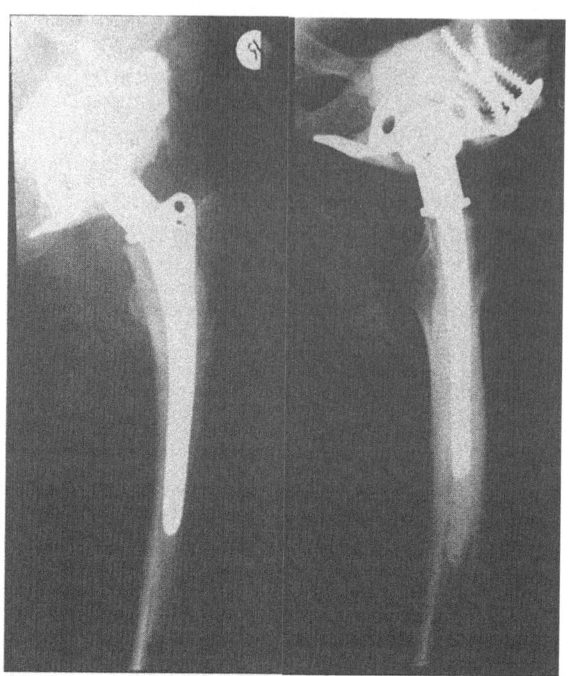

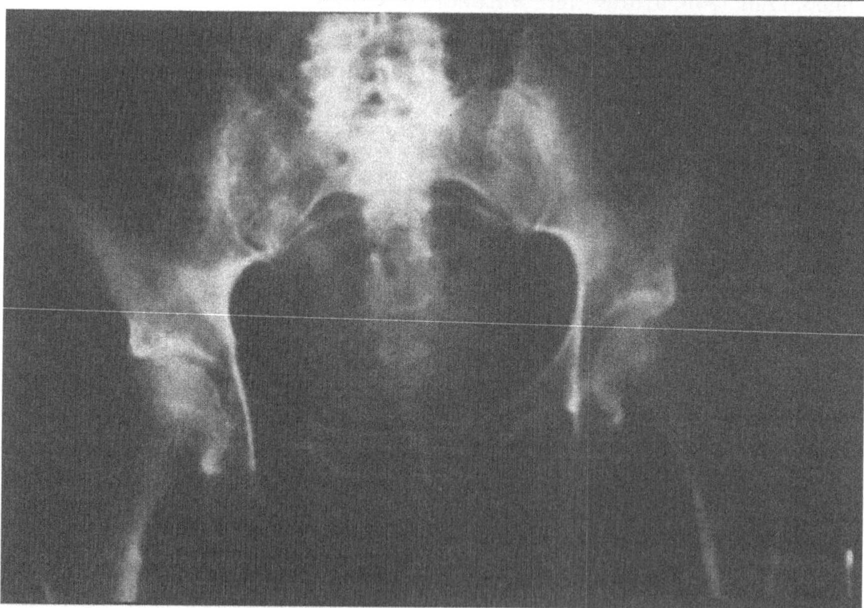

Abb. 27a–d. Stabilisierungsmöglichkeiten bei Beckenmetastasen. **a** Intraläsionale Ausräumung einer Azetabulummetastase und Rekonstruktion mit Knochenzement und einer Azetabulumschale. Darauf wird eine Standardprothese implantiert. **b** Bei einem scheinbar monolokulären Plasmozytom und gutem AZ einer 50 Jahre alten Patientin erfolgte eine radikale Resektion und Beckentumorprothesenimplantation. **c** Resektion einer großen Schambeinmetastase wegen der Gefahr des Azetabulumbefalls und erheblicher lokaler Schmerzen. Stabilisierung durch eine einfache Plattenossteosynthese als Distanzhalter. **d** Ersatzlose Resektion einer großen Darmbeinmetastase

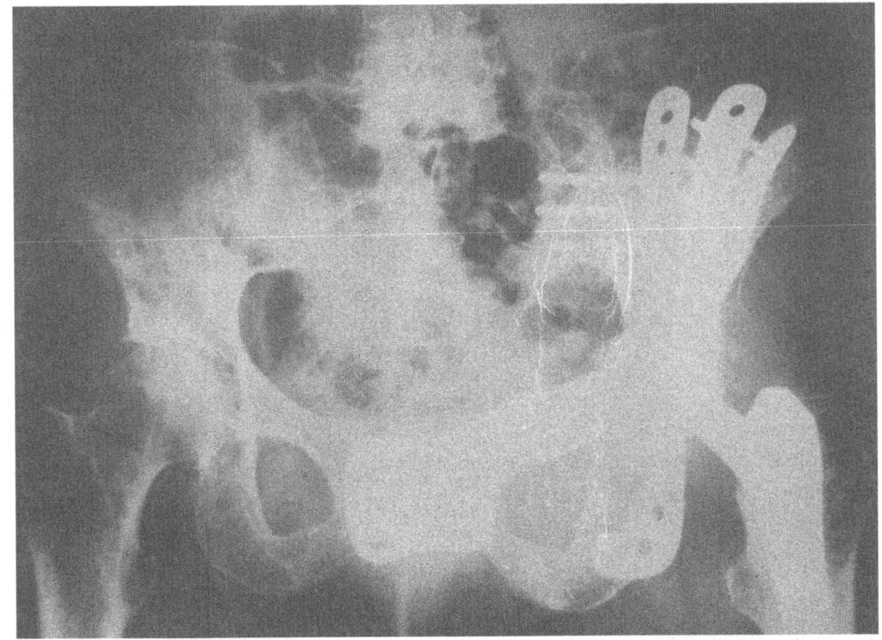

b2

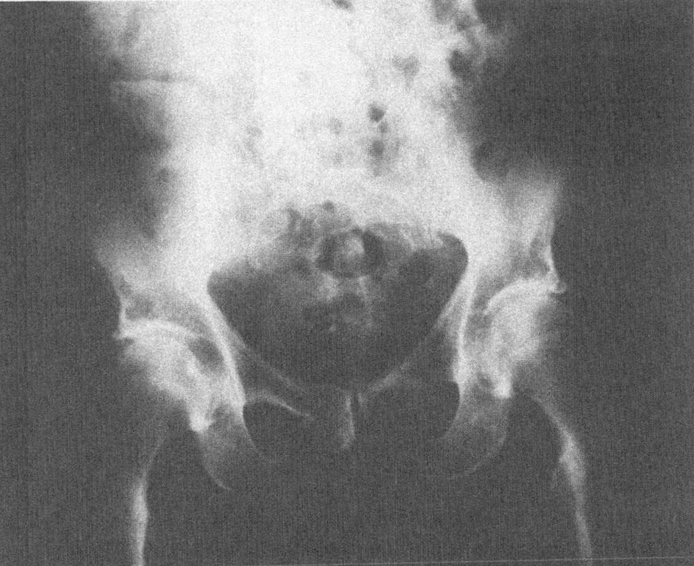

c1

Abb. 27b–c

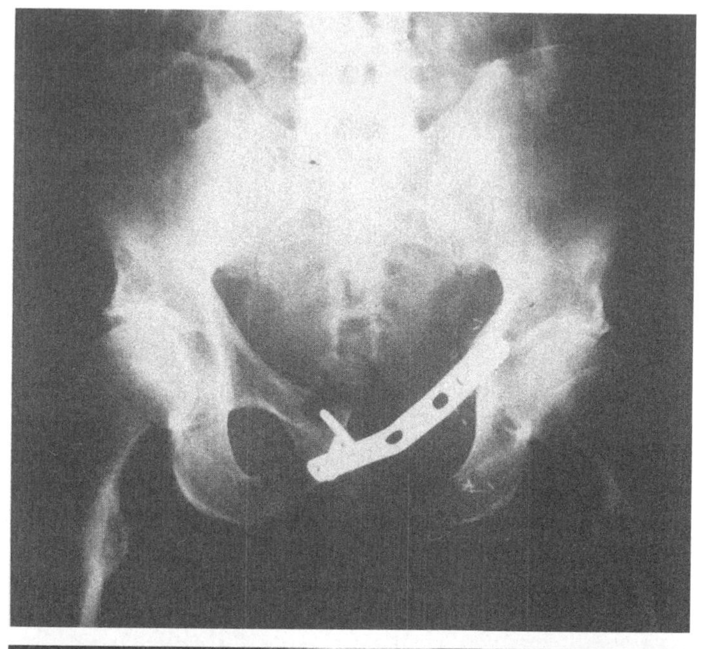

c2

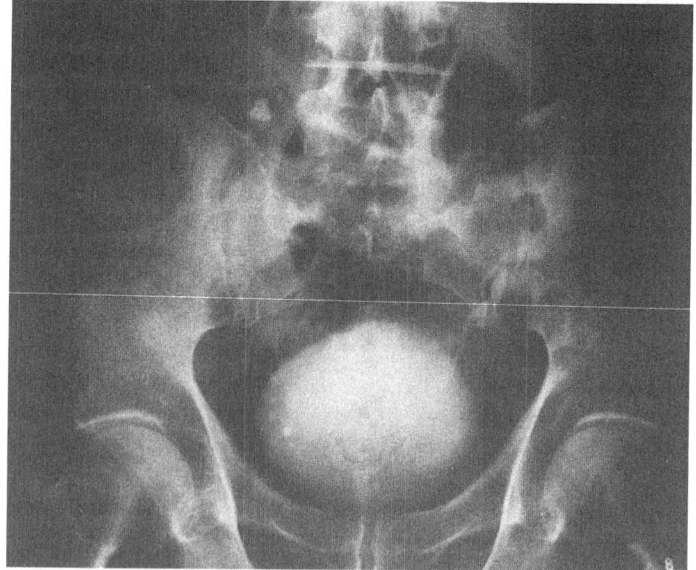

Abb. 27c–d

d1

Abb. 27d2

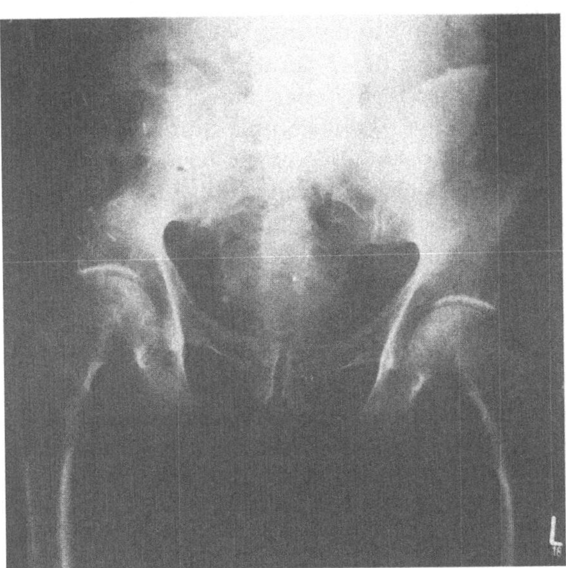

ein Marlexnetz oder Goretexpatch durchgeführt werden. Die Resektion solcher größeren knöchernen Metastasen ist insbesondere beim Schilddrüsenkarzinom vor einer durchzuführenden Radioiodtherapie von besonderer Bedeutung. Sie ist jedoch bei großen Metastasen wie auch bei den meisten anderen Tumoren wegen der Verbesserung der Therapiechancen systemischer und strahlentherapeutischer Maßnahmen in der Regel angezeigt (Abb. 28d).

Schlußfolgerungen

Im Bereich der Wirbelsäule und des Beckens stellen systemische Therapieansätze und eine lokale Strahlentherapie die primäre Therapieoption dar. Bei eingetretenen neurologischen Symptomen bei Wirbelsäulenmetastasen sollte eine operative Stabilisierung und Metastasenausräumung jedoch unbedingt durchgeführt werden. Bei drohenden neurologischen Symptomen oder Instabilität der Wirbelsäule ist ebenfalls eine Operationsindikation, ggf. mit zusätzlicher Strahlentherapie, gegeben. Nur bei sehr kurzer Lebenserwartung des Patienten sollte bei Metastasenlokalisation im thorakolumbalen Bereich eine alleinige dorsale Stabilisierung ohne Metastasenresektion durchgeführt werden.

Am Becken sind in erster Linie Metastasen im Bereich des Azetabulums oder drohender Befall des Azetabulums eine Operationsindikation. Zunächst sollten jedoch auch im Bereich des Beckens die Möglichkeiten der lokalen

Strahlentherapie und systemische Maßnahmen ausgeschöpft werden. Besteht eine Unterbrechung der Kraftübertragung im Bereich des Beckenringes oder eine Gebrauchsunfähigkeit der unteren Extremität durch Azetabulumbefall, sollte eine operative Stabilisierung durchgeführt werden. In der Regel sind dazu Verbundosteosynthesen unter Verwendung von Pfannenrekonstruktionsschalen, in seltenen Fällen jedoch auch individuell angepaßte Tumorprothesen des Beckens angezeigt.

Die *chirurgische Stabilisierung* hat sich bei pathologische Frakturen durch Metastasen sowohl im Bereich der oberen wie der unteren Extremität als Therapie der Wahl allgemein durchgesetzt. Im Gegensatz zu den ungünstigen Behandlungsergebnissen der konservativen Therapie früherer Jahrzehnte ist heute nahezu immer ein langes Krankenlager mit massiven Schmerzen und fast unmöglicher Pflege und völligem Funktionsverlust zu vermeiden. Wegen der Gefahr der lokalen Tumorprogredienz mit sekundärer Instabilität und Reoperationsnotwendigkeit empfehlen wir grundsätzlich die *Metastasenresektion*. Bei der Skelettrekonstruktion sollte wegen der geringeren Komplikationsrate wo immer möglich ein *gelenkerhaltender Eingriff* vorgenommen werden. Die Berücksichtigung der *biomechanischen Belastung* des Skelettabschnittes ist ebenfalls von entscheidender Bedeutung für eine gute, schnelle und dauerhafte funktionelle Wiederherstellung und zur Vermeidung einer Instabilität der Osteosynthese. Nur bei weit fortgeschrittenem Tumorleiden mit einer *Lebenserwartung unter 3 Monaten* kann eine *nichtresezierende Versorgung* durch Verriegelungsnagelung erfolgen. Nichtverriegelte intramedulläre Kraftträger sind obsolet. Bei nichtresezierenden Verfahren oder bei tumorösem Befall der Resektionsgrenzen ist eine postoperative Strahlentherapie häufig angezeigt.

Literatur

Becker W (1992) Chirurgische Behandlung von Skelettmetastasen im Bereich der oberen Extremität. In: Everbeck V, Friedl W (Hrsg) Chirurgische Therapie von Skelettmetastasen. Eine interdisziplinäre Standortbestimmung. Springer, Berlin Heidelberg New York Tokyo, S 201–213

Chao EYS, Sim FH, Shives TC, Pritchared DJ (1988) Management of pathologic fracture in diagnosis and management of metastatic bone desease. A multidisciplinary approach. Raven Press, New York

Dittel K, Märklin H (1885) Behandlungsergebnisse nach Verbundosteosynthesen Aktuelle Traumatol 15:115–119

Everbeck V (1992) Die operative Behandlung von Wirbelsäulenmetastasen. In: Everbeck V, Friedl W (Hrsg) Chirurgische Therapie von Skelettmetastasen. Eine interdisziplinäre Standortbestimmung. Springer, Berlin Heidelberg New York Tokyo, S 77–110

Fasno FJ Jr, Olysav DJ, Stauffer ES (1988) Intramedullary stabilisation in neoplastic destructive disease involving the subtrochanteric region of the femur. Orthopedics 11:1699–1704

Fiedler M (1981) Incidence of fracture through metastases in long bones. Acta Orthop Scand 52:623–630

Fiedler IJ (1987) Rewiew: biologic heterogenity of cancer metastases. Breast Cancer Res Treat 9:12–26

Friedl W (1992a) Chirurgische Therapie von Skelettmetastasen und pathologischen Frakturen der unteren Extremität. In: Everbeck V, Friedle W (Hrsg) Chirurgische Therapie von Skelettmetastasen. Eine interdisziplinäre Standortbestimmung. Springer, Berlin Heidelberg New York Tokyo, S 171–189

Friedl W (1992b) Doppelplattenverbundosteosynthese versus Tumorprothese in der Behandlung pathologischer Frakturen und reversed verlaufenden per- und subtrochanteren Femurfrakturen bei schwerer Osteoporose. Verh Künscherkreis 1991. ••, Budapest, S 369–372

Friedl W, Ruf W, Krebs H (1986) Funktionelle Ergebnisse nach operativer und konservativer Therapie pathologischer Frakturen. Langenbecks Arch Chir 386:185–196

Friedl W, Ruf W, Mischkowsky T (1986) Die Doppelplattenverbundosteosynthese bei subtrochanteren pathologischen Frakturen. Chirurg 57:713–718

Galasko CSB (1974) Pathologic fractures secondary to bone metastases. J R Coll Surg Edinb 19:351–362

Gulenchyn KY, Papoff W (1987) Technetium 99 m Mdp scintigraphy. An insensitive tool for the detection of bone marrow metastases. Clin Nucl Med 12:45–46

Harrington KD (1981) The management of acetabular insufficiency secondary to metastatic malignant disease. J Bone Joint Surg 63:653–664

Hecht L, Beck H, Hecht-Zilch E (1979) Knochenmetastasen: Diagnostik, Therapie, Prognose. Med Klin 74:349–352

Heisel I, Schmitt E, Mittelmeier H (1983) Indikation und Ergebnisse des alloarthroplastischen Hüftgelenkersatzes mit der „Krückstock"-Endoprothese. Aktuelle Traumatol 13:164–172

Herrmann R (1992) Indikation und Ergebnisse der Hormon- und Chemotherapie von Knochenmetastasen. In: Everbeck V, Friedl W (Hrsg) Chirurgische Therapie von Skelettmetastasen. Eine interdisziplinäre Standortbestimmung. Springer, Berlin Heidelberg New York Tokyo, S 61–66

Hymmen HR, Wieland C (1971) Bestrahlung von malignen Knochenveränderungen nach orthopädischen Maßnahmen. Strahlentherapie 141:146–150

Krebs H (1978) Management of pathologic fractures of long bones in malignant disease. Arch Orthop Trauma Surg 65:1331–1335

Krempien B, Manegold C (1992) Zur Pathogenese und Diagnostik von Knochenmetastasen und Tumorosteopathien. In: Everbeck V, Friedl W (Hrsg) Chirurgische Therapie von Skelettmetastasen. Eine interdisziplinäre Standortbestimmung. Springer, Berlin Heidelberg New York Tokyo, S 5–20

Langendorff HU, Jungbluth KH, Dingeldein E et al. (1987) Langenbeck Arch Chir 371:123–136

Lies A, Rhen J (1984) Pathologische Frakturen am Hüftgelenk. Aktuelle Traumatol 14:79–84

Manegold C, Krempien B, Kaufmann M, Schwechheimer K, Schettler G (1988) The value of bone marrow examination for tumor staging in breast cancer. J Cancer Res Clin Oncol 114:118–124

Mansi JL, Berger U, Easton D et al. (1987) Micrometastases in bone marrow in patients with primary breast cancer: evaluation as an early predictor of bone metastases. Br Med J 295:1092–1097

McBroom RJ, Cheal EJ, Hayes WC (1988) Strength reduction from metastatic cortical defects in long bones. J Orthop Res 6:369–378

Menck H, Schulze S, Larsen E (1988) Metastasis size in pathological femoral fractires. Acta Orthop Scand 59:151–154

Mende U, Everbeck V, Krempien B et al. (1992) Die Sonographie in der therapieorientierten Diagnostik und Nachsorge von primären Knochen- und Weichteiltumoren. Bildgebung 59:4–14

Mirels H (1989) Metastatic disease in long bones. A proposed scoring systhem for diagnosing impending pathological fractures. Clin Orthop 249:256–264

Monnypenny IJ, Grieve RJ, Howell A, Morrison JM (1984) The value of serial bone scanning in operable breast cancer. Br J Surg 71:466–468

Mutschler W, Sabo D, Schulte M (1992) Chirurgische Therapie von Metastasen des proximalen Femurs und des Acetabulum. In: Everbeck V, Friedl W (Hrsg) Chirurgische Therapie von Skelettmetastasen. Eine interdisziplinäre Standortbestimmung. Springer, Berlin Heidelberg New York Tokyo, S 191–199

Peiss J, Bohndorf K (1992) Magnetresonanztomographie in der Diagnostik von Skelettmetastasen. In: Everbeck V, Friedl W (Hrsg) Chirurgische Therapie von Skelettmetastasen. Eine interdisziplinäre Standortbestimmung. Springer, Berlin Heidelberg New York Tokyo, S 33–50

Richter GM, Roeren T, Noeldge G, Kaufmann GW (1992) Skelettmetastasen – Interventionelle Radiologie: Embolisation. In: Everbeck V, Friedl W (Hrsg) Chirurgische Therapie von Skelettmetastasen. Eine interdisziplinäre Standortbestimmung. Springer, Berlin Heidelberg New York Tokyo, S 67–73

Rieden K (1988) Knochenmetastasen – Radiologische Diagnostik, Therapie und Nachsorge. Springer, Berlin Heidelberg New York Tokyo

Sim E (1990) Hüfttumorprothese – Indikation in einem unfallchirurgischen Schwerpunktkrankenhaus und Ergebnisse. Unfallchirurgie 16:291–298

Wannenmacher M (1992) Der Stellenwert der Strahlentherapie bei Knochenmetastasen. Chirurg 63: 923–930

Wannenmacher M, Rieden K, Eble MJ (1992) Indikation und Ergebnisse zur primären Strahlentherapie bei drohenden und eingetretenen pathologischen Frakturen durch Knochenmetastasen. In: Everbeck V, Friedl W (Hrsg) Chirurgische Therapie von Skelettmetastasen. Eine interdisziplinäre Standortbestimmung. Springer, Berlin Heidelberg New York Tokyo, S 53–60

Windhager R, Ritschel P, Rokus U, Kickinger W, Braun O, Kotz R (1989) Die Rezidivhäufigkeit von intraläsional und extraläsional operierten Metastasen langer Röhrenknochen. Z Orthop 127:402– 409

Das metastasierte Nierenzellkarzinom

S. Pomer

Der natürliche Verlauf und die palliativen Interventionen beim metastasierenden Nierenzellkarzinom

Die Fünfjahresüberlebensrate beim metastasierten Nierenzellkarzinom liegt unter der 10-%-Marke und konnte bislang – angesichts der extrarenalen Tumoraussaat – durch alleinige Entfernung der tumortragenden Niere nicht entscheidend verbessert werden. Die Nephrektomie kommt vor allem als palliative Maßnahme zur Beherrschung ansonsten therapierefraktärer Komplikationen, d.h. persistierender massiver Hämaturie, Anämie und Schmerzen, in Frage. Ihre Anwendung als adjuvanter Eingriff, und zwar als Bestandteil einer supraradikalen Tumorentfernung, zur Tumorlastverkleinerung vor einer Immuntherapie und als Postimmuntherapie, wird angesichts des Fehlens wirksamer systemischer Behandlungsmodalitäten z. Z. nicht allgemein anerkannt. Die Bestimmung des Stellenwertes der palliativen Nephrektomie gehört zu den vordringlichen Aufgaben der Uroonkologie.

Die palliative Nephrektomie

Die radikale Tumornephrektomie ist, einschl. der Entfernung der regionalen Lymphknoten, die Therapie der Wahl bei lokal operablem Nierenzellkarzinom. Es ist auch die einzige Behandlungsmethode, mit der eine Heilung bei diesem Tumor erzielt werden kann.

Bei metastasierendem Nierenkarzinom erhebt sich dagegen seit langem die Frage, ob dieses Vorgehen sinnvoll und vertretbar ist. In der Behandlung des metastasierenden Nierenzellkarzinoms kommt die Nephrektomie unter zwei unterschiedlichen Zielsetzungen in Frage:

1) als palliative Entfernung der tumortragenden Niere zur Beherrschung ansonsten therapierefraktärer Komplikationen und
2) als ein Eingriff, dem eine adjuvante Bedeutung zukommt.

1) Bei der Indikationsstellung zur palliativen Nephrektomie zwecks Beherrschung lebensbedrohlicher Komplikationen werden u. a. persistierende massive Hämaturie, Schmerzen, schwere Anämie, Elektrolytentgleisung, eine therapierefraktäre Hyperkalzämie und ein drohendes Herzversagen infolge eines intratumoralen arteriovenösen Shunts berücksichtigt. Die operative Behandlung bleibt nur den Fällen vorbehalten, die unter konservativer Therapie keine Besserung der Symptomatik aufweisen. Darüber hinaus werden die paraneoplastischen Syndrome durch eine palliative Nephrektomie nicht beeinflußt, denn die Hormonproduktion, die z. B. für die Hyperkalzämie verantwortlich ist, ist eher den Metastasen zuzuschreiben (Nunnensick u. Rüther 1993).

2) Bei der Nephrektomie mit adjuvanter Bedeutung bestimmt die Verfügbarkeit potentiell kurativer Behandlungsmethoden bei systemischer Tumoraussaat weitgehend die Diskussion über die Notwendigkeit der Primärtumorentfernung. Die Rationale derartiger Interventionen könnte theoretisch in der Induktion einer „spontanen" Metastasenregression bestehen.

Die spontane Metastasenrückbildung wurde jedoch beim Nierenzellkarzinom bisher tatsächlich in nur wenigen Fällen beobachtet (Fairlamb 1981). In unserem Krankengut war bei 110 Patienten mit metastasierendem Nierenzellkarzinom eine derartige Metastasenregression zu verzeichnen. Die kurzdauernden Spontanremissionen beschränken sich gewöhnlich auf verhältnismäßig kleine Lungenmetastasen. In einigen Kasuistiken wurde ein Mischansprechen der Metastasen beobachtet. Während die pulmonalen Läsionen verschwanden, kam es gleichzeitig zu einer Größenzunahme anderer Metastasen, so daß insgesamt die Progredienz des Leidens das Schicksal der betroffenen Patienten bestimmte. In einer Studie wurde die palliative Nephrektomie auf ihre Effektivität in bezug auf die Induktion von Spontanremissionen untersucht (Possinger et al. 1988). Da die Häufigkeit dieses Phänomens auf unter 1 % aller Tumornephrektomien geschätzt wurde, ließ sich der Schluß ziehen, daß eine *alleinige* palliative Nierentumorentfernung zur Herbeiführung einer spontanen Metastasenregression nicht empfohlen werden kann. Einige zusätzliche systemische, potentiell kurative Behandlungsmodalitäten wurden im Sinne der adjuvanten Therapie bislang erprobt.

Die marginale Wirksamkeit der *Strahlentherapie* bei der Metastasenbehandlung ließ beispielsweise den Sinn ihres adjuvanten Einsatzes, z. B. Kombination mit der Tumornephrektomie, als zweifelhaft erscheinen (Rohloff et al. 1990). So waren in einer nichtrandomisierten Studie an 294 Patienten, die alle vorbestrahlt und zur Hälfte noch im Anschluß an die Nephrektomie auch adjuvant nachbestrahlt wurden, die Überlebenszeiten von Patienten im Stadium Robson I schlechter und in den Stadien Robson II und III gleich wie bei Patienten, die keiner Nachbestrahlung unterzogen wurden. Es ließ sich damit keine Verbesserung der Prognose durch die Nachbestrahlung nachweisen.

Die chirurgische Tumorbehandlung mit einer ergänzenden *Zytostase* scheiterte bisher an unbefriedigenden Ergebnissen der Chemotherapie und vermochte für die Kranken mit fortgeschrittenem Nierenkarzinom bislang keine Alternative mit erhöhtem Heilungspotential darzustellen (Yagoda et al. 1994).

Die Nephrektomie als Bestandteil supraradikaler Tumorentfernung

Die kombinierte Entfernung der tumortragenden Niere mitsamt der operablen Metastasen, vor allem der solitären Tumorbesiedlungen, gilt allgemein als anerkanntes und erstrebenswertes interdisziplinäres Konzept der Onkologie. Dem Versuch einer supraradikalen Chirurgie bei metastasiertem Nierenzellkarzinom werden gewöhnlich Patienten mit begrenztem Metastasenvolumen, vor allem Solitärmetastasen, zugeführt.

Der weitere klinische Verlauf bei supraradikal operierten Patienten belegt jedoch, daß eine tatsächliche Tumorfreiheit bei den meisten Kranken dadurch nicht erreicht wird. 25–35 % der Patienten leben noch 5 Jahre nach der Primärtumor- und Lungenmetastasenentfernung (Branscheid et al. 1994).

Die supraradikale chirurgische Tumorentfernung kann damit in Einzelfällen für den Patienten trotz des späteren Tumorrezidivs bzw. Auftretens der Metastasen in einem anderen Organ einen Gewinn darstellen. Die Eingriffe sind bei den Kranken gerechtfertigt, die einen guten Allgemeinzustand aufweisen und infolge der Metastasenentfernung keine bzw. vertretbare Funktionsausfälle erleiden. Limitierend auf die Erweiterung der immer noch begrenzten Erfahrungen mit ausgedehnter Metastasenchirurgie wirkt sich jedoch hierbei das Fehlen wirksamer systemischer Nachbehandlungsmodalitäten aus.

In Zukunft werden möglicherweise wirksamere systemische Therapien zur Verfügung stehen, die bei einem höheren Prozentsatz von Kranken diese Eingriffe eher als gerechtfertigt erscheinen lassen werden.

Mit zunehmend positiven Erfahrungen der Immuntherapie und dem darauf basierenden Optimismus gewannen neuerdings Überlegungen an Gewicht, daß durch die Kombination von Operation und Immunbehandlung die kurative Zielsetzung bei einem höheren Prozentsatz von Patienten eher erreicht würde. Die therapeutischen Indikationen zur Organentfernung umfassen hierbei eine Umstimmung des Immunsystems zur Induktion von Spontanremissionen, eine Reduktion der Tumorausdehnung vor der geplanten Entfernung operabler Metastasen, die Materialgewinnung für Immuntherapie beispielsweise zur Tumorzellvereinzelung und Vakzineherstellung und die Vervollständigung der klinischen Remission im Anschluß an eine erfolgreiche Immuntherapie.

In der Heidelberger Urologie wurden beispielsweise im Zeitraum von 1984–1994 110 Patienten einer Nephrektomie bei klinisch gesicherter Metastasierung zugeführt. Die adjuvante Tumornephrektomie wurde in der Regel vor einer geplanten systemischen Immuntherapie vorgenommen oder in der Annahme, daß sich bei einer als Palliativmaßnahme zur Linderung der lokalen Symptomatik vorgenommenen Nephrektomie die Immunantwort verstärken läßt.

Tumornephrektomie zur Verbesserung der Immunantwort

Der Stellenwert einer Nephrektomie *vor* der systemischen Immuntherapie ist umstritten. Rein theoretisch kann sich das „debulking" durch Verminderung der

Belastung des Immunsystems günstig auswirken. Die zytotoxischen Lymphozyten würden eher imstande sein, die Metastasen erfolgreich anzugreifen, wenn das Tumorzell-Lymphozyten-Verhältnis günstiger und die Lymphozyten nicht nutzlos im Primärtumor gefangen wären.

Obwohl es augenblicklich kaum experimentelle Belege für dieses Konzept gibt, spricht die klinische Beobachtung, dafür, daß die Ansprechrate auf hochdosierte Interleukin-2-Therapie bei den Patienten höher ist, die zuvor nephrektomiert wurden (24 % vs. 8 % bei Patienten, die keiner Primärtumorentfernung unterzogen wurden). Als potentielle Nachteile der Nephrektomie vor Beginn der Immuntherapie sind zu werten:

1) Die Morbidität des operativen Verfahrens, insbesondere die operativen Komplikationen,
2) die Entstehung einer Niereninsuffizienz, die die Nebenwirkungen IL-2-haltiger Therapien noch weiter verstärken kann, sowie
3) die Hinauszögerung der systemischen Behandlung.

Es ist bekannt, daß bei bis zu 77 % der Patienten, die vor der geplanten systemischen Immuntherapie einer palliativen Tumornephrektomie unterzogen werden, die beabsichtigte Immuntherapie anschließend nicht mehr durchgeführt werden kann (Bennet et al. 1995).

Die Bestimmung des Stellenwertes einer prätherapeutischen Nephrektomie gehört zu den aktuellen vordringlichen Aufgaben der Uroonkologie und ist mit Hilfe einer randomisierten Studie zu lösen, in der auch die Tumorlast als wichtiger Faktor mitberücksichtigt wird.

Die Postimmuntherapie – Nephrektomie

Als Vorteile einer hinausgezögerten Tumornephrektomie sind die Vermeidung der unnötigen perioperativen Morbidität und der möglichst rasche Beginn einer potentiell kurativen systemischen Behandlung des Patienten zu werten. Theoretisch kann die in situ belassene Niere als dauernde Antigenquelle dienen, die neue antitumorwirksame Lymphozyten rekrutieren soll. Die bislang verfügbaren spärlichen klinischen Erfahrungen sind nicht geeignet, das Konzept zu widerlegen oder zu befürworten. Mit Hilfe dieses Therapiekonzeptes konnten beispielsweise in einer Pilotstudie bei 3 von 11 Patienten durch die IL-2-Therapie eine systemische Remission und bei 2 von ihnen eine vollständige Tumorfreiheit nach einer konsekutiven Tumornephrektomie erzielt werden (Fleischmann u. Kim 1991). In den beiden Nephrektomiepräparaten fanden sich weniger als 1 % vitale Tumorzellen. In einer ähnlich konzipierten Studie an 12 Patienten zeigte im Anschluß an eine kombinierte IL-2/Interferon-α-Behandlung nur 1 Patient eine Voll- und 2 Patienten eine Teilremission im Bereich der Lunge. In allen 12 tumortragenden Nieren wurden allerdings reichlich vitale Tumorzellen gefunden (Spencer et al. 1992)

Verlängert die alleinige palliative Nephrektomie die Lebenserwartung der Patienten?

Die vorliegenden neueren Daten (Frank 1992) bestätigen in Übereinstimmung mit früheren Berichten aus der Literatur (Johnson et al. 1975; Klugov et al. 1977; Montie et al. 1977), daß eine Nephrektomie bei bereits bestehenden Metastasen zu einer Verlängerung der Lebenserwartung der Patienten führen kann. Die Fälle, die für diese Annahme sprechen, stellen jedoch insofern ein ausgewähltes Krankengut dar, als die Tumornephrektomie aufgrund der unsicheren Langzeitprognose in jedem Fall jeweils nach sorgfältigem Abwägen der Operationsindikation erfolgt war. Es ist von Interesse zu prüfen, ob der gute Allgemeinzustand sowie eine relativ geringe Tumormasse und ggf. auch andere Faktoren die günstigere Lebensprognose dieser Patienten beeinflußten. In neuen Kasuistiken konnte in der Tat nach Berücksichtigung unterschiedlicher Tumormassen ein Überlebensvorteil für den nephrektomierten Patienten errechnet werden (Frank 1992).

Bei zusätzlicher Darstellung der Tumorgröße zum Zeitpunkt des Behandlungsbeginns ergab sich dabei erwartungsgemäß ein längeres Überleben bei kleineren Tumoren, und zwar unter 10 cm Durchmesser, als bei größeren, die über 10 cm messen. Da bislang jedoch keine randomisierten Studien vorliegen, die die Lebenserwartung der Kranken mit und ohne Entfernung des Primärtumors analysieren, kann derzeit kein allgemeingültiges Urteil darüber abgegeben werden. Die Entscheidung, ob bei Patienten mit metastasiertem Nierenzellkarzinom die Nephrektomie zu einer nützlichen Verlängerung der Lebenserwartung führen kann, bleibt schwierig und muß nach wie vor von Fall zu Fall individuell getroffen werden.

Die Embolisationsbehandlung

Die Embolisation als eigenständiger Eingriff bei inoperablem Nierentumor wird als Palliativmaßnahme zur Verbesserung der Lebensqualität sowie Beherrschung der schweren Komplikationen wie Blutung und Schmerzen durchgeführt. Als Kriterien der Inoperabilität gelten das muskelinvasive Tumorwachstum, ausgedehnter Befall der viszeralen Nachbarorgane, diffuse Fernmetastasierung und ein hohes Operationsrisiko bei schlechtem Allgemeinzustand und schweren Begleitkrankheiten. Als Nebenwirkung (Postembolisationssyndrom) sind Fieber und Flankenschmerzen feststellbar. Während die Palliation der Lokalsymptomatik bei der Mehrheit der Patienten erzielt werden kann, kommt es letzlich fast immer innerhalb von Monaten zur Progression des Tumorleidens.

Die definitive Embolisation bei fortgeschrittenem Nierenkarzinom ist als eigenständige Maßnahme mit palliativem Therapieziel bei Patienten angezeigt, die

Kriterien der Inoperabilität erfüllen. Als Kriterien der Inoperabilität gelten das muskelinvasive Tumorwachstum, ausgedehnter Befall der viszeralen Nachbarorgane und diffuse Fernmetastasierung. Die Indikation ergibt sich bei schlechtem Allgemeinzustand mit unvertretbar hohem Operationsrisiko und diffuser Metastasierung, akut bedrohlichen renalen Blutungen, rezidivierenden Makrohämaturien sowie bei einer starken lokalen Schmerzsymptomatik. Ein hohes Operationsrisiko bei schweren Begleitkrankheiten kommt bei fortgeschrittenem Nierenkarzinom ebenfalls einer Inoperabilität gleich. Die Indikationen zur palliativen Embolisation sind damit akute und rezidivierende Blutungen, schwere Schmerzzustände sowie bedrohliche paraneoplastische Syndrome, z. B. Hyperkalzämie.

Angestrebt wird eine sofortige, vollständige und endgültige Arterienokklusion. Die Embolisation wird daher vorzugsweise mit inerten Materialien vorgenommen: Kollagenschaum, Histoacryl-Lipiodol-Gemisch, Ethibloc und absolutem Alkohol. Das sofort polymerisierende Histoacryl findet sich mehr zentral, Kollagenschaum und Ethibloc breiten sich dagegen weit in die Verzweigungen des Nierengefäßbaumes aus. Der histologische Nachweis des Embolisationsmaterials in verschiedenen Gefäßabschnitten korreliert nicht mit dem späteren klinischen Verlauf und scheint in dieser Hinsicht irrelevant zu sein (Marx 1988). Bei absolutem Alkohol werden die Gefäße geschädigt und erst sekundär verschlossen. Die Gefäßobliteration reicht ebenfalls bis in die Peripherie hinein. Die daraus resultierende Tumornekrose ist nicht vollständig. Anhand des Autopsiematerials wurde demonstriert, daß nur in 25 % der Fälle mit über 50 % der Tumornekrose gerechnet werden kann, obwohl eine Palliation der Lokalsymptomatik in den meisten Fällen festgestellt wird (Kato 1992).

Das Ziel, durch die Embolisation den Tumor zu verkleinern oder über eine positive Beeinflussung des Immunstatus eine Verlangsamung des Metastasenwachstums und damit auch eine Verlängerung der Überlebenszeit zu verwirklichen, wird nur in wenigen Fällen erreicht (Marx 1988). So konnte in einer Studie an 34 Patienten das palliative Therapieziel (Stillung persistieren der Blutung, lokale Schmerzminderung, Verkleinerung der Tumormasse) bei 17 von 18 Patienten erreicht werden. Es kam jedoch zu einer Tumorprogression bei nahezu allen Patienten, so daß hinsichtlich der Überlebensdauer kein positiver Einfluß erkennbar war.

Als Nebenwirkungen der palliativen Nierentumorembolisation sind Flankenschmerz, Fieber von über 38°C, Blutdruck- und Kreatininanstieg bei der Mehrheit der Patienten feststellbar. In Einzelfällen kann es zu schweren Erscheinungsformen des Postembolisationssyndroms, darunter Beckenvenenthrombose, Lungenembolie und Exitus letalis kommen.

Zusammenfassend besteht der Wert der Embolisation als Palliativmaßnahme in der Beherrschung von Symptomen wie Blutung und Schmerz bei inoperablen Tumoren. Die Gefahren sind dabei die hohe Morbidität (83 % leichtes, 17 % schweres Postembolisationssyndrom). Letztlich kommt es jedoch bei alleiniger Embolisation fast immer zur Progression des Tumorleidens.

Adjuvante Therapiemaßnahmen

Bestrahlung

Der Wert einer adjuvanten Strahlentherapie bei Behandlung des Primärtumors ist bisher durch randomisierte Studien nicht bewiesen. Sie sollte daher nur mit großer Zurückhaltung angewandt werden. Die Vor- und Nachbestrahlung sowie intraoperative Radiatio des Nierenlagers können möglicherweise zu einer Minderung des Lokalrezidivrisikos, jedoch nicht zu einer Verminderung der Fernmetastasierungsrate beitragen (Rohloff et al. 1988).

Die Indikation zur Strahlentherapie beim Nierenzellkarzinom besteht vor allem bei palliativer Behandlung von Metastasen. Die Metastasentherapie dient in erster Linie der Behandlung des Knochenbefalls, mit der über den analgetischen Effekt hinaus eine Konsolidierung der Knochenstruktur durch eine hohe Dosis von über 50 Gy angestrebt wird. Eigene Beobachtungen und Mitteilungen anderer Autoren (Rohloff et al. 1988) demonstrieren, daß nach einer Bestrahlung inoperabler destruierender Knochenveränderungen nicht nur eine analgetische Wirkung, sondern auch Rekalzifizierung der Knochensubstanz mit beschwerdefreien Intervallen von einigen Monaten erreicht werden kann, bis eine erneute Progression eintritt. Auch bei multiplen Hirnmetastasen ist die Strahlentherapie eine wirksame Behandlungform, mit der sich manchmal Remissionen bis zu einer Dauer von 1 Jahr erreichen lassen. Dabei ist die stereotaktische Einzelbestrahlung als besonders wirksam anzusehen und soll, wenn die Ausdehnung des Prozesses das erlaubt, angestrebt werden. Ansonsten ist die Ganzhirnbestrahlung durchzuführen, die bei Patienten mit inoperablen Hirnmetastasen und ggf. auch als Ergänzung der Hirnmetastasektomie indiziert ist (Pomer et al. 1997).

Hormontherapie

Grundlage für die Hormontherapie bildeten nach früher vorherrschender Meinung Progesteron- und Östrogenrezeptoren, die im Nierenkarzinomgewebe, aber auch an normalen Nierenzellen vorhanden sind. Die in den 70er Jahren erprobte Progresterontherapie erwies sich jedoch als unwirksam. Es wurde auch versucht, die Ansprechraten der Interferon-α-Therapie durch Kombination mit dem Antiandrogen Flutamid zu steigern. Diese Kombinationsbehandlung konnte jedoch die Erfolgsrate der Interferonmonotherapie nicht erhöhen. Die Hormontherapie ist daher augenblicklich insgesamt als ineffektiv einzustufen.

Für Antiöstrogene, z. B. Tamoxifen in täglicher Dosierung von 100–150 mg/m^2 KG und bei oraler Verabreichung, wurde dagegen die Ansprechrate von 6,5 % angegeben (s. Tabelle 1).

Die Monotherapie mit Tamoxifen ist damit als marginal wirksam anzusehen. Während früher als Antitumorwirkungsmechanismus des Tamoxifens eine

Tabelle 1. Ausgewählte Chemotherapiestudien beim metastasierenden Nierenzellkarzinom

Substanz	Patientenzahl	Ansprechen			95-%-Konfidenzintervall	Tägliche Initial-Dosierung	Untersucher
		CR	PR	CR + PR (%)			
Cimetidin/Kumarin	39	2	3	13	4–27	300 mg/100 mg	Kokron et al. (1991)
Cimetidin/Kumarin	40	3	11	33	20–50	400 mg/100 mg	Marshall et al. (1987)
Cimetidin/Kumarin	31	0	2	7	1–21	400 mg/100 mg	Hermann et al. (1990)
Elliptinum	40	1	7	21	10–37	100 mg/m²	Droz et al. (1988)
Epirubicin	21	0	0	0	0–19	75 mg/m²	Fossa et al. (1982)
Floxuridin (zirkadiane Infusion)	61	4	9	23	13–36	0,15 mg/kg	Hrushesky et al. (1990)
	45	3	3	15	5–29	i.v. davon	Damascelli et al. (1990)
	40	0	4	10	3–24	zwischen	Dexeus et al. (1991)
	21	3	6	43	22–66	15–21 Uhr 68% 21–3 Uhr 15% 3–9 Uhr 2% 9–15 Uhr 15%	Huben et al. (1992)
5-Fluoruracil (5-FU)	36	1	2	9	2–25	300 mg/m²	Kish et al. (1991)
5-FU/Interferon-α	20	4	2	30	12–54	750 mg/m² + 5 min USC	Sella et al. (1991)
Galliumnitrat	35	0	1	4		700 mg/m²	Vugrin et al. (1987)
Gemcitabine	38	1	2	10		800 mg/m² pro Woche	Weißbach et al. (1992)
Iscador (Mistelextrakt)	14	0	0	0	0–19	1 ml, dann Steigerung	Kjaer et al. (1989)
Lonidamin	30	1	1	7		350 mg/m²	Stahl et al. (1992)
Spirogermanium	36	0	0	0		80 mg/m²	Schulman et al. (1984)
Suramin	26	0	1	4		350 mg/m²	Motzer et al. (1992)
Tamoxifen	30	2	1	12	3–31	150 mg/m²	Schomburg (1993)
Taxol	18	0	0	0		250 mg/m²	Einzig et al. (1991)
Vinblastin	40	0	3	9		1,7 mg/m²	Elson et al. (1988)
Vinblastin + Cyclosporin A	15	0	0	0		0,1 mg/kg + 3 mg/kg	Rodenburg et al. (1991)
Vinblastin + Nifedipin R	14	0	0	0		5 mg/m + 20 mg	Schwartsman et al. (1991)
Vinblastin + Verapamil	7	0	0	0		1,5 mg/m² + 240 mg/m² alle 6h	Overmayer et al. (1993)

Östrogenbindung an die Tumorzelle angenommen wurde, werden neuerdings eher die Inhibition der Proteinkinase C, IL-2-Freisetzung und Modulation der MDR postuliert. Die künftige Rolle des hochdosierten Tamoxifens in der Behandlung des fortgeschrittenen Nierenzellkarzinoms wird von Yagoda (1995) in Zusammenhang mit den noch zu erprobenden Polychemozytokintherapie-Schemata gesehen.

Chemotherapie

> Die enttäuschende Gesamtansprechrate von unter 7% bei der Chemotherapie spiegelt den anhaltenden Mangel einer wirksamen Zytostase beim Nierenzellkarzinom wider. Alkylantien, Folsäureantagonisten, Purine und Tetrazykline führen in weniger als 3% der Fälle zu klinischen Remissionen. Tumorrückbildungen nach Behandlung mit Hormonen, Vinblastin, Modulatoren der „Multiple-drug-resistance" (MDR) blieben stets unter der 7-%-Marke. Eine mäßiggradige Effektivität wurde für 5-Fluoruracil nachgewiesen. Es scheint, daß die Wirksamkeit der Interferon-α-Therapie durch die Kombination mit 5-FU gesteigert werden kann. Aufgrund dieser Ergebnisse bieten Fluorderivate bei aller hier gebotenen Skepsis gewisse Vorteile bei der Therapie des fortgeschrittenen Nierenzellkarzinoms im Gegensatz zur obsoleten Behandlung mit Hormonen, Vinblastin u. a.

Die Wirksamkeit einer zytostatischen Therapie des Nierenzellkarzinoms kann aufgrund zahlreicher Versuche, sie zur Metastasenbehandlung zu verwenden, als unzureichend bis ganz ineffektiv bezeichnet werden. Bei einer Auswertung von 3502 Patienten mit metastasierendem Nierenzellkarzinom, die mit einem von 72 Zytostatika behandelt wurden, ergab sich eine kumulative Ansprechrate von 5,6% (Yagoda et al. 1995), die, was die systemische zytostatische Therapie anbelangt, den intraktablen Charakter dieses Tumors nahelegt.

Vinblastin gehört hierbei zu den wenigen Substanzen mit einer marginalen Wirksamkeit. Es wurde sowohl als Bolusinjektion wie auch als kontinuierliche Infusion appliziert mit einer durchschnittlichen Ansprechrate von 7% (Yagoda et al. 1995). Durch Dosissteigerung wurde versucht, die Effektivität der Vinblastinbehandlung zu verbessern. Bei einer Dosis von 0,1–0,2 mg/kg KG wurde beispielsweise eine Ansprechrate von ca. 15% erzielt (Hrushesky u. Murphy 1977). Mit Vinblastin-Interferon-α-Kombinationstherapie konnten bessere Resultate erzielt werden, die auf den Synergismus der beiden Substanzen zurückgeführt wurden. Die Ansprech- und Überlebensraten waren jedoch in randomisierten Studien bei Interferonmonotherapie und Kombinationsbehandlung von Interferon und Vinblastin gleich (Fossa 1988).

Die Gesamtansprechrate von unter 7% bei der Chemotherapie spiegelt den anhaltenden Mangel einer wirksamen Zytostase beim Nierenzellkarzinom wider.

Alkylantien, Folsäureantagonisten, Purine und Tetrazykline führen in weniger als 3% der Fälle zu klinischen Remissionen (2,6 bzw. 1,7, 2,2, 2,9%). Tumorrückbildungen nach Behandlung mit Hormonen, Vinblastin, Modulatoren der MDR und 5-FU blieben mit 6,9, 5,9 bzw. 5% stets unter der 7-%-Marke. Die marginale Effektivität wurde auch für 5-FU nachgewiesen. Von 284 Patienten mit einem fortgeschrittenen Nierenzellkarzinom, die mit 5-FU behandelt wurden, konnte bei 16% eine objektive Remission erreicht werden (Yagoda et al. 1995).

Mit der Fluor-2-Deoxyuridinemonotherapie (Dauerinfusion) wurden Vollremissionen bei 2 und Teilremissionen bei 6 von 65 Patienten erreicht, was einer Gesamtansprechrate von 12% bei einem 95%igen Konfidenzintervall von 6–23% entsprach (Hrushevsky et al. 1990). Häufiger, und zwar in über 15% der Fälle, fanden sich Remissionen bei einem sog. zirkadianen Verabreichungsschema.

Durch Modifikation der Applikationsart, und zwar eine zirkadiane Infusion über 14 Tage mit Hilfe einer Injektionspumpe (s. Tabelle 1), ergaben sich auch in der Erfahrung anderer Untersucher Vorteile in der Wirksamkeit gegenüber der herkömmlichen Kurzinfusionsbehandlung bei relativ gering ausgeprägten Nebenwirkungen. Auf diese Weise wurde durch 5-Fluor-2-Deoxyuridin in 2 Studien eine Ansprechrate von 23% (Hrushevsky et al. 1990) und 15% (Damascelli et al. 1990) erreicht, darunter auch 4 bzw. 3 komplette Remissionen von bis zu 2 Jahren Dauer.

5-FU wurde aufgrund des bekannten Synergismus auch gemeinsam mit Interferon-α und Interleukin-2 (Atzpodien et al. 1991; Sella et al. 1993) eingesetzt. Es scheint, daß die Wirksamkeit der Interferon-α-haltigen Immuntherapie durch die Kombination mit 5-FU gesteigert werden kann. Im Gegensatz dazu ist der positive Einfluß der Interferon-α-Kombinationen mit Vinblastin – der mit einer Gesamtansprechrate von 18,6% beziffert werden kann –, letztlich offenbar allein auf dieses Zytokinpharmakon und nicht auf die zytostatische Begleitmedikation zurückzuführen. Bei keinem Interferon-α-haltigen Chemoimmuntherapieschema, außer der 5-FU-Interferon-α-Kombination, konnten bislang klinisch anhand der Ansprech- bzw. Überlebensraten additive Wirkungen bzw. ein Synergismus einwandfrei nachgewiesen werden.

Angesichts dieser Ergebnisse bieten Fluorderivate bei aller hier gebotenen Skepsis gewisse Vorteile bei der Therapie des forgeschrittenen NZK im Gegensatz zur obsoleten Behandlung mit Hormonen, Vinblastin und Nitroharnstoff.

Die Wirksamkeit einiger neuer Substanzen wird z.Z. in Phase-I-Studien untersucht. So werden Lonidamin, ein Indazolcarboxylsäureabkömmling mit hemmenden Wirkungen auf energieverbrauchende zelluläre Stoffwechselvorgänge (Stahl et al. 1992), Gemcitabine (2-2-Difluordeoxicytodin), das als Antimetabolit wirksam ist (Weißbach et al. 1992), und Titanocendichlorid, ein Metallohalogenit mit noch unbekannter Wirkungsweise, getestet.

Die MDR und Expression des gp170, die in Tumorzellen in einer höheren Konzentration als in normalen Tubuluszellen gefunden werden, beeinträchtigt offenbar die Wirksamkeit der Chemotherapie. Die bisherigen klinischen

Versuche, die MDR zu durchbrechen, beispielsweise mit Kalziumantagonisten und Calmodulininhibitoren, verliefen allerdings enttäuschend (Schwartsman et al. 1995; Overmayer et al. 1993). Als mögliche Ursachen der Chemoresistenz kommen allerdings auch die Glutation-S-Transferase und die Herunterregulation der Topoisomerase-2 in Frage. So lagen in einer Studie an 30 menschlichen Nierenzellkarzinomen in 56 bzw. 36% die letztgenannten Mechanismen der Chemoresistenz zugrunde (Volm et al. 1992), während die Überexpression des gp 170 nur in 10% der Fälle nachgewiesen wurde.

Die monoklonalen Antikörper haben möglicherweise das Potential, die Zytostatika in Form von entsprechenden Konjugaten an die Tumorzellmembran besser heranzubringen. Um jedoch Nebenwirkungen der murinen Antikörper zu vermeiden, wird derzeit intensiv an der Humanisierung der monoklonalen Antikörper, die gegen tumorassoziierte Antigene an Nierenkarzinomzellen gerichtet sind, gearbeitet. Die Ergebnisse entsprechender klinischer Therapieversuche sind allerdings noch nicht verfügbar.

Immuntherapie

Zytokintherapie

Seit Interferon-α (IFN-α), Interleukin-2 (IL-2) und andere Zytokine zur Verfügung stehen, werden immunologische Behandlungsansätze bei metastasierendem Nierenzellkarzinom intensiv evaluiert. Gentechnisch lassen sich nämlich ausreichend große Mengen gereinigter Zytokine herstellen, um diese klinisch prüfen zu können. Die Ergebnisse der Interferon-α-Monotherapie waren mit einer Gesamtansprechrate von 14% ermutigend. Seit Anfang der 80er Jahre wurde die Effektivität der Interferone in einer großen Zahl von Studien überprüft. Die Ergebnisse der Therapie mit IL-2 waren vergleichbar und zeigten zusätzlich, daß sie in manchen Fällen als besonderes Merkmal zu dauerhaften Therapieerfolgen führen kann. Im Bestreben, die hohe Nebenwirkungsrate der hochdosierten i.v. IL-2-Gabe zu senken, ohne ihre Wirksamkeit zu beeinträchtigen, wurde eine Reihe von Therapiekonzepten einschl. der niedrigdosierten subkutanen bzw. inhalativen IL-2-Verabreichung erprobt. Verschiedene chemo-immuntherapeutische Ansätze, wie beispielsweise die Kombinationen von Zytokinen und 5-FU, führen in höherem Prozentsatz, und zwar in 20–40% der Fälle, zu größtenteils zeitlich begrenzten Remissionen. Als Argumente für die Interleukin-2- und Interferon-α-Kombinationstherapie gelten 1. unterschiedliche, potentiell additive Wirkungsmechanismen (IL-2 wirkt als Immunmodulator, IFN-α wirkt dagegen antiproliferativ und potenziert die Immunogenität der Tumorzellen), 2. der experimentell nachgewiesene Synergismus und 3. die Möglichkeit der ambulanten Durchführung der Behandlung. Als Argumente gegen die Kombinationsbehandlung gelten die

Toxizitätszunahme und die vergleichbaren Ansprechraten bei nichtausge-
wähltem Patientengut.

Die tatsächliche Wirksamkeit muß jedoch noch in Phase-III-Studien
verifiziert werden. Zum jetzigen Zeipunkt bleibt der Einsatz dieser
Therapien, die nicht als Standardtherapien anzusehen sind, auf klinische
Studien beschränkt. Es mehren sich Hinweise, daß nur Patienten der
ohnehin günstigen Risikogruppe Überlebensvorteile durch Immuntherapie
haben, während bei Zuordnung zur ungünstigen Risikogruppe keine bzw.
nur eine geringe Lebensverlängerung erreicht werden kann.

Klinischer Algorithmus

Immuntherapie bei metastasierendem Nierenkarzinom

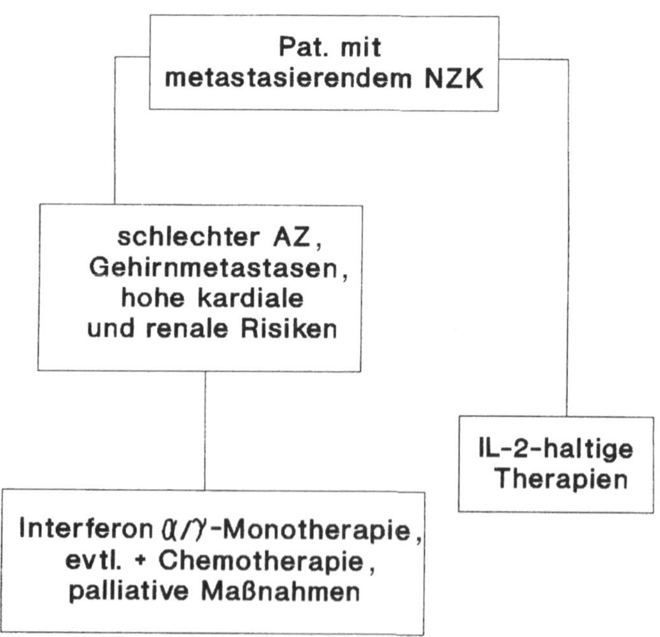

Abb. 1. Bei der Auswahl der Therapiestudie für die individuellen Patienten empfehlen sich beim
Vorliegen von Hirnmetastasen, schlechtem Allgemeinzustand und hohen kardialen sowie renalen
Risiken, keine IL-2-haltigen Therapieprotokolle

Interferon-α

Wirkungsmechanismus: Interferone sind Proteine, die als Reaktion auf eine Antigenexposition gebildet werden. Interferon-α besitzt eine Vielfalt von biologischen Wirkungen, von denen die antiviralen, antiproliferativen und immunstimulierenden Effekte am bekanntesten sind. Während die antivirale Wirkung durch eine Inhibition der Synthese viraler Proteine und Behinderung der Virusreplikation erzielt wird, kommt die antiproliferative Wirkung über einen Abbau der m-RNS und Inhibition der Synthese von Proteinen, die für die Einleitung der DNS-Synthese wichtig sind, sowie Zellzyklusverlangsamung zustande. Die Effekte werden durch die Bindung an entsprechende spezifische Membranrezeptoren an der Zelloberfläche ausgelöst. Zusätzlich entfaltet IFN-α eine immunmodulierende Wirkung. Durch die verstärkte Expression von HLA-Antigenen und Fc-Rezeptoren werden die Tumoren leichter für das Immunsystem erkennbar. Gleichzeitig kommt es zur Aktivierung der Makrophagen, NK-Zellen und zytotoxischen T-Zellen.

Dosierung und klinische Ergebnisse: Das IFN-α ist die am besten untersuchte Substanz im Rahmen der Immuntherapie des fortgeschrittenen Nierenkarzinoms. IFN-α wird subkutan, seltener intramuskulär oder intravenös im Rahmen einer Dauertherapie eingesetzt. Die optimale IFN-α-Dosis ist mit 3 Mio E/m^2 KG täglich oder 6 Mio E/m^2 KG 3mal wöchentlich definiert.

Tabelle 2. Ergebnisse von Phase-II-Therapiestudien mit Interferon-α

Autor	Dosierungs-schema	Verabrei-chungsart	Anzahl auswertbarer Patienten	Objektives Ansprechen		
				CR	PR	Gesamt [%]
Fossa (1988)	18×10^6 U/m^2	s.c. 3×/Woche	40	0	10	25
Muss (1988)	2×10^6 U/m^2	s.c. 2×/Woche	51	0	5	10
Muss (1988)	30×10^6 U/m^2 alle 3 Wochen	i.m.	46	0	3	7
Bauer et al. (1984)	18×10^6 U/m^2	i.m. 3×/Woche	30	0	3	10
Quesada et al. (1985)	20×10^6 U/m^2	i.m. 7×/Woche	26	1	7	31
Fujita et al. (1987)	3×10^6 U/m^2 alle 4 Wochen	i.m. 7×/Woche	24	3	3	25
Buzaid et al. (1987)	$3{-}36 \times 10^6$ U/m^2	i.m. 7×/Woche	22	0	5	23
Kempf et al. (1986)	30×10^6 U/m^2 alle 2–3 Wochen	s.c. 5×/Woche	20	0	1	5
Figlin et al. (1988)	$3{-}36 \times 10^6$ U/m^2	i.m. 5×/Woche	19		5	21
Hirsch et al. (1988)	10^6 U	s.c. 3×/Woche	18	1	0	6
Quesada et al. (1985)	2×10^6 U/m^2	i.m. 7×/Woche	15	0	0	0
Quesada et al. (1985)	20×10^6 U/m^2	i.m. 7×/Woche	15	0	4	26

Tabelle 3. Zusammenstellung der Ergebnisse von Interferonmonotherapie bei metastasierendem Nierenkarzinom. (In Anlehnung an Pittman u. Selby 1994)

	Anzahl auswert-barer Patienten	Objektives Ansprechen		
		CR	PR	Ges. [%]
Natürliches Leukozyten-Interferon	141	6	20	18
Lymphoblastoides Interferon	293	4	42	16
Rekombinantes Interferon-α	666	11	82	14
Rekombinantes Interferon-β	56	1	7	14
Rekombinantes Interferon-γ	243	2	17	8
Gesamt	1399	24	68	14

Die Verträglichkeit des Pharmakons ist bei der genannten Dosierung als gut zu bezeichnen. Die Nebenwirkungen bestehen in grippeähnlichen Symptomen, gastrointestinalen und zentralnervösen Störungen sowie einer Thrombozyto- und Leukopenie. Die grippeähnlichen Symptome können mit nichtsteroidalen Antiphlogistika, beispielsweise Paracetamol, beherrscht werden. Bei Anwendung über längere Zeiträume kann es zu psychischen Störungen, vor allem Depressionen kommen, die jedoch milde ausgeprägt sind und selten einen Therapieabbruch erforderlich machen.

Bei einer Gesamtzahl von 1399 Patienten lag die Ansprechrate für die Monotherapie bei 14 % (s. Tabelle 3). In Abhängigkeit von bestimmten Prognosefaktoren (geringe Tumormasse, ausschließlich Lungenmetastasen, guter Allgemeinzustand) können auch höhere Remissionsraten von 15–30 % erzielt werden (s. Tabelle 2). Während die durchschnittliche Remissionsdauer 10 Monate beträgt, ist die Tumorrückbildung meist nur solange aufrecht zu erhalten, wie eine IFN-α-Medikation beibehalten wird. Die Kombination von IFN-α mit 5-Fluoruracil und Mitomicin C führte in einem Kollektiv von 40 Patienten zu einem Ansprechen des Tumors bei 17 (38 %) Kranken (Sella et al. 1991).

Durch eine Kombination aus relativ niedrigdosiertem IFN-α (5 Mio. E/m^2 KG 3mal/Woche) und Interleukin 2 (5 Mio IE/m^2 KG/Tag), die eine ambulante Therapie ermöglichte, wurde eine Verbesserung der Ansprechraten im Vergleich zur alleinigen IFN-α-Gabe erreicht (Atzpodien 1990) (s. Tabelle 9).

Die jüngsten Erfahrungen wurden mit der Kombinationsbehandlung von IFN-α mit Interleukin-2 und Retinoiden gemacht (Atzpodien et al. 1995).

Interferon-γ

Die Antitumoreffekte des Interferon-γ sind auf die starke immunstimulatorische Komponente zurückzuführen, wobei eine Steigerung von MHC-Klasse-I- und -II-Molekülen, Aktivierung der NK-Zellen und Makrophagen wichtige Merkmale dieser Wirkung sind. Die Erfahrungen mit rekombinantem Interferon-γ bei metastasierendem Nierenzellkarzinom war z.T. durch überraschend gute Ergebnisse mit hohen Remissionsraten (15–35%) wie auch durch ernüchternd schlechte Ergebnisse gekennzeichnet. rIFN-γ wurde sowohl subkutan in 3 verschiedenen Dosen (0,01, 0,10, 0,50 mg) einmal wöchentlich als auch i.v. (0,3–3 mg/m^2 KG) verabreicht. Die dosisbegrenzende Toxizität lag im Bereich zwischen 1000 und 3000 µ/m^2 KG. Es wurde versucht, die optimale Dosis und das Dosierungsschema für die Langzeitbehandlung anhand der Parameter der optimalen stimulatorischen Wirkung (Downregulation von Neopterin und β-2-Mikroglobulin im Serum sowie der HLA-DR-Expression an den Zellen zu ermitteln. Die klinische Bedeutung dieser optimierten biologischen Dosisführung bei der IFN-γ-Therapie konnte in einer Studie überprüft werden. Die höchste Ansprechrate von 30% (2 CR, 4 PR) bei 16 Patienten, die einmal wöchentlich mit 100 µg IFN-γ subkutan behandelt wurden, sprach für die praktische Durchführbarkeit dieses Konzeptes. Patienten mit refraktärer Erkrankung zeigten unter IFN-γ einen signifikant geringeren Anstieg des Serummikroglobulins-β als jene, bei denen eine klinische Remission oder eine stabile Krankheit erreicht wurde.

In weiteren Studien (s. Tabelle 4) konnten diese hohen Remissionsraten nicht reproduziert werden. So wurde bei 41 Patienten von Garnick et al. (1988) 1 CR und 3 PR (10%) und bei 34 Patienten von Ellerhorst et al. (1994) 1 CR und 4 PR beobachtet, die Gesamtansprechraten von 10 bzw. 15% entsprechen.

Aufgrund des in vitro beobachteten Synergismus zwischen rIFN-α und rIFN-γ wurden auch Kombinationen von diesen Zytokinen klinisch erprobt. Die bisher veröffentlichten Ergebnisse blieben hinter den Erwartungen zurück (s. Tabelle 5). In einer randomisierten EORTC-Studie wurde auf die Frage eingegangen, welche Bedeutung die IFN-γ-Komponente im Rahmen der Kombinationsbehandlung wirklich hat. Bei dieser Studie wurden im Kombinationsarm überraschend keine

Tabelle 4. Ergebnisse von Phase-II-Therapiestudien mit rIFN-γ bei fortgeschrittenem Nierenzellkarzinom

Autor	Dosierungsschema [mg/m^2]	Verabreichungsart	Objektives Ansprechen		
			[%]	CR	PR
Aulitzky et al. (1989)	1/Woche 0,1	s.c.	30	2/20	4/20
Kurzrock et al. (1986)	7/14 Tag 0,3–3	i.v.	10	1/41	3/41
Levens et al. (1989)	2/Woche 0,03–0,075	i.v.	0	0/13	0/13
Maluish et al. (1988)	täglich 0,01–0,05	i.v.	6	0/18	1/18
Maluish et al. (1988)	täglich 0,25–1	i.m.	7	0/15	1/15
Marumo et al. (1984)	3/Woche 0,1	i.v.	31	1/16	4/16
McCune (1983)	3/Woche 0,1	i.v.	3	0/32	1/32
Muss (1988)	1/Woche 0,1–0,5	s.c.	30	2/16	4/16
Hofmockel et al. (1993)	5/Woche 0,05	s.c.	4	0/24	1/24
Garnick et al. (1988)	0,2–60·10^6/m^2	i.v.	10	1/41	3/41
Ellerhorst et al. (1994)	1/Woche 0,1	s.c.	15	1/34	4/34

Tabelle 5. Zusammenstellung der Ergebnisse von Interleukin-2-haltigen Therapieschemata bei metastasierendem Nierenkarzinom. (In Anlehnung an Pittman u. Selby 1994)

	Anzahl auswert-barer Patienten	Objektives Ansprechen		
		CR	PR	Ges. [%]
rIL-2-Monotherapie i.v.	225	7	20	15
rIL-2-Monotherapie s.c.	80	4	9	11
rIL-2 + Interferon-α-Kombinationstherapie s.c.	200	7	30	20
rIL-2 + Interferon-α-Kombinationstherapie (rIL-2 i.v./INF-α s.c.)	260	10	51	25

objektivierbaren Tumorrückbildungen im Gegensatz zu 7 Remissionen im IFN-α-Monotherapiearm beobachtet. Angesichts dieser Resultate konnte ein nachteiliger Effekt des IFN-γ im Rahmen der Kombination nicht ausgeschlossen werden. Auf jeden Fall scheinen die Ergebnisse der Kombinationsbehandlung mit IFN-α und -γ der IFN-α-Monotherapie nicht überlegen zu sein (Geboers 1990).

Interleukin-2

Wirkungsmechanismus. Interleukin-2 (IL-2) wurde ursprünglich als T-Zell-Wachstumsfaktor beschrieben und in Zellkulturbeständen mitogenstimulierter T-Zellen nachgewiesen. Die Isolierung von IL-2, dessen Gen auch kloniert werden konnte und dessen Produktion in vitro dadurch in beliebig großen Mengen ermöglicht wurde, deutete einen großen Durchbruch in der Erforschung der Rolle dieses Botenstoffes in der Tumortherapie an.

Die immunologischen Wirkungen einer IL-2-Therapie beim Menschen ergeben sich aus zellulärer Aktivierung, Zellproliferation und der Induktion weiterer Zytokine. Insbesondere steigert IL-2 die Aktivität und induziert die Bildung zytotoxischer Effektorzellen wie NK-Zellen und Zellen vom LAK-Phänotyp, die Antitumorwirkungen aufweisen. Eine Reihe von weiteren Zytokinen, beispielsweise Interferone und TNF, weisen im Gegensatz zu IL-2 selbst direkte Antitumorwirkungen auf.

Frühere klinische Erfahrungen: Erste Therapieerfolge und schwerwiegende Toxizität. Der erste klinische Einsatz von IL-2 in der Tumorbehandlung wurde 1984 von Rosenberg et al. beschrieben, die Patienten mit metastasierendem Nierenkarzinom und malignem Melanom einer hochdosierten intravenösen IL-2-Behandlung unterzogen hatten. Als Ergebnis dieser Therapie konnte in 22 % ein objektives Ansprechen, darunter 4 Voll- und 8 Teilremissionen, erzielt werden. Die aktualisierten Angaben dieser Behandlungsserie, die 1994 149 Patienten einschloß, umfaßte 10 Voll- und 20 Teilremissionen, die einer objektiven Ansprechrate von 20 % entsprachen (Rosenberg et al. 1994). Als besonders eindrucksvoll war die Remissionsdauer

Tabelle 6. Ergebnisse von Phase-II-Therapiestudien mit Interleukin-2-Monotherapie

Autor	Dosierungsschema	Verabreichungsart	Anzahl auswertbarer Patienten	Objektives Ansprechen		
				CR	PR	Gesamt [%]
Bukowski et al. (1989)	$10^7\,U/m^2$	i.v. 2×/Woche	41	1	2	8
Phillip et al. (1989)	$42,5 \times 10^6\,U/m^2$ Gesamtdosis	i.v.	18	1	2	17
Sosman et al. (1988)	$1–3 \times 10^6\,U/m^2$ für 4 Wochen	i.v. 4×/Woche	17	0	3	17
Abrams et al. (1989)	$10^5\,U/kg$ KG Woche 1,3	i.v. 5×/Woche	16	0	0	0
Richards et al. (1988)	$3–10 \times 10^6\,U/m^2$ alle 6 Wochen	kontinuierlich i.v. 7×/Woche	16	0	1	6
Whitehead et al. (1987)	$5 \times 10^5–10^6\,U/m^2$	s.c. 5×/Woche	14	0	0	0
Whitehead et al. (1987)	$3–6 \times 10^6\,U/m^2$ alle 4 Wochen	i.v. 5×/Woche	12	0	1	8
Javadpour u. Lalehzarian (1988)	$3 \times 10^6\,U/m^2$ Woche 1, 3 und 5	i.v.5×/Woche	10	1	2	30
West et al. (1987)	$3 \times 10^6\,U/m^2$	kontinuierlich i.v. 5×/Woche	23	2	5	30
Negrier et al. (1994)	$3 \times 10^6\,U/m^2$	i.v. 5×/Woche	42	2	4	14
Atzpodien et al. (1993)	$3 \times 10^6\,U/m^2$	s.c. 5×/Woche	14	0	0	0

Tabelle 7. Behandlung der Nebenwirkungen bei Interleukin-2-Anwendung

Akuttoxizität	Behandlung
Grippeähnliche Symptome	Paracetamol 4mal 500 mg/24 h, evtl. Indomethacin 3mal 25 mg/Tag
Nausea	Ondasetron (Zofran) bis zu 40 mg/Tag
Störungen der Hämatopoese (Leukopenie, Anämie)	Gewöhnlich nicht therapiebedürftig
Ödeme bei Capillary-leak-Syndrom	Überwachung, Furosemid (Lasix) bis zu 100 mg/Tag
Hypotonie bei Capillary-leak-Syndrom	Volumensubstitution bis zu 2 l/Tag
Gerinnungsstörung, z. B. bei Fibrinogenopenie	Heparin low dose (bis 3mal 5000 E/Tag)
Hauterythem, -pruritus	Isoprenalin-Puder (z. B. Ingelan) Clemastin (Tavegil)
Herzinsuffizienz	Furosemid (Lasix)
Ateminsuffizienz	Therapieabbruch, O_2-Angebot
Chronische Toxizität	**Behandlung**
Pemphigus, Lupus, Dermatomyositis	Therapieabbruch
Hypothyreose	Hormonsubstitution
Autoimmunphänomene	Therapieabbruch

hervorzuheben, die bei 7 von 10 Patienten mit Vollremissionen zwischen 7 und 76 Monaten betrug, wobei die mediane Ansprechdauer noch nicht erreicht wurde. Bei den Teilremissionen konnte eine mediane Remissionsdauer von 22 Monaten errechnet wurden. Als limitierender Faktor einer hochdosierten IL-2-Therapie (über 10^6 E/Tag) erwies sich ihre Toxizität.

Das durch IL-2 hervorgerufene „Vascular-leak-Syndrom" induziert eine Reihe von schwerwiegenden Nebenwirkungen, beispielsweise Gewichtszunahme, Blutdruckabfall, Lungenödem, Dyspnoe, die auf die Einlagerung von Flüssigkeit in das Interstitium zurückzuführen sind (s. Tabelle 7). Bei mehreren Patienten kam es in diesen frühen Studien zu Anämie, Leber- und Niereninsuffizienz, Erythemen und Thrombophlebitiden. Die pulmonalen Nebenwirkungen machten in einem hohen Prozentsatz eine intensivmedizinische Betreuung, einschließlich einer Intubation und Katecholamingabe erforderlich. Nachdem die Bedeutung des Allgemeinzustandes der Patienten für die Vermeidung der Nebenwirkungen offensichtlich wurde, erfolgte unter diesem Gesichtspunkt die Patientenauswahl sorgfältiger. Während in den früheren Studien unter 350 Patienten 5% einer Beatmung unterzogen werden mußten und sich die Herzinfarkthäufigkeit auf 1,2% belief, waren später die genannten Komplikationen wesentlich seltener zu verzeichnen. Laut einem kürzlich veröffentlichten aktualisierten Bericht kam es jedoch immerhin bei 1% von 238 behandelten Patienten zu einem Exitus letalis (Rosenberg et al. 1994).

Tabelle 8. Schwerwiegende Nebenwirkungen[a] einer Interleukin-2-Therapie bei intravenöser Verabreichung. (In Anlehnung an Rosenberg et al. 1994)

Nebenwirkungen	Inzidenz [%]
Blutdruckabfall	64
Durchgangssyndrom	30
Gewichtszunahme $> 10\%$	25
Dyspnoe	21
Tachyarrhythmie	9
Herzinfarkt	6
Therapiebedingter Tod	3
Intensivstation (Intubation)	> 11

[a] Nicht lebensbedrohliche Nebenwirkungen wie Erythem, Pruritus, Niereninsuffizienz, Anämie, Leukopenie, Fieber, Übelkeit, Diarrhö usw. sind hier nicht erfaßt.

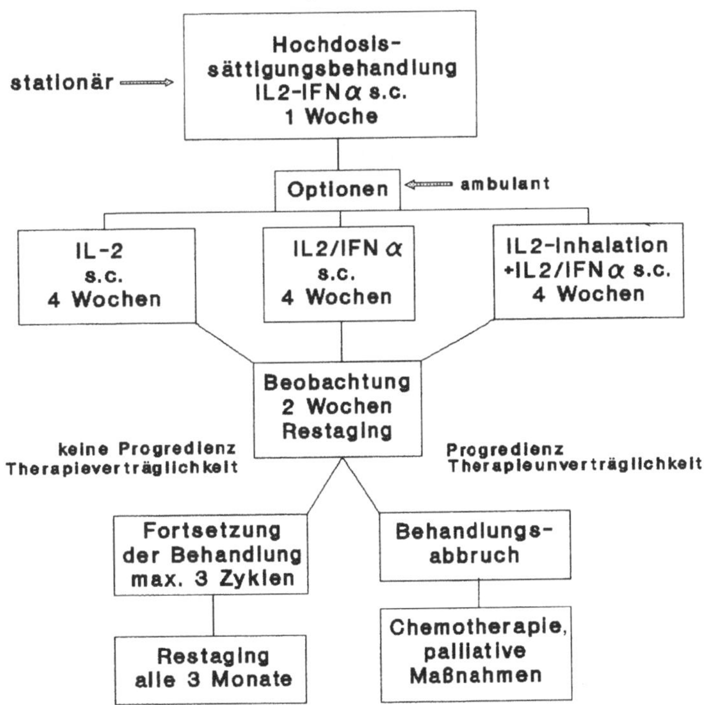

Abb. 2. Im Rahmen der Auswahl einer IL-2-haltigen Therapiestudie können beispielsweise als Optionen die Protokolle mit dem kombinierten IL-2/IFN-α-Behandlungsschema und subkutaner Verabreichung oder mit rIL-2-Inhalation gewählt werden

Aktuelle Behandlungskonzepte. Verbesserung der Verträglichkeit ohne Wirksamkeitsverlust. Im Bestreben, niedrigdosierte, aber nicht weniger effiziente Therapieschemata zu entwickeln, wurde eine Reihe von Therapiekonzepten klinisch erprobt: So liegt in Europa der Schwerpunkt der klinischen Anwendung auf der subkutanen Applikation des IL-2. Die Antitumorwirkung der i.v. Dauertropfeninfusion oder Bolusinjektion wird offenbar bei der subkutanen Applikation größtenteils beibehalten. Es kommt allerdings zu wesentlichen Verschiebungen des Toxizitätsprofils (s. Tabelle 8). Der Schweregrad der Nebenwirkungen wird dabei verringert. Zu verzeichnen sind ein grippeartiger Symptomenkomplex mit Fieber, Übelkeit, Erbrechen und eine erythematöse Schwellung an der Injektionsstelle (s. Abb. 4). Ein „Capillary-leak-Syndrom", das bei intravenöser IL-2-Verabreichung die dosislimitierende Nebenwirkung darstellt, tritt dagegen nicht auf. Atzpodien et al. (1990) sowie Whitehead et al. (1987) und Sleijfer et al. (1994) erprobten subkutane Behandlungsschemata auf ambulanter Basis. Die Behandlungszyklen wurden in verschiedenen Abständen wiederholt (s. Abb. 2 und 3), es sei denn, daß eine Progredienz der Erkrankung zu beobachten war. Als Ergebnis dieser Studien zeigten sich objektive Remissionsraten von bis zu 36% (Vollremission 14%). Infolge der verringerten Nebenwirkungen (überwiegend Grad I/II, gelegentlich Grad III und niemals Grad IV) war keine stationäre Behandlung erforderlich. Aufgrund der vorhandenen Wirksamkeit bei akzeptablem Sicherheitsprofil wurde die subkutane Applikation zu einer wichtigen Behandlungsoption beim metastasierenden Nierenzellkarzinom. In der Zwischenzeit haben auch einige Phase-II-Studien ermutigende Ergebnisse mit subkutaner IL-2- und IFN-α-Gabe sowie konsekutiver Kombination von IFN-α mit 5-FU gebracht. Mit einem derartigen Therapieschema konnten 4 komplette Remissionen bei 35 Patienten mit einer gesamten Ansprechrate von 31% erzielt werden, während eine andere Studie eine Ansprechrate von 30% ergab (Atzpodien et al. 1995).

Kombinationstherapie
Interleukin-2 + Interferon-α

Argumente dafür
- unterschiedliche, potentiell additive Wirkungsmechanismen:
  - IL-2 wirkt als Immunmodulator
  - IFN-α wirkt antiproliferativ und potenziert die Immunogenität der Tumorzellen durch Steigerung ihrer Antigenität
- Synergismus – experimentell nachgewiesener Effekt
- Kombinationstherapie s.c. und i.v., auch ambulant durchführbar
- Ansprechraten bei ausgewähltem Patientengut bis 30% (bei IL-2- bzw. IFN-α-Monotherapie unter 20%)

Argumente dagegen
- Interleukin-2-Monotherapie war in nur bis 20% der Patienten wirksam; Ergebnisse der Kombinationsbehandlung bei ausgewähltem Patientengut sind jedoch vergleichbar
- Auch IL-2 allein kann langdauernde Remissionen induzieren (im Gegensatz zu IFN-α allein)
- Toxizitätszunahme durch die Kombinationsbehandlung IL-2 + IFN-α vs. IL-2 allein

Offene Fragen
- Die Rolle des IFN-α im Rahmen der Therapie
- Die Dosiseffektkurve bei der Kombinationsbehandlung

Als verhältnismäßig gut verträgliche Therapieform bei Patienten mit pulmonal metastasiertem Nierenzellkarzinom konnte die lokale Inhalation von IL-2 etabliert werden. Die lokale Therapie basiert auf einer 4- bis 5mal täglichen Inhalation von natürlichem (Huland et al. 1992) bzw. rekombinantem IL-2. Die Toxizität des inhalativen IL-2 beschränkte sich auf Übelkeit, trockene Haut, Arthralgie, Müdigkeit und Husten (WHO-Grad 1) und als Einzelereignis Bronchospasmus (WHO-Grad 2). Bei geringen Nebenwirkungen ist diese Therapie ambulant durchführbar und bewirkte bei 40% der Patienten eine Stabilisierung der zuvor progredienten Lungenmetastasen. Die gute Verträglichkeit in Verbindung mit einer deutlichen Tumoraktivität eröffnet ein neues Einsatzspektrum der lokalen Immuntherapie bei Patienten mit isolierten Lungenmetastasen (Huland et al. 1994).

Behandlungsplan

INTERLEUKIN-2, INTERFERON-α_{2b} und 5-FLUORURACIL FÜR PATIENTEN MIT METASTASIERTEM NIERENZELLKARZINOM

Woche	1		2		3		4		5		6		7		8	
Tag	1 3 5	8 10 12	15 17 19	22 24 26	29 31 33	36 38 40	43 45 47	50 52 54
rIFN-α_{2b}	•	• • •	• • •	•	‖ ‖ ‖	‖ ‖ ‖	‖ ‖ ‖	‖ ‖ ‖
rIL-2	▌▌▌	▪ ▪ ▪	▪ ▪ ▪	▌▌▌				
5-FU				‖	‖	‖	‖	

• s.c. rIFN-α_{2b} 6 Mio. U/m^2 (jeweils 16 Uhr); ‖ s.c. rIFN-α_{2b} 9 Mio., U/m^2 (jeweils 16 Uhr; an 5-FU-Tagen 8 Uhr) ▌ s.c. rIL-2 20 Mio. IU/m^2 (jeweils 10 Mio. IU/m^2 8 und 18 Uhr); ▪ s.c. rIL-2 5 Mio, IU/m^2 (jeweils 18 Uhr) ‖ i.v. 5-Fluoruracil 750 mg/m^2 (30-min-Bolus ca. 4 h nach rIFN-α_{2b}-Gabe)

Begleittherapie: beginnend 1 h nach der ersten Zytokingabe alle 4 h 2 Tbl. Paracetamol à 500 mg; bei Fieber über 39° C oder Schüttelfrost länger als 30 min 1 Zäpfchen Metamizol; Metoclopramid 20 Trpf. dreimal täglich zu den Mahlzeiten; Trinkmenge von 2–3 l an allen Tagen.

Abb. 3. Ein vollständiger Behandlungszyklus mit diesem Protokoll besteht aus 4 Wochen subkutaner Applikation von Interleukin-2 (rIL-2, Proleukin) und IFN-α_{2b} (rIFN-α_{2b}, Intron A), gefolgt von einer 4-wöchigen Kombination aus rIFN-α_{2b} und 5-Fluoruracil. Die Patienten erhalten in Woche 1 und 4 jeweils am Tag 1 (entspricht Tag 1 und 22 des Gesamtzyklus) je 6 Mio E rIFN-α_{2b} m^2 KOF sowie an den Tagen 3, 4, 5 dieser Wochen subkutanes rIL-2-in einer Dosis von jeweils 12stündlich 10 Mio IE m2 KOF. In den Wochen 2 und 3 erfolgt an den Tagen1, 3 und 5 eine einmal tägliche subkutane Applikation von jeweils 6 Mio E/m2 rIFN-α_{2b} sowie etwa 2 h später eine einmal tägliche subkutane Applikation von 5 Mio IE/m^2 rIL-2. Bei guter Verträglichkeit kann die rIL-2-Dosis in den Wochen 2 und 3 auf jeweils 8 Mio IE/m^2 erhöht werden. In den Wochen 5–8 werden dreimal wöchentlich (Tag 1, 3, 5) je 9 Mio E/m^2 rIFN-α_{2b} subkutan appliziert und jeweils am Tag 1 dieser Wochen etwa 4 h nach der rIFN-α_{2b}-Gabe 750 mg/m^2 5-Fluoruracil i.v. als 30-minütiger Bolus injiziert

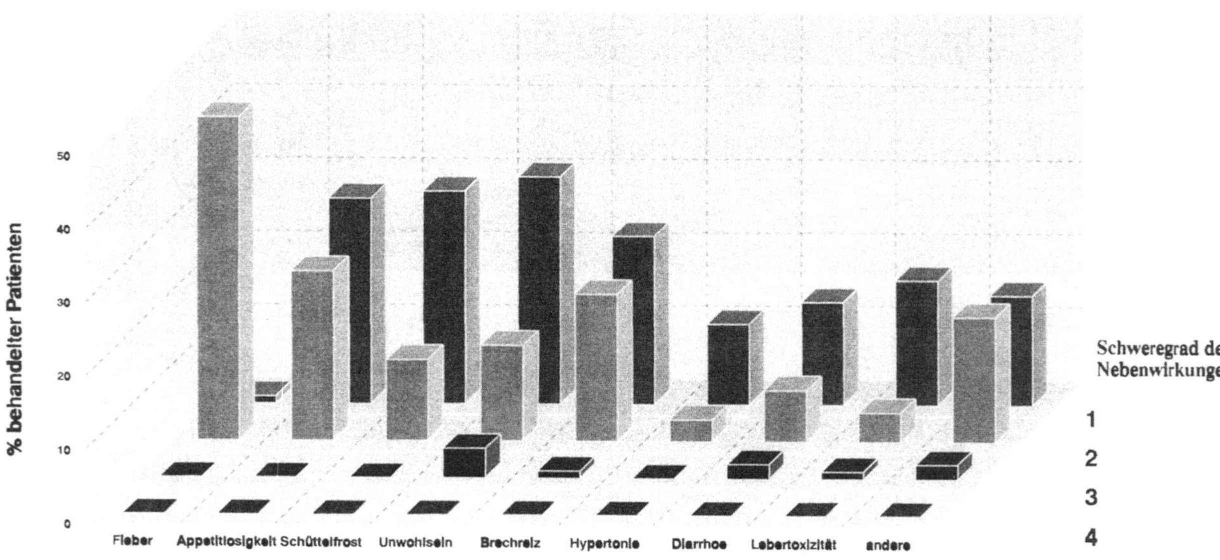

Abb. 4. Die Toxizität im Anschluß an die subkutane Verabreichung von rIL-2 und rIFN-α umfaßt grippeähnliche Symptomatik, beispielsweise Fieber, Unwohlsein sowie Übelkeit, Erbrechen und Hypotonie, vorwiegend vom Schweregrad I–II. Nur in Einzelfällen waren Nebenwirkungen vom Schweregrad III zu verzeichnen. Die Reaktionen sistierten nach Abbrechen der Therapie (Pomer et al. 1995)

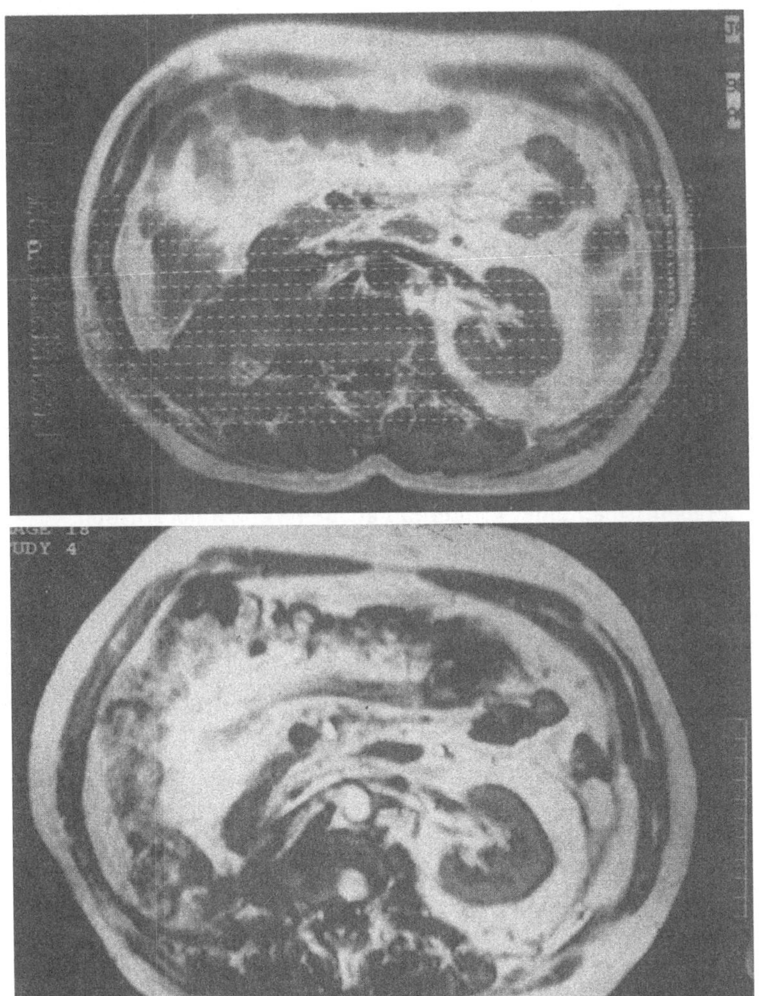

a

b

Abb. 5. a Das MRT-Bild der subhepatischen Gegend bei einem Patienten mit riesigem Rezidivtumor bei Zustand nach Tumornephrektomie rechts. **b** Das MRT-Bild der subhepatischen Gegend ohne Nachweis des zuvor festgestellten Rezidivtumors 1 Jahr nach kombinierter Behandlung mit Tumorvakzine und subkutaner rIL-2- und IFN-α-Gabe

Zelluläre Immuntherapie

Die zellulären Immuntherapieansätze (adoptiver Transfer immunkompetenter Zellen) bedienen sich der Möglichkeit, periphere Blutlymphozyten bzw. tumorinfiltrierende Lymphozyten unter Stimulation mit IL-2 in vitro zu expandieren und den Patienten unter gleichzeitiger IL-2-Gabe zu reinfundieren. 1984 wurde erstmalig ein Behandlungsschema, bestehend aus IL-2 und LAK-Zellen, erprobt. Obwohl mit dieser Therapie eine objektive Ansprechrate von mehr als 30% erzielt wurde, haben später prospektiv randomisierte Studien gezeigt, daß zwischen der Kombinationsbehandlung mit aktivierten LAK-Zellen und IL-2 und einer IL-2-Monotherapie kein signifikanter Unterschied besteht. Da die LAK-Zellbehandlung auch mit schweren Nebenwirkungen der hochdosierten IL-2-Gabe behaftet ist, kann derzeit dieses Therapiekonzept nicht empfohlen werden.

Um den Nachteil der fehlenden Tumorspezifität auszugleichen, wurde ein Verfahren entwickelt, bei dem die aus dem autologen Tumormaterial gewonnenen und expandierten tumorinfiltrierenden Lymphozyten unter Stimulation mit IL-2 retransfundiert werden. Mit dem Einsatz einer aussortierten CD-8-positiven T-Zellsubpopulation der TILS konnten die Ergebnisse (Ansprechraten von über 40%) weiter verbessert werden. Prospektive multizentrische Studien sind jedoch erforderlich, um diese Ergebnisse an einer größeren Patientenzahl zu überprüfen.

Tabelle 9. Ergebnisse von Phase-II-Therapiestudien mit Kombination aus Interleukin-2 (IL-2) und anderen Substanzen

Autor	Substanzen	Anzahl auswertbarer Patienten	Objektives Ansprechen n (%)
Rosenberg et al. (1994)	IL2 (i.v.)+	35	11 (31)
West et al. (1987)	IFNα + LAK		
Negrier et al. (1994)	IL2 (i.v.)+ IFNα	41	5 (12)
Negrier et al. (1994)	IL2 (s.c)+ IFNα	34	7 (20)
Pomer et al. (1995)	IL2 (i.v.)+ IFNα + ASI	34	8 (24)
Lindemann et al. (1990)	IL2 (s.c.)+ IFNα + LAK	40	
Krigel et al. (1988)	IL2 (i.v.) + IFNα	24	1 (4)
Figlin et al. (1988)	IL2 (i.v.) + IFNβ	24	6 (25)
Bartsch et al. (1990)	IL2 (i.v.) + IFNα	30	9 (30)
Mittelman (1990)	IL2 (i.v.) + IFNα	19	3 (19)
Atzpodien et al. (1993)	IL2 (i.v.) + IFNα	19	4 (21)
Atzpodien et al. (1993)	IL2 (s.c.) + IFNα	51	5 (36)
Markowitz et al. (1989)	IL2 (s.c.) + IFNα + 5FU (i.v.)	35	17 (49)
Bar et al. (1990)	IL2 + IFNα	14	3 (21)
Lipton et al. (1990)	IL2 + Vinblastin	12	4 (33)
Ilson et al. (1992)	IL2 + IFNα	39	13 (33)
Lindemann et al. (1990)	IL2 + IFNα	34	4 (12)
Redman et al. (1989)	IL2 + Cyclophosphamid	11	0 (0)
	IL2 + IFNγ	10	0 (0)

Immuntherapie mit LAK-Zellen

Ausgehend von der zentralen Rolle der T-Lymphozyten, die sie bei Erkennung und Bekämpfung der fremden Zellen spielen, wurde frühzeitig versucht, T-Zellen mit spezifischer Reaktivität gegen die Tumorzellen herzustellen. Diese spezifischen T-Zellen sollten dann expandiert werden, um sie in ausreichend großen Mengen den Patienten zurückzuübertragen. Aufgrund lückenhafter Kenntnisse der für das T-Zell-Wachstum und ihrer Verfügbarkeit erforderlichen Faktoren gestaltete sich ihr gezielter Einsatz problematisch. Die Entdeckung und gentechnologische Herstellung großer Mengen des T-Zell-Wachstumsfaktors IL-2 eröffnete für die Kliniker die erhofften neuen Therapiemöglichkeiten. Insbesondere hoffte man auf die Möglichkeit, IL-2 als Mediator der T-Zell-Proliferation in vitro einzusetzen, speziell dachte man hier an das Wachstum von T-Zellen mit spezifischer Antitumorreaktivität. Diese vermeintliche Reaktivität der peripheren mononukleären Zellen von tumortragenden Mäusen und von Patienten wurde zuerst untersucht. Die peripheren mononukleären Zellen wurden in vitro mit rIL-2-Zusatz kultiviert und als Effektorzellen in einem Kurzzeitzytotoxizitätstest (51-Chromfreisetzungstest) mit kultivierten und frischen Tumorzellen-„Targets" benützt. Eine erhebliche, gut reproduzierbare Zytotoxizität gegen eine Auswahl von Tumoren, nicht aber die erhoffte spezifische Aktivität in bezug auf autologe Tumoren konnte nachgewiesen werden. Diese unspezifische Aktivität erhielt die Bezeichnung „lymphokin-activated-killer" oder LAK. Entgegen dem ersten Eindruck erwiesen sich LAK-Zellen als Abkömmlinge natürlicher Killerzellen und nicht als T-Zellen, obwohl sie in einer Kultur mit T-Zell-Wachstumsfaktor expandiert wurden. Diese Vorläufer natürlicher Killerzellen, die in Kultur durch IL-2 aktiviert wurden, scheinen die Effekte sog. LAK-Zellen zu vermitteln (Phillips et al. 1986).

Präklinische Studien in Mausmodellen. Experimentelle Daten aus In-vitro- und In-vivo-Versuchen sprachen dafür, daß IL-2 als potentiell wirksames Pharmakon in der Therapie des Nierenzellkarzinoms vielversprechend ist. Nicht beantwortet wurde die Frage, welchen Einfluß diese Substanz auf etablierte metastatische Tumore haben kann. Diese entscheidende Frage konnte zunächst nicht beantwortet werden, da in bisherigen Studien rIL-2 zur Verhütung von Metastasen bzw. vor der Inokulation von Tumoren eingesetzt wurde. Die am häufigsten anzutreffende Situation ist allerdings die der bereits etablierten metastatischen Tumorbesiedlungen, die einer systemischen Therapie zugeführt werden müssen. Die Erfahrungen mit dem Einsatz von IL-2 zur Therapie der metastasierten experimentellen Nierenkarzinome sind aus Tabelle 1 zu ersehen. Offensichtlich besaß das rekombinante humane IL-2 als Monotherapie eine erhebliche Antitumoraktivität, welche sich bei Verabreichung an Mäuse bereits vor und kurz nach Entstehung metastatischer Besiedlungen bemerkbar machte. Diese Wirkung erklärte man sich nicht durch einen direkten toxischen Effekt von IL-2 auf die Tumorzellen, sondern als Folge der Rekrutierung und des Wachstums der Lymphozyten im Körper der Tiere. Die Studien in murinen Modellen zeigten, daß sich die

LAK-Zellen aus Splenozyten in Anwesenheit von IL-2 in der Kultur innerhalb von 3-5 Tagen entwickeln. Diese Zellen, insbesondere in Kombination mit IL-2, waren wirksam bei der Behandlung von sowohl immunogenen als auch nicht-immunogenen experimentellen Metastasen der Maus (Lafreniere 1985). Als Mechanismus dieser Kombinationstherapie wurde die Proliferation der übertragenen LAK-Zellen in vivo während ihrer begrenzten Lebensspanne angenommen. Die antimetastatische Wirkung der Kombination von LAK-Zellen mit IL-2 war der IL-2-Monotherapie in jedem Fall überlegen (Lafreniere u. Rosenberg 1985).

Die Ergebnisse dieser Untersuchungen wurden den Therapieversuchen mit IL-2 und LAK-Zellen bei Patienten mit metastasierendem Nierenkarzinom zugrunde gelegt. Aufgrund der Ergebnisse tierexperimenteller Studien versprach das Konzept der Kombinationsbehandlung mit IL-2 und LAK-Zellen einen Erfolg. Die ersten Phase-I-Studien mit LAK-Zellen wurden 1989–1991 bei Patienten mit metastasierendem Nierenzellkarzinom durchgeführt. Die LAK-Zellen wurden aus dem peripheren Blut gewonnen und mit Hilfe von IL-2 (100 000 Cetus E/ml) in 3–5 Tagen expandiert. Es zeigte sich, daß die LAK-Zellen eine nichtspezifische und nicht-MHC-restringierte Aktivität gegen eine Anzahl von frischen und kultivierten menschlichen Tumorzielzellen besaßen. Das heißt, für die LAK-Zellen ist die Erkennung des Fremdproteins nicht abhängig von der Assoziation dieser fremden Oligopeptide mit den eigenen MHC-Molekülen. In diesen Studien erhielten die Patienten $1,5–1,9 \cdot 10^{10}$ LAK-Zellen intravenös. Die Nebenwirkungsrate der Infusionsbehandlung war zwar niedrig, objektive Remissionen wurden jedoch nicht beobachtet (Rosenberg 1984).

Die Kombinationsbehandlung von IL-2 und LAK-Zellen wurde in der Klinik eingesetzt, nachdem die beiden Modalitäten in separaten Studien in Form von Phase-I-Untersuchungen hinsichtlich der Toxizität charakterisiert werden konnten. Über Erstergebnisse einer Kombinationstherapie von IL-2 und LAK-Zellen wurde 1985 berichtet (Rosenberg et al. 1985). Die Patienten wurden mit einem Zyklus von rekombinantem IL-2 behandelt, dem eine tägliche Leukophorese über 5 Tage folgte. Die LAK-Zellen wurden mit Hilfe einer Kultur in $100\,000$ E/µl IL-2 auf $5 \cdot 10^9$ bis $5 \cdot 10^{10}$ periphere mononukleäre Zellen während 3–4 Tagen expandiert. Die Zellen wurden gewaschen und den Patienten reinfundiert gemeinsam mit rIL-2 i.v.

In dieser Studie ergab sich für die Kombinationsbehandlung eine Remission bei 11 von 25 Patienten (44%). Es wurden Remissionen in der Lunge, Leber und im subkutanen Gewebe beobachtet (Rosenberg et al. 1985). In einer Folgeuntersuchung, die 1987 veröffentlich wurde, wurde über ein Ansprechen bei 12 von 26 Patienten (33%) mit metastatischem Nierenzellkarzinom berichtet (Rosenberg 1989). Die Toxizität der Kombinationsbehandlung war höher als jene, die bei alleiniger IL-2-Behandlung beobachtet wurde. Die Patienten klagten über Fieber und Schüttelfrost unmittelbar nach Infusion der LAK-Zellen. Das Nebenwirkungsspektrum von IL-2 umfaßte Flüssigkeitsretention, Lungenödem, Fieber, Schüttelfrost und grippeähnliches Unwohlsein. Die Nebenwirkungen einer hochdosierten IL-2-Therapie, die mit LAK-Zellen kombiniert wurden, sind der Tabelle 3 zu entnehmen. Neben dem IL-2-bedingten „Vascular-leak-Syndrom", das zur Flüssigkeitseinlagerung in das Interstitium, Lungenödem und Funktionsstörungen der Nieren geführt hatte, sowie eine intensiv-medizinische Behandlung erforderlich machte, traten stets hohes Fieber, Thrombophlebitiden und erythemaähnliche Hauteffloreszenzen auf. Bei 4 von 157 Patienten kam es zum Exitus letalis, bei 2 als Folge eines Myokardinfarktes, bei 2 weiteren aufgrund einer respiratorischen Insuffizienz. Die Erfahrungen mit dem Einsatz von hochdosiertem IL-2 und damit verbundenen Komplikationen führten zu strengeren Auswahlkriterien sowie zum Ausschluß von Patienten mit Hirnmetastasen, schwerer Herz-, Nieren- und Leberinsuffizienz. In der Folgezeit seien keine Todesfälle mehr aufgetreten (Alexander et al. 1993).

Nach dem Auftreten von Dauerremissionen, die sowohl bei der Kombinationsbehandlung mit aktivierten LAK-Zellen und IL-2 als auch bei einer Monotherapie mit IL-2 beobachtet werden konnten, wurde die Wirksamkeit beider Therapieverfahren in einer prospektiv randomisierten Studie an 181 Patienten verglichen (Rosenberg et al. 1993). Die Überlebensdaten von Patienten, die entweder mit hochdosiertem IL-2 allein oder mit einer Kombination von IL-2 und LAK-Zellen behandelt wurden, waren gleich. Da sich kein signifikanter Unterschied im Überleben ergab, konnte angenommen werden, daß die Gabe von IL-2 für die Wirksamkeit der beiden Therapieverfahren ausschlaggebend ist.

Immuntherapie mit tumorinfiltrierenden Lymphozyten

Erste Ansätze kausale Zusammenhänge zwischen tumorbiologischen Merkmalen und dem zellulären Infiltrat von Geschwülsten zu erkennen, wurden von Waldeyer bereits 1872 gemacht. McCarthy (1931) vermutete einen Zusammenhang zwischen den Tumor-infiltrierenden Zellen und der Prognose für den Patienten. Inzwischen wird von den meisten Autoren die Präsenz vor allem lymphozellulärer Infiltrate (TIL) als Ausdruck einer potentiellen antitumoralen Immunantwort angesehen. Diese Immunzellen vermögen den Tumor aufgrund chemotaktischer, von den Tumorzellen freigesetzten Stoffe zu infiltrieren. Leider scheint es sich aber immer mehr zu bestätigen, daß diese eingewanderten Zellen in vivo nicht oder nicht signifikant meßbar in der Lage sind, das Tumorwachstum bzw. dessen Progredienz zu beeinflussen.

Präklinische Studien. Auf der Suche nach einer spezifisch antitumorreaktiven T-Zellpopulation konnten erstmals Rosenberg et al. (1986) im Rahmen der histologischen Aufarbeitung von Tumoren im Mausmodell lymphozytäre Infiltrationen demonstrieren. Die Population der IL-2-expandierten tumorinfiltrierenden Lymphozyten (TILS) bestehen sowohl bei der Maus als auch bei menschlichen Tumoren hauptsächlich aus Zellen, welche T-lymphozytäre Oberflächenantigene tragen. Die TILS unterscheiden sich von LAK-Zellen, indem sie 1) als T-Lymphozyten (CD3+, CD8+ bzw. CD4+) einzustufen sind, und 2) zur spezifischen MHC-restringierten Erkennung der Tumorantigene fähig sind,

d. h. sie erkennen die antigenen Peptide nur im Komplex mit den eigenen MHC-Molekülen. Diese Erkennnung ist stark von der Tumorart abhängig, da nicht jeder Tumor als antigenpräsentierende Zelle (APZ) fungiert und damit nicht die für die Erkennnung durch die T-Zellen und besonders für die Lyse so wichtige MHC-Klasse-II-Moleküle exprimieren. Weiterhin können die TILS die Antitumoreffekte stärker als LAK-Zellen vermitteln. Ein weiteres Unterscheidungsmerkmal ist das sog. „immunologische Gedächtnis", welches die CD45RO-positiven T-Zellen unter den TILS aufweisen, während der Phänotyp der naiven T-Zelle (CD45RO) dazu nicht imstande ist.

Als ein besonderes Merkmal gilt, daß sie spezifisch autologe, nicht aber allogene Tumoren erkennen. Diese Tumorerkennungsfähigkeit gilt als MHC-restringiert sowie antigenspezifisch und scheint durch den T-Zellrezeptor/CD3-Komplex im Zusammenspiel mit dem CD4-Molekül vermittelt zu werden. Die Tumorspezifität ist hierbei von grundlegender Bedeutung, weil sie dafür spricht, daß zumindest teilweise bestimmte menschliche Tumorantigene von T-Zellen als fremd, verändert, evtl. entartet erkannt und bekämpft werden können. Diese Tumorantigene zu charakterisieren und ggf. ihren suppressiven oder anergen Einfluß auf die Antwortfähigkeit auf die TILS zu beschreiben, gilt als eine wichtige Voraussetzung für die spezifische zelluläre Immuntherapie. Die Erkennung und die Lyse autologer Tumorzellen durch TILS kann mit Hilfe der Proliferations- und Zytotoxizitätsmessungen der T-Zellen erfaßt werden. Für Melanome gibt es in verschiedenen Untersuchungen Hinweise auf eine Expression von tumorassoziierten Antigenen (MAGE-1, MART-1), die in Verbindung mit MHC-Klasse-II-Molekülen von den T-Lymphozyten über ihren TZR/CD3-Komplex im Zusammenspiel mit dem CD4-Molekül erkannt werden können. Die Notwendigkeit der Einbeziehung des CD4-Moleküls in diesen Komplex spricht für die Antigenpräsentation durch die MHC-Klasse-II-Moleküle. Durch diese spezifische Erkennung wird nun die Proliferations- und Differenzierungkaskade der T-Lymphozyten in Gang gesetzt. So kommt es, daß man bei Melanomen in der TIL-Fraktion überwiegend CD8-positive zytotoxische T-Zellen nachweisen kann.

Bei Inkubation der Melanomzellen mit TILS kommt es in 30% der Zellkulturen zu einer autologen tumorspezifischen Lyse der Tumorzellen. Diese Lyse ist durch die CD8-positive zytotoxischen T-Zellen vermittelt und ist MHC-restringiert. Weiterhin nimmt man an, daß gemeinsame Antigene von vielen Patienten geteilt werden. Dies legt wiederum nahe, daß die tumorassoziierten gemeinsamen Antigene veränderte oder aberrante Proteine sind, die den TILS durch die Tumorzellen präsentiert werden. Damit können CD8-positive TILS, die im Zusammenhang mit den eigenen MHC-Molekülen *ein* Antigen erkennen, auch *andere* Tumoren in Verbindung mit denselben MHC-Klases-I-Molekülen (nativ exprimiert oder transfiziert) erkennen können. Die tatsächliche antigene Einheit, die durch die TILS identifiziert wird, ist noch nicht bekannt. Eine ganze Reihe onkofetaler Proteine konnte neuerdings kloniert werden und gilt als melanomassoziiert (Boon 1993).

Mit der Fähigkeit, Tumorzellen zu erkennen und zu lysieren, können TILS in Anwesenheit dieser Tumorzellen spezifisch Lymphokine freisetzen (Schwartzentruber et al. 1991). Die Zytokinsekretion vermag für die In-vivo-Funktion der TILS von herausragender Bedeutung zu sein. In murinen Tumormodellen korreliert die Effektivität der TILS in vivo besser mit Zytokinfreisetzung als mit ihrer Zytotoxizität. Schließlich bewirken die TILS eine rasche Zunahme des intrazellulären Kalziumspiegels nach Inkubation mit autologen Tumorzellen. Diese Signalübertragung ist typisch für die Vermittlerrolle des T-Zellrezeptors. Es scheint, daß die TILS fähig sind, tumorassoziierte Antigene zu erkennen, analog der T-Zellerkennung von viralen und Transplantationsantigenen. Ausgehend von dieser Beobachtung erschien es möglich, die TILS in großen Zahlen zu generieren, um sie für Therapieversuche bei Patienten mit Nierenkarzinom bereitzustellen. Die Immuntherapie mit tumorinfiltrierenden Lymphozyten und IL-2 konnte in murinen Studien demonstrieren, daß tumorinfiltrierende Lymphozyten alleine und in Kombination mit IL-2 erhebliche Antitumoraktivität gegen etablierte Lungen- und Lebermetastasen besitzen. Die TILS erwiesen sich in ihrer Tumorreaktivität als bis zu 100mal stärker als die LAK-Zellen. Darüber hinaus konnte mit Hilfe des Zyklophosphamids die Wirksamkeit der TILS und IL-2 weiter gesteigert werden, insbesondere bei ihrem Einsatz gegen eine große Last experimenteller Metastasen.

Klinische Studien

Aufgrund dieser experimentellen Ergebnisse wurde zuerst eine Kombinationsbehandlung von TILS, IL-2 und Zyklophosphamid bei Patienten mit Nierenkarzinom erprobt. Der Wirkungsmechanismus des Zyklophosphamid in diesen ersten Pilotstudien beruhte auf einer Eliminierung der Tumor-suppressorzellen, wobei auch eine Tumorverkleinerung im beobachteten Synergismus mit der IL-2-Wirkung zugrunde liegen konnte (Cameron et al. 1990). Um zu bestimmen, ob die TILS sich tumorspezifisch anreichern, wurden 111 Indium-markierte TILS den Patienten mit Metastasen infundiert (Fisher et al. 1989). Im Rahmen dieser Lokalisierungsstudie konnten die Indium-markierten TILS in Lunge, Leber und Milz innerhalb von 2 h nach i.v. Infusion mit einer „Clearence" von der Lunge nach 24 h festgestellt werden. Die markierten TILS wurden in den Metastasen nach 24 h beobachtet, wobei Biopsien aus dem Tumor 30 bis 40mal größere 111-Indium-Aktivität zeigten als im Normalgewebe. Damit wurde das sog. Homing-Phänomen der TILS bei Patienten mit metastasierendem Melanom nahegelegt. Demgegenüber ließen Lokalisierungsstudien mit *genetisch* markierten TTLS und PBLS keine präferentielle Anreicherung infundierter Zellen im Tumor, sondern sogar eine geringere Konzentration im Tumor als im Normalgewebe erkennen (Economou et al. 1996).

Die TILS von den meisten Patienten mit Nierenzellkarzinom können sowohl aus den Primärtumoren als auch aus Metastasen nur sehr schwer expandiert werden. Dies könnte für einen Einfluß der Tumorzelle in vivo sprechen, welcher die TILS in einen anergen Zustand versetzt. Auch ist im Gegensatz zum malignen Melanom ihre spezifische Antitumorreaktivität seltener. Ihr antigenes Muster ist eher durch einen selektiv CD4-positiven (Helfer) und weniger durch einen CD8+ (zytotoxischen) Phänotyp gekennzeichnet. Obwohl eine durch die TILS vermittelte spezifische Antitumorreaktivität bei Patienten mit Nierenzellkarzinom relativ selten beobachtet wird, wird ihre Existenz nicht angezweifelt (Finke et al. 1992; Belldegrun et al. 1990). In den Pilotstudien an Patienten mit metastasierendem Nierenzellkarzinom wurde ein Ansprechen auch bei Kranken beobachtet, die sich in bezug auf die hochdosierte IL-2-Monotherapie als refraktär erwiesen haben. Diese Hinweise auf die antimetastatische Wirksamkeit der TILS wurden durch Folgestudien mit kleineren Patientenzahlen bestätigt (Bukowski et al. 1994; Olencki et al. 1994). Es ergaben sich allerdings z. T. auch divergierende Ergebnisse. Während in einer Gruppe von 61 Patienten eine Ansprechrate von 25% beobachtet wurde, ergab sich bei 31 Patienten eine Responserate von 13%.

Die Züchtung der TILS erfolgte mit IL-2 und IL-4 auf konventionelle Art. Über dramatisch verbesserte Ergebnisse (33% Ansprechrate bei 48 Patienten, davon 17% Vollremissionen) wurden durch die Gruppe von UCLA berichtet (Pierce et al. 1995). Die Diskrepanz in der Remissionshäufigkeit wurde auf die Anwendungsdauer der IL-2-Infusion und die Zugabe bzw. den Verzicht auf Zyklophosphamid als Bestandteil der Kombinationsbehandlung zurückgeführt. Die Ergebnisse konnten durch den Einsatz einer aussortierten CD8-positiven (zytotoxischen) T-Zellsubpopulation der TILS weiter verbessert werden. Als objektive Ansprechrate bei den mit CD8-positiven TILS behandelten Patienten wurden 40%, einschl. 18% Vollremissionen angegeben (Taneja et al. 1994). Die TIL-Herstellungsverfahren und -Behandlungsschemata wurden hierbei standardisiert. Die Patienten erhielten eine Kombinationsbehandlung mit niedrigdosiertem IL-2, TNF-α, IFN-α bzw. IFN- 1–2 Wochen vor der geplanten Nephrektomie im Sinne des sog. „Zytokinpriming". Auf diese Weise sollen die TILS in situ aktiviert werden, um ihre Wirksamkeit bei der Reinfusion zu steigern. Die erhöhte Wirksamkeit wird durch erhöhte Tumorimmunität in vivo und Aufhebung der tumorinduzierten Immunsuppression von TILS vor der Züchtung in einer Zellkultur erreicht. Dies z.Z. als besonders erfolgreich angesehene Protokoll wird in Verbindung mit dem Einsatz CD8+-angereicherter TILS verwendet, die wiederum mit Hilfe von mit Anti-CD8-Antikörpern beschichteten Flaschen und Expansion in IL-2-angereicherter Kultur hergestellt werden. (Taneja et al. 1994).

Die Autolymphozytentherapie

Der Autolymphozytentherapie (ALT) bei Patienten mit Nierenzellkarzinom liegt die Aktivierung sog. Gedächtnis-T-Zellen zugrunde. Diese Zellen – so die Annahme – werden aufgrund des Kontaktes mit Tumorantigenen in die Lage versetzt, Tumorregressionen nach späterer unspezifischer Stimulation zu vermitteln. Die T-Gedächtniszellen exprimieren den Marker CD45 RO, eine Form des CD45-Moleküls sowie im besonderen Maße einige Adhäsionsmoleküle und gehören zu zirkulierenden Lymphozyten, die auch in nichtlymphoiden Geweben wandern, sowie befähigt sind, nach Stimulation mit Mitogenen und Antigenen rasch zu proliferieren. Bei der ALT-Therapie werden Anti-OKT3-Antikörper, die gegen C3-Moleküle des T-Zell-Rezeptorkomplexes gerichtet sind, eingesetzt, um die T-Zell-Gedächtniszellen zu aktivieren. Als Ergebnis kommt es zur IL-2-abhängigen klonalen T-Zell-Proliferation.

Die Aufbereitung der Lymphozyten für die ALT-Therapie kommt in einem Mehrschrittverfahren zustande. Zuerst werden die Patienten einer Leukapherese unterzogen, die eine Ausbeute von $2 \cdot 10^9$ peripherer mononukleärer Zellen ergibt. Die Zellen werden 3 Tage mit Anti-OKT3-Antikörper inkubiert, danach der Überstand gewonnen sowie bei minus 80°C eingefroren. Als Bestandteil dieses Überstandes konnte bei einer biochemischen Analyse eine Reihe von Zytokinen einschl. IL-1-α, IL-1-β, IL-6, IFN-γ, TNF-α, TNF-β, GMCSF, löslichem IL-2-Rezeptor (S-IL-2r) sowie Anti-CD3-Antikörpern identifiziert werden. Zwei Wochen nach der ersten Leukapherese werden die Patienten einer erneuten Behandlung zur Gewinnung der peripheren Lymphozyten, die auch Gedächtnis-T-Zellen enthalten, unterzogen. Die Zellen werden 5 Tage bei 39°C mit 25% Überstand, Indometacin und Cimetidin koinkubiert. Die Rationale für die Verwendung von Cimetidin beruht auf der Beobachtung, daß einige T-Suppressorzell-Subpopulationen H2-Rezeptoren aufweisen. Die Blockade dieser Rezeptoren während der Aktivierung mit OKT3 kann die Expansion der T-Suppressorzellen verhüten. Die Begründung für den Einsatz von Indometacin ist die Hemmung der IL-2-vermittelten T-Lymphozytenproliferation durch Prostaglandine E und die Verwendung nichtsteroidaler Antiphlogistika, die dieser Inhibition entgegenwirken. Nach einer 5tägigen Inkubation werden die aktivierten Zellen mit 50 Gy bestrahlt, um die Aktivierung der T-Suppressorzellen zu reduzieren. Anschließend werden die Lymphozyten den Patienten zurückinfundiert. Gleichzeitig wird die orale Gabe von Cimetidin fortgesetzt. Die Behandlungen werden alle 4 Wochen über 6 Monate wiederholt.

Bei einem ersten randomisierten Behandlungsversuch von 90 Patienten ergab sich ein 2 1/2maliger Überlebensvorteil für alle Kranken, die ALT-Therapie erhalten haben, gegenüber den Patienten, die lediglich mit Cimetidin behandelt wurden (21 Monate vs. 8,5 Monate) (Osband et al. 1990). Die Behandlung wurde gut toleriert und konnte ambulant durchgeführt werden. Auffallend war eine fehlende Korrelation zwischen dem Ansprechen und Überleben. Die weiblichen Probanden hatten keinen Überlebensvorteil im Gegensatz zu Männern, die 4mal so lange überlebt haben. In späteren Studien wurden diese Ergebnisse bestätigt (Sawczuk 1993; Graham et al. 1993). Diese Behandlungsmodalität wird dennoch kritisiert, wobei als wesentlicher Kritikpunkt der noch ausstehende randomisierte Vergleich mit zytokinhaltigen Therapieschemata genannt wird (Pierce et al. 1995).

Aktive spezifische Immunisierung

Die insgesamt enttäuschenden Behandlungsresultate aktiver spezifischer Immuntherapie bei metastasierenden Tumoren stimulieren die Suche nach wirksameren Vakzinierungsverfahren auch bei Nierenkarzinomen. So ist der Einsatz von exogenen Zytokinen als Adjuvantien, z.B. IL-2, in der adjuvanten Situation vielversprechend. Die Entwicklung auf dem Gebiet der Tumorvakzine zeigt augenblicklich 2 Richtungen auf: 1. Herstellung antigenspezifischer Impfstoffe und 2. Entwicklung von Vakzinen auf der Basis genetisch modifizierter Tumorzellen und Fibroblasten. Die Verbesserung der Immunisierung mit antigenspezifischen Vakzinen, möglicherweise durch Optimierung der Antigenpräsentation, scheint hier von großer Wichtigkeit zu sein. Als antigenspezifische Impfstoffe zur Tumorvakzination können besonders Peptidvakzine verwendet werden. Die genetische Modifikation von Tumorzellen brachte neue Impulse in das Konzept der Tumorvakzination und vor allem der Vakzinepräparation mit definierten biologischen Eigenschaften. Zu den vielversprechenden Ansätzen der Gentherapie gehört der Einbau von MHC-Genen sowie von kostimulatorischen Molekülen nach Art der B7- und Zytokingene in die Tumorzellen. Damit wird bei der Zellaktivierung als Teil der Erzeugung systemischer Antitumorimmunreaktivität das lokale immunologische Umfeld der Tumorzelle so verändert, daß sowohl die Antigenpräsentation als auch die Aktivierung tumorspezifischer Lymphozyten verstärkt wird. Das Ziel dieser Strategie ist die Vermeidung der systemischen Toxizität der Zytokine und das Erreichen der Zytokinproduktion in der Nähe des Tumors. Ein direkter Wirksamkeitsvergleich der Transfektanten wurde allerdings bislang nicht vorgenommen. Es gibt jedoch Hinweise auf besondere Eignung von IL2- bzw. GM CSF-produzierenden Tumorzellen und Fibroblasten zum Einsatz als Impfstoff bei Nierenzellkarzinomen. Derzeit erhofft man sich vom Einbau der MHC-Gene sowie vom Einsatz kostimulatorischer Moleküle nach Art von B7 eine zusätzliche Steigerung der Antigenität und antitumoralen Wirkung.

Tumorimpfstoffe mit Adjuvanzien

Spontane Remissionen, die in unter 0,5 % der Fälle zu verzeichnen sind, und protrahierter Wachstumsstillstand von Nierenkarzinommetastasen ließen schon frühzeitig an einen Zusammenhang zwischen verbesserter Immunitätslage und Remission bei dieser Tumorart denken. Die *aktive* tumorspezifische Immuntherapie wurde demnach folgerichtig als Versuch, die natürlichen Immunabwehrmechanismen mit Tumorvakzinen zu stimulieren, eingeführt (s. Abb. 6).

ASI

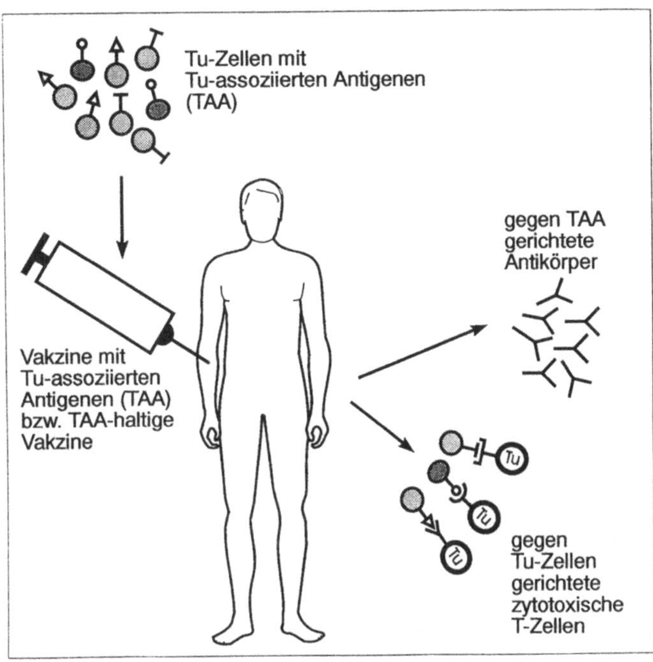

Abb. 6. Tumorzellen enthalten auf ihrer Oberfläche eine Reihe von Antigenen und können daher als Antigenquelle für aktive spezifische Immunisierung der Patienten dienen. Im Rahmen der Immunantwort ist sowohl eine Produktion der Antikörper als auch der zytotoxischen T-Zellen, die gegen diese Antigene gerichtet sind, möglich

Tabelle 10. Aktive spezifische Immuntherapie, Behandlungsergebnisse beim metastasierenden Nierenzellkarzinom

Autoren	Immuntherapie	Auswertbare Patienten	CR (n)	PR (n)
Talberg u. Tykkä (1986)	Tumorpräparation + Candida albicans	71	?	?
Schärfe et al. (1986)	Autologe Tumorzellen + Candida albicans	53	3	6
Neidhardt et al. (1980)	Tumorantigen Phytohämaglutinin, Tuberkulin	30	2	2
Fowler (1986)	Tumorantigenpräparation+ Candida albicans	23	0	0

Die mangelhaften Kenntnisse der Immunsysteme, vor allem die Unkenntnis der Tumorantigene, erwiesen sich jedoch als schwerwiegendes Hindernis für die Entwicklung wirksamer Impfstoffe. In den frühen 80er Jahren wurden beispielsweise als Impfstoffe ganze Tumorzellen mit unspezifischen Adjuvanzien eingesetzt. Tabelle 10 faßt die Therapieergebnisse der Vakzinierung mit autologen Tumorzellpräparaten und verschiedenen Adjuvanzien bei Patienten mit metastasierendem Nierenkarzinom (NKZ) zusammen. Nur in wenigen Fällen konnten Remissionen dokumentiert werden.

Aufgrund der insgesamt enttäuschenden Behandlungsresultate verstärkte man die Suche nach wirksamen Immuntherapien bei Tumoren und insbesondere auch beim Nierenkarzinom. Die Entdeckung und gentechnologische Herstellung großer Mengen von Mediatoren des Immunsystems – Interferonen und Interleukinen – eröffnete für den Kliniker die erhofften neuen Therapiemöglichkeiten, darunter auch die Möglichkeit, Interleukine als Adjuvanzien einzusetzen (McCune u. Marquis 1990; Pomer et al. 1990).

In dem Maße jedoch, wie die Grenzen der systemischen Behandlung mit beispielsweise IL-2 z. Z. sichtbar werden – Remissionsraten von bis zu 30% bei metastasierendem Nierenkarzinom müßten mit hoher, kaum vertretbarer Toxizität erkauft werden –, wird die Suche nach Alternativen intensiviert. Mit Hilfe lokaler IL-2-Applikation als Adjuvans im Rahmen einer Vakzinierung mit autologen Newcastle-disease-Virus-modifizierten Tumorzellen konnten zumindest die Immunparameter, und zwar die Hauttestreaktivität als klinisches Frühzeichen der Antitumoraktivität verbessert werden (McCune u. Marquis 1990). Erste Erfahrungen mit kombinierter Vakzinierung und konsekutiver, niedrigdosierter, subkutaner IL-2/IFN-α-Therapie bei Patienten mit metastasierendem Nierenzellkarzinom haben ihre klinische Wirksamkeit bestätigt (Pomer et al. 1991). Die aktuelle Analyse der Survivaldaten von 40 Patienten, die im Rahmen der ersten Heidelberger Studie in den Jahren 1988–1992 nach diesem Schema behandelt wurden, zeigte jüngst, daß 1) die therapierten Patienten insgesamt, 2) die ansprechenden Kranken ohnehin und auch 3) die progredienten Patienten Überlebensvorteile gegenüber einer historischen unbehandelten Gruppe hatten (Pomer et al. 1995). Während das mediane Überleben ansprechender Patienten nach 48 Monaten noch nicht erreicht wurde, betrug dasjenige der Kranken mit „stable disease" 35 Monate. Die „progrediente" Gruppe erreichte ihre mediane Überlebensmarke nach *18* Monaten und die Kranken des Kollektivs ohne Immuntherapie bereits nach *14* Monaten. Es ließ sich eine Korrelation zwischen der zunehmenden Hauttestreaktivität gegen autologe nichtmodifizierte Tumorzellen während der wiederholten Vakzinierung und späterem Patientenüberleben nachweisen.

Es bleibt unklar, inwieweit die lokale Komponente dieser Behandlung für die Therapieerfolge verantwortlich ist. Eine neuerdings begonnene prospektive randomisierte Studie ASI + IL-2/IFN-α s.c. vs. IL-2/IFN-α soll den Wert der Vakzinierung im Rahmen der multimodalen Behandlungsstrategie bei metastasierendem NZK eruieren (Urol. Univ.-Klinik Heidelberg Protokoll). Der Stellenwert von ASI zur Rezidivprophylaxe bei in kurativer Absicht operierten Patienten mit Nierenzellkarzinom bedarf ebenfalls einer Klärung. Der Nutzen einer wirksamen Immunrezidivprophylaxe wäre bei hohem Risiko einer Tumorprogredienz, beispielsweise bei Patienten nach Metastasenentfernung bzw. Resektion befallener Lymphknoten im Rahmen einer Tumornephrektomie (Fünfjahrensüberlebesrate allenfalls 10%) (Stenzl u. DeKernion 1989) in der Tat beträchtlich. Tierexperimentelle Resultate liefern Hinweise auf die Antitumorwirksamkeit der ASI, vor allem in der Situation der „minimal disease" nach makroskopisch in sano durchgeführter Tumorentfernung (Schirrmacher u. Heicapell 1987).

Die klinischen Vorbilder einer Tumorrezidivprophylaxe mittels ASI sind die adjuvanten Studien bei Patienten nach Dickdarmresektion wegen eines Kolorektalkarzinoms im Stadium B und C (Hoover et al. 1993), im Anschluß an Lebermetastasenresektion bei Kolorektalkarzinom (Schlag et al. 1992) und nach chirurgischer Entfernung hochmaligner Melanome (Campbell et al. 1990). In der Heidelberger Urologie wurde im Zeitraum 1987–1990 in einer Phase-I-Studie der erste Versuch unternommen, die im Tierversuch erprobte ASI mit NDV-modifizierten Tumorzellen (Schirrmacher u. Heicapell 1987), allerdings mit zusätzlicher lokaler Gabe von IL-2, auf die postoperative Situation bei NZK-Patienten zu übertragen (Pomer et al. 1991). Durch lokale Applikation von IL-2 konnte eine Potenzierung der ASI – meßbar als Zunahme der Hauttestreaktivität auf Tumorzellen im Verlauf der Vakzinierung – erreicht werden.

Im Gegensatz dazu kam es bei Vakzinierung ohne Verabreichung von IL-2 als Adjuvans zu einer Abschwächung der Hautreaktionen und sogar zur Entwicklung einer Anergie bei Patienten mit aneuploiden Tumoren (Pomer et al. 1995). Die systematische Überprüfung der klinischen Wirksamkeit von ASI als Rezidivprophylaxe erfolgt z. Z. im Rahmen einer multizentrischen randomisierten Studie an Patienten nach radikaler Tumornephrektomie mit positivem Lymphknotenstatus (N > o) und nach einer Metastasektomie.

Zukünftige Behandlungsoptionen

Die neuen Entwicklungen auf dem Gebiet der Tumorvakzine weisen augenblicklich 2 Richtungen auf:

1) Herstellung antigenspezifischer Impfstoffe und
2) Schaffung von Vakzinen auf der Basis genetisch modifizierter Tumorzellen und Fibroblasten.

Antigenspezifische Tumorvakzine

Als erstrebenswertes Ziel im Entwerfen von Tumorvakzinen gilt die Herstellung antigenspezifischer Impfstoffe. Der Optimismus, daß die Herstellung solcher Vakzine von Erfolg gekrönt werden könnte, basiert auf der Entdeckung der durch T-Zellen erkennbaren tumorspezifischen Antigene, mutierter Onkogene, Tumorsupressorgene sowie von tumor- und virusassoziierten Genprodukten (s. Tabelle 11).

Manche Kategorien der spezifischen Tumorantigene scheinen in spezieller Weise für therapeutische Ansätze geeignet zu sein, beispielsweise Melanomtumorantigene nach Art von Mage-1+-Tyrosinase und MART-1 (Boon 1992), die embryonale, in der Tumorzelle reaktivierte Genprodukte sind. Sie stellen gute

Tabelle 11. Durch T-Zellen erkennbare tumorspezifische Antigene

Tumorantigen	Charakteristik Vorkommen	Autoren
MAGE 1	Embryonales, in Tumorzellen reaktiviertes Genprodukt (50% maligner Melanome, 25% Mammakarzinome)	Boon (1993)
p 53	Mutiertes Tumorsuppressorgenprodukt ($>50\%$ aller menschlichen Tumoren)	Kohn u. Liotta (1992)
p 21^{ras}	Mutiertes Onkogenprodukt (10% menschlicher Tumoren)	Anderson et al. (1992)
HPV E6/7 EBV EBNA 1	Virale Genprodukte (Zervixkarzinome, Hodgkin-Lymphome, Nasopharynxkarzinome)	Melief u. Kast (1992)
Tyrosinase	Gewebespezifisches Antigen, exprimiert im Melanom	Prezioso et al. (1993)
T-Zellrezeptor	Idiotypen (T-Zell-Lymphome)	Davis et al. (1992)
Immunglobulin	Idiotypen (B-Zell-Lymphome)	Kwak et al. (1992)

Targets dar, die durch MHC-Moleküle den T-Zellen in Peptidform präsentiert werden können. Für mutierte Onkogene und Antionkogene konnte dies bisher nicht eindeutig nachgewiesen werden.

Als erste erfolgreiche Strategie der Tumorantigenidentifizierung erwies sich die Klonierung von Genen, die für die Melanomantigene kodieren (Boon 1993). Nach diesem Konzept wird – sobald ein Zielgen ermittelt werden kann – der DNS-Bereich systematisch eingegrenzt und die Peptidkandidaten synthetisiert, um denjenigen zu bestimmen, der am wirksamsten die tumorspezifische T-Zelle stimulieren kann.

Die *biochemische* Strategie der Tumorantigenidentifizierung erwies sich neuerdings ebenfalls als erfolgreich (Cox et al. 1994). Durch vergleichende massenspektographische Analyse der Peptide aus Tumorzellen und gesunden Zellen werden zuerst Unterschiede im Präsentationsverhalten der beiden Zellarten erkannt, die Aufschlüsse über mögliche Tumormarker geben. Die Isolierung der Peptide beginnt mit ihrer Immunpräzipitation an einer eigens dafür hergestellten Anti-HLA-Antikörpersäule und ihrer Säureextraktion. Daran schließt sich die HPLC-Auftrennung („high-performance liquid chromatography") an. Bioaktive Peptide, die durch tumorspezifische T-Zellen erkannt werden, können auf diese Weise nach Immunpräzipitation und HPLC-Auftrennung durch Sequenzanalyse (sog. Edman-Abbau) identifiziert werden (Rötschke et al. 1991).

Falls die spezifischen Antigene auf den Tumorzellen bekannt werden sollten, wäre es möglich, Vakzine herzustellen, die beispielsweise Vektoren nach Art des rekombinanten Vakziniavirus verwenden und individuelle Tumorzellen des Patienten als Antigenquelle und Transportmedium überflüssig machen würden.

Das rekombinante Vakziniavirus dient augenblicklich als der goldene Standard für die auf die T-Zellaktivierung ausgerichteten Vakzinen. Die Vorteile sind hier die große Kapazität (25 KB) für molekularbiologischen Einbau sowie die starke Promoterwirkung für Genexpression.

Zur Zeit wird an modifizierten Versionen der Vakziniavektoren mit verringertem Virulenzrisiko intensiv geforscht. Soweit bislang bekannt, garantiert eine Infektion mit rekombinantem Vakziniavirus den Tieren einen Schutz vor Tumorwachstum bei nachfolgender Reinjektion der Tumorzellen, die das in den rekombinante Vakziniavirus klonierte Genprodukt enthalten (Lee et al. 1993; Tanaka et al. 1993).

Eine Heilung von etablierten Tumoren mit Hilfe der Injektion des rekombinanten Vakziniavirus erwies sich dagegen als nicht möglich. Die Verbesserung der Immunisierung mit antigenspezifischer Vakzine, möglicherweise durch Optimierung der Antigenpräsentation, scheint hier von großer Bedeutung zu sein. Als vielversprechend erwiesen sich idiotypische Vakzine, die beispielsweise beim B-Zell-Lymphom eingesetzt wurden (Campbell et al. 1990; Kwak et al. 1992).

Die idiotypische Impfung führte zur idiotypspezifischen CD 4-Antwort, die in einer antiidiotypischen Reaktion mündete. Modifizierte chimäre Idiotyp-GM-CSF-Moleküle induzierten in dieser Studie auch in Abwesenheit zusätzlicher Adjuvanzien eine verstärkte Immunantwort. Der zugrundeliegende Mechanismus entspricht dem der Immunisierung mit GM-CSF-gentransfizierten Tumorzellen (s. unten).

Ansätze zu genetischen Veränderungen von Tumoren

Die genetische Modifikation von Tumorzellen brachte neue Impulse in das Konzept der Tumorvakzination und insbesondere der Vakzinepräparation mit definierten biologischen Eigenschaften. Grundsätzlich stehen die viralen und die nichtviralen Transfermethoden zur Einschleusung von genetischem Material in die Tumorzellen zur Verfügung. Mit Hilfe nichtviraler Gentransfermethoden können die Risiken eines viralen Gentransfers umgangen werden (Tabelle 12).

Zu den vielversprechenden Ansätzen der Gentherapie gehören:

1) der Einbau von MHC-Genen in die Tumorzellen zur Steigerung der Antigenität und folglich zur Herabsetzung der Tumorigenität bzw. der metastatischen Kapazität der Tumorzelle und

2) das Einfügen von Genen für Zytokine in Tumorzellen (s. unten), die dann zur lokalen Zytokinsekretion befähigt sind.

Die Einführung von MHC-Genen

Die Funktion der MHC-Moleküle ist es, einen Rahmen für die Erkennung von Antigenen durch T-Lymphozyten zu schaffen. Wann immer ein T-Lymphozyt ein Fremdpeptid auf der Oberfläche einer antigenpräsentierenden Zelle (APZ) erkennt, nimmt er nur die Assoziation von diesen fremden Oligopeptiden plus eigenen (Selbst-)MHC-Molekülen wahr –, der T-Lymphozyt ist in seiner

Tabelle 12. Gentransferansätze bei Vakzinierung

Methode	Typisches Anwendungsprinzip	Expression	Mögliche Sicherheitsrisiken
Viral	in vivo		Aktivierung defekter viraler
Adenovirus		transient	Vektoren durch Infektion
Retrovirus		Stabil	bzw. Kontamination mit
Vakzinia		stabil	intakten Virusstämmen
Herpes-Virus		?	– Mutationen mit Zunahme der Pathogenität defekter viraler Vektoren
			– Aktivierung zellulärer Onkogene
			– Inaktivierung zellulärer Tumorsuppressorgene
Nichtviral			
Direkte DNA-Injektion	ex vivo	transient	Direkte toxische Wirkungen
Lipofektion		transient	von DNA
Elektroporation			Auslösung einer starken
		transient	Immunreaktion gegen
Plasmide		stabil	Vakzine

Antigenerkennung MHC-restringiert. Es können zwei verschiedene Arten von Antigenen präsentiert werden: Zum einen exogene Antigene, die durch die APZ internalisiert und in einem oder mehreren Zellkompartimenten zu Peptiden abgebaut werden. Danach assoziieren sie mit MHC-Klasse-II-Molekülen und kehren als Komplexe auf die Oberfläche der APZ zurück (exogener Weg). Zum anderen endogene Antigene, die sich an Klasse-I-Moleküle anlagern und mit diesen an die Zelloberfläche transportiert werden (z. B. Viren). Diese endogenen Antigene stellen Peptide dar, die infolge metabolischer Aktivität (z. B. durch Parasiten) selbst von der APZ synthetisiert werden.

Die Expression von MHC-Molekülen in Nierenkarzinomen ist bekanntlich reduziert und in Nierentumormetastasen sogar auf die Hälfte herabgesetzt (Gansbacher et al. 1990). Bei der Veränderung der MHC-Expression kann es beispielsweise zu einer unvollständigen, zu einer veränderten Expression oder zu einem totalen Verlust der MHC-Expression kommen (Klein u. Boon 1993). Darüber hinaus kann auch ein selektiver Verlust bestimmter HLA-A- oder HLA-B-Subtypen eine wichtige Rolle spielen, wie z. B. der Verlust an HLA-A2-Epitopen (Natali et al. 1984). Die Bedeutung dieses selektiven Verlustes wird auch dadurch unterstrichen, daß das HLA-A2-Epitop als Restriktionselement für zytotoxische tumorinfiltrierende T-Zellklone zu fungieren scheint (Kawakami et al. 1994).

MHC-Moleküle der Klasse II werden von den Nierenzellkarzinomzellen nicht konstitutiv exprimiert, doch deren Expression kann durch Inkubationen mit IFN-γ signifikant gesteigert werden.

Verschiedene Arbeitsgruppen konnten zeigen, daß eine erhöhte Expression von MHC-Antigenen der Klasse I an den Tumorzellen zu einer Erhöhung des zytotoxischen Potentials tumorspezifischer Killer-T-Lymphozyten in vitro führt. Die Reduktion der Tumorigenität und metastatischen Kapazität nach Transfektion der Tumorzelle mit MHC-Klasse-I-Genen basiert auf einer Verbesserung der Präsentation tumorspezifischer Peptide, die wiederum zu einer verstärkten Abstoßung von Tumorzellen durch CD 8-positive T-Zellen in vivo führt (s. Abb. 7).

Diese Erkenntnis, die in murinen Tumormodellen gewonnen wurde (Gansbacher et al. 1990; Wallich et al. 1985) ließ sich in weiteren Tumormodellen nicht immer bestätigen. Es zeigte sich vielmehr, daß eine erhöhte Expression von MHC-Klasse-I-Antigenen nicht automatisch zu einer Immunogenität modifizierter Tumorzellen führt. In einigen Maustumoren kann es durch die

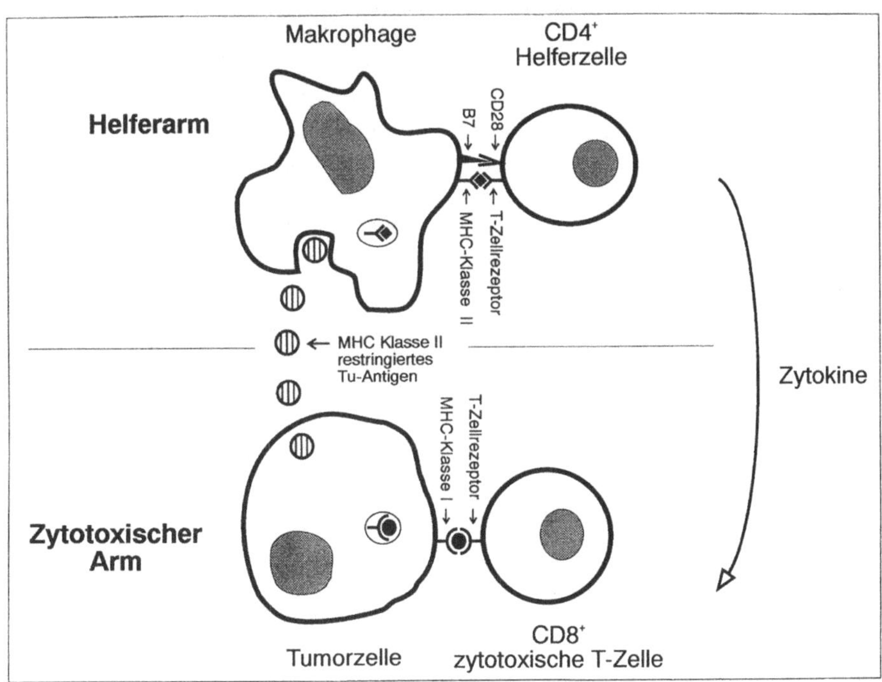

Abb. 7. Schematische Darstellung zellulärer Wechselwirkungen, die für eine wirksame T-zellabhängige Tumorantwort ausschlaggebend sind. Um die Aktivierung einer MHC-Klasse-I-restringierten tumorspezifischen zytotoxischen T-Zelle herbeizuführen, muß diese Zelle mindestens 2 Signale erhalten, und zwar in Form von 1) Besetzung des T-Zellrezeptors durch MHC-Klasse-I-Peptidkomplex und 2) Einwirkung von Zytokinen, die den T-Helferzellen entstammen. Eine wichtige Rolle spielen dabei Antigen-präsentierende Zellen, beispielsweise Makrophagen, die mit Hilfe der in der Zelle internalisierten MHC-Klasse kostimulatorischen Signale (z.B. des B 7-Moleküls, das an CD 28-Rezeptor der T-Helferzellen bindet) die T-Helferzellen aktivieren und zur Zytokinsekretion anregen. (In Anlehnung an Pardoll 1993)

Einführung von MHC-Klasse-II-Genen in die Tumorzellen zur Erzeugung einer systemischen Immunantwort gegen den parentalen MHC-Klasse-II-negativen Tumor kommen.

Die Expression von MHC-Klasse-II-Molekülen auf Tumorzellen erlaubt die Präsentation von Klasse-II-restringierten, tumorspezifischen Antigenen, die von Helferzellen erkannt werden. Diese stellen dann Faktoren für die Aktivierung von zytotoxischen T-Zellen bereit. Somit garantieren sie einen Schutz bei der Reinjektion der unmodifizierten Tumorzellen, die nur MHC-Klasse-I-Antigene aufweisen.

Da die meisten epithelialen Tumorzellen aber keine kostimulatorischen Signale nach Art von B7 exprimieren und somit keine wirksamen Antigen-präsentierenden Zellen für T-Helferzellen sind, kann durch die Expression von MHC-Klasse-II-Molekülen auf epithelialen Tumorzellen anstelle der erwünschten Immunantwort auch T-Helfer-Zelltoleranz erzeugt werden, die dem Tumor erlaubt, sich der Immunerkennung zu entziehen.

Die Schwierigkeit kann durch die Koexpression von B7 und gleichzeitig von MHC-Klasse-II-Antigen in Tumoren umgangen werden (Baskar et al. 1993).

Während die Einführung von autologen MHC-Klasse-I-und-Klasse-II-Molekülen in die Tumorzellen ein wichtiges experimentelles Modell darstellt, ist sie wegen des enormen Polymorphismus der Zellpopulationen und einer großen Anzahl von Genloci, die potentiell in einem individuellen Menschen für die Präsentation von spezifischen Tumorantigenen ausschlaggebend sind, als gentherapeutische Strategie beim Menschen und der Behandlung von großen Patientenzahlen unbrauchbar. Der Wert dieser experimentellen Studien beruht eher darauf, daß durch die IFN-γ-Gentransfektion eine Methode der Regulation endogener MHC-Genprodukte etabliert werden konnte.

Einführung des B7-Gens

Das Zelloberflächenmolekül B7 erwies sich als vielversprechend bei der Entwicklung von Tumorvakzinen. B7 ist ein Aktivierungsantigen, das normalerweise auf antigenpräsentierenden Zellen, beispielsweise B-Zellen, Makrophagen und dendritischen Zellen vorkommt (s. Abb. 6). B7 ist der Ligand für 2 Rezeptoren, die auf T-Zellen exprimiert werden: CD28 und CTLA4. Während die Funktion von CTLA4 (Expression ausschließlich auf CD8-positiven T-Zellen) bislang nicht bekannt ist, ist CD28 (Expression auf allen CD4-positive T-Zellen und auf der Mehrheit von CD8-positiven T-Zellen) ein wichtiger Rezeptor für kostimulatorische Signale während der T-Zellaktivierung (Fraser et al. 1991). Die Lymphokinproduktion, die eine Folge der Reaktivität von CD4-positiven T-Zellen mit dem T-Zellrezeptor ist, kann durch Beteiligung von CD28 verstärkt werden (s. Abb. 2). Der Mechanismus der verstärkten Lymphokinproduktion spielt sich sowohl auf der Ebene der Transkription als auch der erhöhten RNS-Stabilität ab (Chen et al. 1992). Die Beteiligung von CD28 verstärkt nicht nur die T-

Zellaktivierung, sondern ist auch erforderlich, um T-Zellen in Richtung Aktivierung und nicht in Richtung Anergie zu lenken. Die Beteiligung von CD 28 auf CD 8-positiven Zellen erwies sich als günstig für die Aktivierung und Sensitivierung von zytotoxischen T-Lymphozyten. Vor diesem Hintergrund bewährte sich das B 7-Gen als geeigneter Kandidat bei der Einfügung in die Tumorzellen zur Erhöhung ihrer Immunogenität. Nach Kotransfektion mit B 7-Gen wurden autologe Tumoren abgestoßen und konnten systemische Immunantworten erzeugt werden, die einer Protektion bei Reinjektion von nichtmodifizierten Tumorzellen auch an entfernten Körperstellen gleichkamen (Chen et al. 1992). Die Wirksamkeit der B 7-Transfektion bei der Behandlung etablierter Tumoren, z. B. des bereits wachsenden Nierenkarzinoms, muß allerdings noch unter Beweis gestellt werden.

Die Transfektion von B 7 in die Tumorzellen allein erwies sich als nicht ausreichend, um eine Tumorabstoßung herbeizuführen bzw. eine systemische Immunantwort zu erzeugen. Um einen entsprechenden B 7-Effekt nachzuweisen, war es erforderlich, ein zusätzliches, starkes Tumorantigen in die Tumorzellen einzuführen. Die Einschleusung von B 7 in die MHC-Klasse-I-positiven und MHC-Klasse-II-negativen Tumoren war außerstande, die Immunogenität des Tumors zu erhöhen. Erst infolge einer Einführung von B 7- und MHC-Klasse-II-Antigenen wurde die Immunogenität spürbar verbessert. Während die B 7-modifizierten Tumoren keine endgültige Lösung beim Entwerfen von Tumorvakzinen darstellen, machten diese Studien auf die Rolle der kostimulatorischen Moleküle bei der T-Zellaktivierung als Teil der Erzeugung systemischer Antitumorimmunreaktivität aufmerksam (Chen et al. 1992).

Der Transfer von Zytokingenen

Bei dieser gentherapeutischen Strategie wird versucht, das lokale immunologische Umfeld der Tumorzelle so zu verändern, daß sowohl die Antigenpräsentation als auch die Aktivierung tumorspezifischer Lymphozyten verstärkt werden. Das Ziel dieser Strategie ist das Erreichen der Zytokinproduktion in sehr hohen Konzentrationen in der Nähe des Tumors und Vermeidung der systemischen Toxizität von Zytokinen. Während bei einer systemischen Verabreichung nur niedrige Zytokinkonzentrationen erreicht werden, sind die parakrinen Effekte physiologischer Natur und ähneln am ehesten den biologischen Zytokinwirkungen. Einige Zytokine erzeugen nach Einbau von Zytokingenen in die Tumorzellen lokale entzündliche Reaktionen, die in Abstoßung des implantierten Tumors resultieren (s. Tabelle 13). Diese entzündlichen Reaktionen sind vorwiegend durch die Leukozyten und nicht durch die T-Zellen vermittelt.

Eine Reihe von Testsystemen wurde verwendet, um die durch die Zytokine in gang gesetzten Antitumoreffekte von Leukozyten in vivo nachzuweisen (Übersicht bei Pardoll 1993).

Tabelle 13. Wirkungen von Zytokingenen, die in murine Tumorzellen eingefügt wurden

Sezerniertes Zytokin	Rückbildung transfizierter Tumorzellen?	Systemimmunität, ggf. parenterale Tumorzellen	Mechanismus	Autoren
IL 2	ja, CD 8-zellvermittelt	ja		Gansbacher et al. (1990)
IL 4	ja, CD 4-zellvermittelt	ja	Vermehrter Influx von Makrophagen	Golumbek et al. (1991)
IL 7	ja, CD 4-zellvermittelt	ja		Hock et al. (1991)
Gm-CSF	ja, CD 4-/CD 8-zellvermittelt	ja	Ausdifferenzierung dendritischer Zellen	Dranoff et al. (1993)
γ-Interferon (TNF)	(?)	(?)		Gänsbacher et al. (1990) Patzer et al. (1992)
	Wachstumsverlangsamung	nein	–	Blankenstein et al. (1991)
G-CSF	nein	nein	–	Pardoll et al. (1993)
IL 12	ja, DC 8-zellvermittelt	ja	Verbesserung der Antigenpräsentation	Brunda et al. (1993) Tahara et al. (1994)

Die *systemischen* Immunreaktionen gegen die unmodifizierten Tumoren, soweit bislang analysiert, werden dagegen durch die T-Zellen vermittelt. In verschiedenen Tumormodellen wurden voneinander differierende Ergebnisse erzielt. Einfluß auf die Wirksamkeit haben die Anzahl der verabreichten Tumorzellen, die Zytokinexpression, der Immunisierungsort und die Lokalisation der Reinjektionsstelle.

Ein direkter Wirksamkeitsvergleich der Zytokingene wäre sicherlich von großer Bedeutung. Die Immunisierung mit Granulozyten und makrophagenkoloniestimulierendem Faktor (GM-CSF-transfizierten Tumoren) führte in einem murinen Tumormodell, unter Verwendung von retroviralen Vektoren, zur stärksten systemischen Immunität im Vergleich zur Wirkung von lediglich bestrahlten Tumorzellen (Dranoff et al. 1993). Obwohl die Tumoren MHC-Klasse-II-negativ waren, zeigte sich die Immunreaktivität abhängig sowohl von CD 4-positiven als auch von CD 8-positiven Zellen.

Die Stärke dieser Wirkung beruht möglicherweise auf der Fähigkeit des GM CSF, die Differenzierung von hämatopoetischen Vorläufern der dendritischen Zellen, die die stärksten Antigen-präsentierenden Zellen für die T-Helferzellen sind, zu fördern (Inaba et al. 1992).

Resumee und Ausblick

Die vorliegende kurze Übersicht, die die aktuellen Aspekte der aktiven spezifischen Immunisierung beim Nierenkarzinom darstellt, ergibt als Schlußfolgerung eine Diskrepanz zwischen den augenblicklich getesteten, vielversprechenden *experimentellen* Vakzinierungsansätzen und den ungewissen Perspektiven, sie mit Erfolg in *klinischer Praxis* einzusetzen. Denn einerseits berechtigen

1) die neuerdings gemachten Fortschritte in molekularer Identifizierung tumorassoziierter Antigene, die von T-Zellrezeptoren erkannt werden, sowie
2) das zunehmende Verständnis der Rolle von MHC-Molekülen bei der Immunerkennung von Tumorzellen und
3) die Charakterisierung von kostimulatorischen Signalen (z.B. Zytokinen), die die Antitumorimmunität verstärken, zum vorsichtigen Optimismus.

Darüber hinaus konnte experimentell nachgewiesen werden, daß eine lokale Zytokinsekretion, z.B. infolge der Zytokingentransfektion, häufig ausreicht, um eine lokale Tumorabstoßung auszulösen. Die kombinierte Anwendung von Tumorpeptiden und die Transfektion eines Zytokingens sowie eines kostimulatorischen Moleküls, z.B. B 7, scheint hier als Vakzinierungsansatz besondere Vorzüge zu bieten, insbesondere wenn es gelingt, wie beim Melanom auch die mit NZK-tumorassoziierten Peptide zu isolieren. Damit wäre ein potentiell wichtiger Bestandteil der Vakzine verfügbar (Boon 1993).

Einerseits zeigen sich die Vorteile einer Impfung mit stabilen bestrahlten Transfektanten in der besseren Lokalisation der Zytokinmoleküle an den Tumorzellen und einer Zytokinsekretion über längere Zeit. Andererseits liegen die derzeitigen Nachteile in einem höheren technischen Aufwand und der Verwendung allogener statt autologer Tumorzellen begründet. Dies kann auch einen Verzicht auf die möglicherweise therapierelevanten, wenn auch noch nicht identifizierten Tumorantigene bedeuten.

So ist augenblicklich das Nutzen-Risiko-Verhältnis bei gentherapeutischen Vakzinen im Vergleich zur konventionellen, niedrigdosierten, lokalen Zytokinapplikation im Rahmen der Vakzinierung mit abgetöteten Tumorzellen als ungünstig zu bezeichnen. Es bleibt andererseits auch unklar, ob derartige lokal verabreichte Tumorvakzine geeignet sind, die systemische Abwehr gegen Metastasen einzuleiten. Für den adjuvanten Einsatz, als Maßnahme zur Behandlung von Mikrometastasen, mögen solche Impfstoffe ausreichend wirksam sein. Die Ergebnisse einer Behandlung bei größeren Tumormassen werden jedoch von der Verfügbarkeit bei NZK wirksamer Biomodulatoren bzw. Chemotherapeutika abhängen, die man evtl. mit ASI kombinieren kann.

Als der wichtigste potentiell kritische Punkt bei der Patientenauswahl für die Vakzinierung wird offenbleiben, ob austherapierte Kranke in Spätstadien ihres Tumorleidens angesichts des Mangels an geeigneten Immuneffektorzellen auf Immunstimulationsversuche noch reagieren können. Hier stößt die aktive spezifische Immunisierung höchstwahrscheinlich anf ihre Grenzen.

Prognose bei metastasierendem Nierenzellkarzinom

Die Fünfjahresüberlebenszeit beim metastasierten Nierenzellkarzinom beträgt unter 10 %. Durch Einbeziehung einer Reihe klinischer Merkmale, und zwar des Alters, des Allgemeinzustands, der Anzahl und Lokalisation der Metastasen sowie der Latenzzeit bis zum Auftreten von Metastasen, kann eine prognostische Differenzierung bei Patienten mit fortgeschrittenem Nierenzellkarzinom vorgenommen werden. Die Frage, ob die Immuntherapie zu einer nützlichen Verlängerung der Lebenserwartung führen kann, bleibt schwierig, und die Entscheidung für bzw. gegen die Therapie muß nach wie vor von Fall zu Fall individuell getroffen werden. Als günstige Prognoseparameter für das Ansprechen einer Zytokintherapie erwiesen sich guter Allgemeinzustand, geringe Tumormasse und Befall nur eines Organsystems sowie insbesondere das Vorliegen von Lungenmetastasen. Als ungünstig gelten reduzierter Allgemeinzustand, große Tumormasse, Lokalrezidive und Knochenmetastasen. Auf jeden Fall soll bei Rekrutierung für Immuntherapiestudien eine prognostische Stratifizierung vorgenommen werden. Es mehren sich Hinweise darauf, daß Patienten der schlechten Risikogruppe keine bzw. nur geringe Überlebensvorteile durch Immuntherapie haben, während bei Zuordnung zur günstigen Prognosegruppe eine zusätzliche Lebensverlängerung erzielt werden kann.

Ein Metastasennachweis hat bekanntlich den wesentlichsten prognostischen Einfluß. Der prognostische Unterschied zwischen M0- und M1-Tumoren ist hinsichtlich der Fünfjahresüberlebenszeit (65–70 % vs. unter 10 %, betrachtet ohne Berücksichtigung des Klinik- sowie T- und N-Stadiums) im Vergleich zu den sonstigen Parametern besonders schwerwiegend (Maldazys u. de Kernion 1986; Elson et al. 1988; de Forges et al. 1988; Golimbu et al. 1986; Medeiros et al. 1988; Paulson et al. 1985).

Eine prognostische Differenzierung innerhalb der M-Klassifizierung konnte durch Einbeziehung einer Reihe weiterer klinischer Merkmale erleichert werden. Dazu gehören das Alter (Maldazys u. de Kernion 1986), Performancestatus und insbesondere Gewichtsverlust der Patienten (Maldazys u. de Kernion et al. 1986;

Elson et al. 1988), die Anzahl der Metastasenorte (de Forges et al. 1988), ihre Lokalisation (Elson et al. 1988; de Forges et al. 1988) und Zeitpunkt des Auftretens nach initialer Tumordiagnosestellung. Untersuchungen an großen Patientenzahlen haben gezeigt, daß die Kombination mehrerer Prognosekriterien dem Einzelfall gerechter wird als eines der Kriterien allein. Es wurden daher Prognosescores entwickelt, in welche eine Reihe von Kriterien mit unterschiedlicher Wichtigkeit (Elson et al. 1988; de Forges et al. 1988; Maldazys u. de Kernion 1986; Palmer et al. 1992) eingehen, beispielsweise die Kombination von Performancestatus, Latenzintervall bis zum Auftreten der Metastasierung (<1 Jahr vs. >1 Jahr), zumindest bifokale Metastasierung, Gewichtsverlust und vorausgegangene Chemotherapie (Elson et al. 1988). Durch Addition der jeweils gegebenen Punktezahl wird hier der Einzelfall einer von 5 Prognosegruppen zugeteilt, die mediane Überlebenszeit in der jeweiligen Gruppe mit 12,8, 7,7, 5,3, 3,4 und 2,1 Monaten voraussagen läßt.

Ein weiteres Modell wurde bei Betrachtung der Ergebnisse an einem Krankengut von 134 Patienten mit metastasierendem Nierenzellkarzinom durch Einteilung in 5 Gruppen auf der Basis von 4 prognostischen Faktoren gebildet (de Forges et al. 1988) und zwar:

1) Nachweis von Lebermetastasen,
2) Quantifizierung von Lungenmetastasen ($>2\,\mathrm{cm}$ im Durchmesser bzw. >5 Läsionen/Lunge),
3) Zeitintervall bis zum Auftreten von Metastasen (<1 Jahr bzw. >1 Jahr) und
4) Gewichtsverlust von $>10\%$ oder/und Erhöhung der Blutsenkungsgeschwindigkeit >100.

Die mediane Überlebenswahrscheinlichkeit sank auf 10,2 Monate bei Nachweis eines dieser Marker bzw. auf 6,5, 4,8, 3,1, 2,0 Monate, sofern 2, 3 oder 4 Marker positiv waren.

Vor der geplanten Immuntherapie erhebt sich stets die Frage, ob dieses Vorgehen sinnvoll ist bzw. ob es zu einer Lebensverlängerung bei vertretbarer Lebensqualität führt. Um eine möglichst exakte Abschätzung der Überlebenserwartung bei Patienten mit metastasierendem Nierenzellkarzinom unter Immuntherapie mit IL-2-haltigen Therapieschemata zu erreichen, wurden in einer Studie an 327 Patienten

1) die Zeit seit Diagnosestellung zum Behandlungsbeginn (>24 Monate vs. <24 Monate),
2) die Anzahl der Metastasenorte (1 vs. zumindest 2),
3) befallene Organe (z.B. Lunge, Knochen und andere metastatische Absiedlungen, die als separate Metastasenorte klassifiziert wurden) mit Hilfe der multivariablen Analyse als wichtige Merkmale des Überlebens identifiziert (Palmer et al. 1992).

Durch Kombination der jeweils vergebenen Punktezahl wurden 4 Patientengruppen definiert. Fiel bei diesen Tumoren keins, 1, 2 bzw. 3 dieser Merkmale auf, betrug das mediane Überleben in der entsprechenden Gruppe 28, 17, 10 bzw. 5 Monate.

In neuen Kasuistiken können in der Tat unter Einsatz innovativer immuntherapeutischer Ansätze erhebliche Überlebensvorteile für die behandelten Patienten errechnet werden, die allerdings insofern ein ausgewähltes Krankengut darstellen, als sie oft der Untergruppe mit den wenigsten ungünstigen prognostischen Faktoren zugerechnet werden. So wurde bei einem Kollektiv von insgesamt 48 Patienten, die mit dem Kombinationsbehandlungsschema TILS/IL-2 plus IFN-α behandelt wurden, eine Einjahresüberlebensrate von 69% ± 7% und eine 21-Monate-Überlebensrate von 59% ± 8% festgestellt, wobei die Vollremissionsdauer im Median über 24 Monate und insgesamt 43 Monate betrug (Taneja et al. 1994). Besonders günstig sind auch die Remissionsdauer von 5–46 Monate (im Median 26 Monate) bei Patienten, die mit der Kombination Il-2 plus IFN-α behandelt wurden (Figlin u. Belldergrun 1994). Verglichen mit der 21-Monate-Überlebensrate von ca. 30% bei mit IFN-α-Monotherapie behandelten Patienten (Fossa et al. 1995) sprechen die vorliegenden Daten dafür, daß die auf Interleukin-2 basierenden Immuntherapieansätze bei bereits bestehenden Metastasen zu einer Verlängerung der Lebenserwartung der Patienten führen können. Der Überlebensvorteil macht sich jedoch, wie auch bei Behandlung mit IFN-α, vor allem in der Gruppe von Patienten mit günstigsten Prognosefaktoren bemerkbar, z.B. bei gutem Allgemeinzustand und einem Latenzintervall vor Manifestation der Metastasen von >2 Jahren (Fossa et al. 1995). Folglich kann erst aufgrund der Analyse dieser Faktoren ein Urteil über die Lebenserwartung der Kranken unter Immuntherapie abgegeben werden (s. Abb. 8).

Bei Rekrutierung für die Immuntherapiestudien bietet sich an, eine prognostische Stratifizierung vorzunehmen; anhand der Einschätzung ihrer klinischen Prognose werden die Patienten zum Zeitpunkt des Therapiebeginns einer von einigen möglichen zuvor festgelegten Risikogruppen zugeordnet.

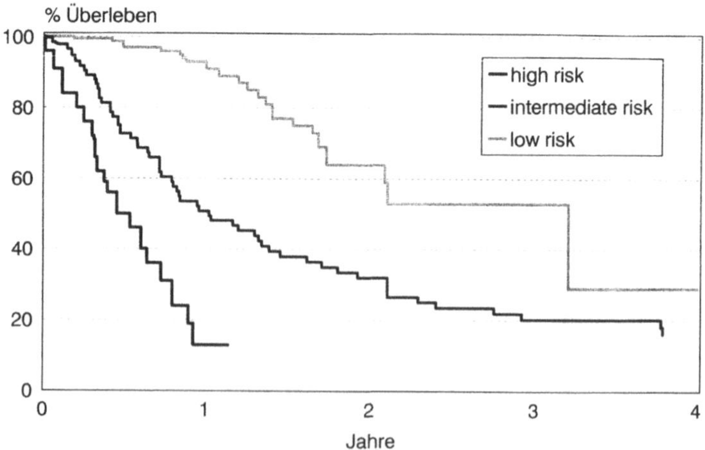

Abb. 8. Mittleres Überleben nach Risikogruppen für IL-2-behandelte, progredient metastasierte Nierenzellkarzinompatienten

Die Lebensqualität beim fortgeschrittenen Nierenzellkarzinom

Für die Beurteilung der Wirksamkeit einer Behandlung ist die Lebensqualität ebenso wichtig wie die Verlängerung der Lebenserwartung der Patienten. Die sinnvolle Verbesserung der Lebensqualität muß sowohl bei kurativer als auch bei palliativer Zielsetzung gelten.

Konfrontiert mit der konfliktträchtigen Situation bei Patienten mit Nierenzellkarzinomen in Einzelnieren bzw. mit bilateralen Nierenzellkarzinomen wird der Therapeut entscheiden müssen, ob im Einzelfall eine Entfernung des tumortragenden Organs mit anschließender Dauerdialysebehandlung und Beeinträchtigung der Lebensqualität indiziert oder eine organerhaltende Tumorresektion mit Erhaltung der Lebensqualität zu verantworten ist.

Die Kasuistiken zeigen, daß in vielen Fällen eine sinnvolle und lebenswerte Lebensverlängerung mit Hilfe organerhaltender Chirurgie bei bilateralen Nierenkarzinomen und bei Auftreten von Malignomen in Einzelnieren möglich ist. Die Analyse von Patientenüberlebensraten nach durchgeführter organerhaltender Nierenchirurgie läßt bereits jetzt den Schluß zu, daß die organerhaltende Tumorresektion durchaus als Alternative zur radikalen Tumornephrektomie anzusehen ist. So ergibt der Vergleich der Überlebenskurven von Patienten nach radikaler Tumornephrektomie und organerhaltender Tumorresektion, die in der Heidelberger Urologie operiert wurden, daß Fünfjahresüberlebensraten bei 55 bzw. bei 41 % liegen. Diese Ergebnisse sprechen für die breite Anwendung der organerhaltenden Tumorresektion aus imperativer Indikation, nicht zuletzt aufgrund der guten Lebensqualität von Patienten, die in ihrer Mehrzahl (mit 2 Ausnahmen von 71 operierten Patienten) auch im späteren Verlauf nicht dialysepflichtig niereninsuffizient wurden und somit vor der Dialyse bewahrt werden konnten. Aufgrund unserer Ergebnisse erscheint die organerhaltende Tumorchirurgie auch bei drohender Niereninsuffizienz gerechtfertigt. Die Rezidivfreiheit von 90 % bei erhaltener Lebensqualität spricht für die Richtigkeit des eingeschlagenen Weges bei der Tumorresektion aus der imperativen Indikation.

Kann es trotz Inkaufnahme einer anschließenden Dauerdialysebehandlung eine nützliche Verlängerung des Patientenlebens geben? Die Analyse des klinischen Verlaufes bei solchen Patienten belegt, daß die aus Radikalitätsgründen erforderliche Entfernung der gesamten tumortragenden Niere mit anschließender Dialysebehandlung durchaus lohnend sein kann. Die Fünfjahresüberlebensraten nach Beginn der Nierenersatztherapie bei Patienten mit Nierentumor liegen laut Statistik der EDTA, die 350 Patienten der Altersgruppe 45–64 Jahren umfaßt, bei 30 %. Die Haupttodesursache (66 %) bei diesen Patienten, deren Nierentumor Ursache für die terminale Niereninsuffizienz war, stellte eine diffuse Metastasierung dar. Es ist auffallend, daß im 3., 4. und 5. Behandlungsjahr die Sterblichkeit bei diesem Grundleiden diejenige der Glomerulonephritis nicht mehr übertrifft. Die Überlebenskurven von Patienten mit Glomerulonephritis bzw. Nierentumor verlaufen in etwa parallel. Diese Patienten stellen ein ausgewähltes Krankengut dar, bei dem eine Nierentransplantation indiziert ist. Nach Abwägen der Operationsindikation wegen der unsicheren Langzeitprognose und unter Berücksichtigung des potentiellen Risikos der Neoplasieförderung durch immunsuppressive Behandlung kann die Nierentransplantation zu einer sinnvollen Verbesserung der Lebensqualität führen.

Die größtmögliche Erhaltung der Lebensqualität ist auch ein Gebot bei palliativer Zielsetzung der Therapie. Obwohl keine etablierte Therapieform, da bislang keine optimalen Behandlungsschemata existieren, steht die Immuntherapie im Vordergrund der Behandlung des metastasierenden Nierenzellkarzinoms. Bei hochselektiertem Krankengut konnten objektive Ansprechraten von mehr als 30% erreicht werden. Die hochdosierte intravenöse Interleukin-2-Therapie ist mit schweren Nebenwirkungen behaftet. Das Toxizitätsspektrum dieser Therapie umfaßt Hypertonie, hohes Fieber, Abgeschlagenheit, interstitielles Lungenödem, Pleuraergüsse, Niereninsuffizienz mit Anstieg der Kreatininkonzentration, Arthralgien, Erythem und trockene Desquamation. Insbesondere der Blutdruckabfall macht eine intensivmedizinische Betreuung erforderlich. Die subjektiv belästigenden, grippeähnlichen Symptome können zwar prophylaktisch durch Antipyretika reduziert werden, stellen jedoch zweifellos eine Beeinträchtigung der Lebensqualität dar. Da die auf Interleukin-2 basierende Therapie mit so schweren Nebenwirkungen belastet ist, wurde nach weniger invasiven Behandlungsmöglichkeiten bei gleichen Erfolgsraten gesucht. Um die Notwendigkeit intensivmedizinischer Betreuung zu reduzieren, wurden mehrere Alternativkonzepte, die auf ambulanter Basis durchführbar sind, erprobt: subkutane Verabreichungsschemata, Kombinationsbehandlung mit Hilfe von Pharmaka, die aufgrund ihres Synergismus eine Dosisreduktion ohne Einbuße der Effektivität erlauben, lokale Immuntherapie im Sinne von Inhalationsbehandlung bei Lungenmetastasen und lokoregionale Immuntherapie bei Vorliegen von Lebermetastasen.

In neueren Studien wurde gezeigt, daß sowohl IFN-α also auch Interleukin-2 subkutan appliziert wereden können, so daß eine ambulante Behandlung mit nur geringgradig schlechteren Ergebnissen möglich ist, wie sie die kontinuierliche Infusion ergibt, bei sehr gering ausgeprägten unerwünschten Wirkungen. Eine weitere Reduktion der Nebenwirkungen kann möglicherweise durch Stoßreduktion der einzelnen Bestandteile der Therapie und Einschluß von weiteren synergistisch wirkenden Pharmaka wie Zytokinen bzw. niedrigdosierten Zytostatika erreicht werden. Der Erfolg der die Lebensqualität verbessernden Behandlungsverfahren hängt davon ab, ob es gelingt, alle für die Lebensqualität wichtigen Dimensionen zu verbessern: Verwendung von Behandlungsmethoden mit der bestmöglichen antitumorösen Wirksamkeit bei gleichzeitig geringstmöglichen Nebenwirkungen. Da augenblicklich keine ausreichende Wirksamkeit für die zur Verfügung stehenden Methoden nachgewiesen werden konnte, muß die Teilnahme an methodisch adäquaten Studien unter kontrollierten Bedingungen gefordert werden. Zu vermeiden ist ein unberechtigter polypragmatischer Einsatz von Methoden, die wegen ihrer Vielfalt die Lebensqualität verschlechtern können. Auch die nichtmedikamentösen Maßnahmen, wie ernährungs-, bewegungs- und psychosoziale Faktoren dürfen nicht vernachlässigt werden. Das Fehlen von Kriterien der Lebensqualität macht sich insbesondere auch bei der Bewertung der psychoneurologischen Faktoren bemerkbar. Es wäre wünschenswert, auch die nichtmedikamentösen Maßnahmen möglichst bald in prospektiven Studien zu untersuchen.

Literatur

Abrams JA, Rayner A, Wiernik D, Parkinson D (1989) High dose interleukin-2 without lymphokine activated killer cells. Inactive in advanced renal cell cancer. Proc AACR 30 A:1507

Alexander RB, Walther MC, Linehan WM (1993) Immunotherapy of renal cell carcinoma: Experience of the Surgery Branch. National Cancer Institute. Adv Urol 6:101–125

Anderson MW, Reynolds SH, You M, Maronpot RM (1992) Role of proto-oncogene activation in carcinogenesis. Environ Health Perspect 98:13–24

Atzpodien J, Körfer A, Franks C et al. (1990) Home therapy with recombinant interleukin-2 and interferon alpha-2 in advanced human malignancies. Lancet 335:1509–1512

Atzpodien J, Kirchner H, Hanninen EL et al. (1993) Interleukin-2 in combination with interferon-alpha and 5-fluorouracil for metastatic renal cell cancer. Eur J Cancer 29A [Suppl 6]:S6–S8

Atzpodien J, Kirchner H, Hänninen EL, Körfer A et al. (1993) European studies of Interleukin 2 in metastatic renal cell carcinoma. Semin Oncol 20:22–26

Atzpodien J, Lopez Hänninen E, Kirchner H, Bodenstein H, Poliwoda H (1995) Multiinstitutional home therapy trial of recombinant human interleukin-2 and interferon-alpha in progressive metastatic renal cell carcinoma. J Clin Oncol 13:1863–1874

Atzpodien J, Kirchner H, Duensing et al. (1995) Biotherapy of advanced metastatic renal cell carcinoma; results of the combination of Interleukin-2, alpha 2 Interferon, 5 Fluorouracil, Vinblastine and 13-cis-retinoid Acid. World J Urol 13:174–177

Aulitzky W, Gastl WE, Aulitzky WE et al. (1989) Successful treatment of metastatic renal cell carcinoma with a biologically active dose of recombinant interferon-gamma. J Clin Oncol 7:1815–1884

Bar MH, Valona FH, Rayner AA, Luie A, Aronson FR (1990) A phase I–II trial of combined interleukin-2 and vinblastine for metastatic renal cell carcinoma. Proc ASCO 9:A568

Bartsch HH, Adler M, Ringert RH et al. (1990) Sequential therapy of recombinant interferon-alpha (IFN-A) and recombinant interleukin 2 (IL-2) in patients with advanced renal cell cancer (RCC). Proc ASCO 9:A556

Baskar S, Osterand-Rosenberg S, Nabavi N et al. (1993) Constitutive expression of B7 restores immunogenicity of tumor cells expressing truncated major histocompatibility complex class II molecules Proc Natl Acad Sci USA 90(12):5687–5690

Bauer HW, Sudhoff, Otto U et al. (1984) Renal cell carcinoma (RCC) therapy with recombinant leukocyte interferon alpha A with and without vinblastine. 4th Eur Conf Clin Oncol Cancer Nurs, Madrid

Belldegrun A, Kasid A, Uppenkamp M et al. (1990) Lymphokine mRNA profile and functional analysis of a human CD4$^+$ clone with unique antitumor specificity isolated from renal cell carcinoma ascitic fluid. Cancer Immunol Immunother 31:1–10

Belldegrun A, Pierce WC, Kaboo R et al. (1993) Interferon alpha-primed tumor infiltrating lymphocytes combined with interleukin-2 and interferon-alpha as a therapy for metastatic renal cell carcinoma. J Urol 150:1384–1390

Bennet RT, Lerner SE, Taub HC, Dutcher JP, Fleischman J (1995) Cytoreductive surgery for stage IV renal cell carcinoma. J Urol 154:32–34

Blankenstein T, Qin ZHI, Uberla K, Muller W, Rosen H, Volk HD (1991) Tumor suppression after tumor cell-targeted tumor necrosis factor alpha gene transfer. J Exp Med 173:1047–1052

Blankenstein T, Rowley DA, Schreiber H (1991) Cytokines and cancer: experimental systems. Curr Opin Immunol 3(5):694–698

Boon T (1992) Toward a genetic analysis of tumor rejection antigen Adv Cancer Res 58:177–211

Boon T (1993) Tumor antigens recognized by cytolytic T-lymphocytes: Present perspectives for specific immunotherapy. Int J Cancer 54:177–180

Branscheid D, Pomer S, Krysa S, Vogt-Moykopf I (1994) Survival after lung surgery for metastatic renal cancer. In: Staehler G, Pomer S (eds) Contemporary research on renal cell carcinoma. Basic and clinical developments. Springer, Berlin Heidelberg New York Tokyo, S 30–38

Brunda MJ, Luistro L, Warrier RR et al. (1993) Antitumor and antimetastatic activity of interleukin-12 against murine tumors. Exp Med 178:1223–1230

Bukowski RM, Goodman P, Crawfort ED, Sergi JS, Baker L, Neidhart J (1989) Phase II evaluation of recombinant interleukin-2 (RIL-2) in metastatic renal cell carcinoma (RCC): SWOG 8617. Proc ASCO 8:A556

Bukowski RM, Sharfman W, Murphy S (1991) Clinical results and characterization of TILS with or without rIL2 in human RCC. Cancer Res 51:4199–4205

Buszello H, Ackermann R (1994) Expression of HLA class expression in primary and metastatic renal cell carcinoma. Invest Urol 5:55–59

Buzaid AC, Robertone A, Kissla C, Salmon SE (1987) Phase II study of interferon alpha-2a, recombinant (Roferon-A) in metastatic renal cell carcinoma. J Clin Oncol 5:1083

Cameron RB, Spiess PJ, Rosenberg SA (1990) Synergistic antitumor activity of tumor infiltrating lymphocytes, interleukin-2 and local tumor irradiation: Studies on the mechanism of action. J Exp Med 171:249–263

Campbell JM, Esserman L, Byars NE, Allison AC, Levy R (1990) Idiotype vaccination against murine B cell lymphoma, humoral and cellular requirements for the full expression fo antitumor immunity. J Immunol 145:1029–1036

Cassel WA, Murray DR, Phillips H (1983) A phase II study on the postsurgical management of phase II malignant mela-noma with NDV oncolysate. Cancer 52:856–860

Chen L, Ashe S, Brandy WA et al. (1992) Costimulation of Antitumor Immunity by the B7 counterreceptor for the T lymphocyte molecules CD28 and CTLA-4. Cell 71:1093–1102

Cox AL, Skipper J, Chen Y et al. (1994) Identification of a peptide recognized by five melanoma specific human cytotoxic T-cell lines. Science 264:716–719

Damascelli B, Marchiano A, Spreafico C et al. (1990) Circadian continuous chemotherapy of renal cell carcinoma with an implantable programmable infusion pump. Cancer 66:237–241

Davis TH, Morton CC, Miller-Cassman R, Bald SP, Kadin ME (1992) Hodgkin's disease, lymphomatoid papulosis, and cutaneous T-cell lymphoma derived from a common T-cell clone. N Engl J Med 326(17):1115–22

Dexeus FH, Logothetis CJ, Sella A et al. (1991) Circadian infusion of floxuridine in patients with metastatic renal cell carcinoma. J Urol 146:709–713

Dranoff O, Jaffee E, Lazenby A et al. (1993) Vaccination with irradiated tumor cells engineered to secrete murine granulocyte-macrophage colony-stimulating factor stimulates potent, specific, and long lasting anti-tumor immunity Proc Natl Acad Sci USA 90:3539–3543

Droz JP, Theodore C, Ghosn M et al. (1988) Twelve year experience with chemotherapy in adult metastatic renal cell carcinoma at the Institut Gustave-Roussy. Semin Surg Oncol 4:97–99

Economou JS, Belledegrun A, Glaspy J et al. (1996) In vivo trafficking of adoptively transferred IL-2 expanded TTLs and PBLs. J Clin Invest 97:515–521

Einzig AI, Gorowski E, Sasloff F et al. (1991) Phase II trial of taxol in patients with renal cell carcinoma. Cancer Invest 9:133–136

Ellerhorst JA, Kilbourn RG, Amato RJ et al. (1994) Phase II trial of low dose Interferon-alpha in metastatic renal cell carcinoma. J Urol 152:841–850

Elson PJ, Witte RS, Trump DL (1988) Prognostic factors for survival in patients with recurrent or metastatic renal cell carcinoma. Cancer Res 48:7310–7313

Elson PJ, Kvols LK, Vogl SE et al. (1988) Phase II trial of 5-day vinblastine infusion (NSC 49842), 1-alanosine (NSC 153353), acivicin (NSC 163501), and aminothiadiazole (NSC 4728) in patients with recurrent or metastatic renal cell carcinoma. Invest New Drugs 6:97–103

Fairlamb DJ (1981) Spontaneous regression of metastases of renal cancer. Cancer 47:2102–2106

Fassbinder W, Hanke P, Möhring K, Klingbeil A, Ritz E (1988) Der nierenfunktionslose Patient mit Hypernephrom: Grenzen der Tumorchirurgie aus nephrologischer Sicht. In: Staehler G (Hrsg) Das Nierenkarzinom. Springer, Berlin Heidelberg New York Tokyo, S 35–43

Figlin R, Belldergrun A (1994) Biological therapy with Interleukin2 and Interferon-alpha in the outpatient treatment of metastatic renal carcinoma. JAMA 271:908–912

Figlin RA, de Kernion JB, Mukamel E et al. (1988) Recombinant leukocyte A interferon (rIFN alpha) antibody development in advanced renal cell carcinoma (RCC). Proc ASCO 5:222

Finke JH, Rayman P, Edinger M et al. (1992) Characterization of a human renal cell carcinoma specific cytotoxic CD8$^+$ T cell line. J Immunother 11:1–11

Fisher B, Packard BS, Read EJ et al. (1989) Tumor localization of adoptively transferred indium-11 labeled tumor infiltrating lymphocytes in patients with metastatic melanoma. J Clin Oncol 7:250–261

Fleischmann J, Kim B (1991) Interleukin-2 immunotherapy followed by resection of residual renal cell carcinoma. J Urol 145:938

Forges A de, Rey A, Klink M, Ghosn M, Kramar A, Droz JP (1988) Prognostic factors of adult metastatic renal carcinoma: A multivariate analysis. Semin Surg Oncol 4:149–154

Fossa SD (1988) Is interferon with or without vinblastine the "treatment of choice" in metastatic renal cell carcinoma. The Norwegian Radium Hospital's experience 1983–1986. Semin Surg Oncol 4:178

Fossa SD, Wik B, Bae E et al. (1982) Phase II study of 4-epi-doxorubicin in metastatic renal cancer. Cancer Treat Rep 66:1219–1221

Fossa S, Jones M, Johnson P et al. (1995). Interferon-alpha and survival in renal cell cancer. Br J Urol 76:286–290

Fowler JE (1986) Failure of immunotherapy for metastatic renal cell carcinoma J Urol 135:22–25

Fowler JE (1987) Nephrectomy in metastatic renal cell carcinoma. Urol Clin North Am 14:745–756

Frank J (1992) Nephrectomy in metastatic renal cell carcinoma: natural history and results of treatment. J Urol 147:421

Fraser JD, Irving BA, Crabtree GR, Weiss A (1991) Regulation of Interleukin-2 gene enhancer activity by the T cell accessory molecule CD28. Science 251:313–316

Fujita T, Asano H, Naide Y et al. (1987) Antitumor effects of human lymphoblastoid interferon on advanced renal cell carcinoma. J Urol 139:256

Gansbacher B, Zeier K, Daniels B, Cronin K, Bennerji R, Gilboa E (1990) Interleukin 2 gene transfer into tumor cells abrogates tumorigenicity and induces pro tective immunity. J Exp Med 172:1217–1224

Gansbacher B, Bannerji R, Daniels B, Zier K, Cronin K, Gilboa E (1990) Retroviral vector-mediated gamma interferon gene transfer into tumor cells generates potent and long lasting antitumor immunity. Cancer Res 50:7820–7825

Garnick MB, Reich SD, Maxwell B et al. (1988) Phase I/II study of recombinant interferon gamma in advanced renal cell carcinoma. J Urol 139:251–255

Geboers ADH, De Mulder PHM, Debruyne FMJ et al. (1988) Alpha and gamma interferon in the treatment of advanced renal cell carcinoma. Semin Surg Oncol 4:191–194

Golimbu M, Joshi P, Sperber A, Tessler S, AI-Askari P, Morales P (1986) Renal cell carcinoma: survival and prognostic factors. Urology 27(4):291–301

Golumbek PT, Lazenby AJ, Levitsky HI et al. (1991) Treatment of established renal cancer by tumor cells engineered to secrete interleukin-4. Science 254:713–716

Graham S, Babayan RK, Lamm DL et al. (1993) The use of ex vivo activated memory T cells (autolymphocyte therapy) in the treatment of metastatic renal cell carcinoma: Final results from a randomized controlled multisite study. Semin Urol 11:27–34

Hermann R, Manegold C, Maurer B et al. (1990) Phase II trial of coumarin and cimetidine in patients with metastatic renal cell carcinoma. Ann Oncol 1:455–456

Hirsch FW, Kraaz B, Lohr GW, Bross J (1988) Effectiveness and side effects of recombinant alpha-2a interferon in patients with metastatic hypernephroma. Onkologie 11:263

Hock H, Dorsch M, Diamantstein T, Blankenstein T (1991) Interleukin 7 induces CD4+ T cell-dependent tumor rejection J Exp Med 174(6):1291–1298

Hofmockel G, Wirth MP, Heimbach D, Frohmüller GW (1993) Ergebnisse der niedrig dosierten zyklischen Interferon-Gamma-Therapie beim metastasierten Nierenzellkarzinom. Urologe A 32:290–294

Hoover HC, Brandhorst IS, Peters LC, Surdyke MG, Muenz LR, Hannen MG (1993) Adjuvant ASI for human colorectal cancer 6,5 year follow up of a phase III prospective randomized trial. J Clin Oncol 52:390–399

Hrushesky WJM, Murphy GP (1977) Current status of therapy for advanced renal cell carcinoma. J Surg Oncol 9:277–288

Hrushesky WJM, Roemeling RV, Lanning RM et al. (1990) Circadian-shaped infusions of floxuridine for progressive metastatic renal cell carcinoma. J Clin Oncol 8:1504–1513

Huben RP (1992) Advances in chemotherapy for renal cell carcinoma. Semin Urol 10:16–22

Hui K, Grosveld F, Festenstein H (1984) Rejection of transplantable AKR leukaemia cells following MHC DNA-mediated cell transformation. Nature 311:750–752

Huland E, Huland H, Heinzer H (1992) Interleukin 2 by inhalation; local therapy of metastatic renal cell carcinoma. J Urol 147:344

Huland E, Heinzer H, Huland H (1994) Inhaled interleukin-2 in combination with low-dose systemic interleukin-2 and interferon-alpha in patients with pulmonary metastatic RCC. J Cancer Res Oncol 120:221–228

Ilson DH, Motzer RJ, Kradin RL et al. (1992) A phase II trial of interleukin-2 and interferon alpha-2a in patients with advanced renal cell carcinoma. J Clin Oncol 10:1134

Inaba BK, Steinman RM, Pack MW et al. (1992) Identification of proliferating dendritic cell percursors in mouse blood. J Exp Med 175:1157–1161

Javadpour N, Lalehzarian M (1988) A phase I–II study of high-dose recombinant human interleukin-2 in disseminated renal cell carcinoma. Semin Surg Oncol 4:207

Jenison SA, Firzlaff JM, Langenberg A, Galloway DA (1984) Identification of immunoreactive antigens of human papillomavirus type 6b by using Escherichia coli-expressed fusion proteins. J Virol 62:2115–2123

Johnson DE, Kaesler KE, Samuels ML (1975) Is nephrectomy justified in patients with metastatic renal cell carcinoma? J Urol 114:27

Kaiser G, Kappauf H, Birkmann N, Weiger M, Gellmeier WM (1993) Unkonventionelle Krebstherapieverfahren unter besonderer Berücksichtigung urologischer Malignome. In: Rübben H, Goepel M, Schmitz-Dräger BJ (Hrsg) Immuntherapie in der Uroonkologie. Springer, Berlin Heidelberg New York Tokyo, S 237–251

Kato T (1992) Embolization of the kidney. In: Waxman J, Williams C (eds) Urological oncology. Arnold, London

Kawakami Y, Eliyahu S, Delgaclo CH et al. (1994) Cloning of the gene coding for a shared human melanoma antigen by autologous T-cells infiltrating into tumor. Proc Natl Acad Sci USA 91:3515–3519

Keilholz U (1995) Interleukin 2 in der klinischen Anwendung. Preuß, Ratingen, S 1–41

Kempf RA, Grunberg SM, Daniels JR et al. (1986) Recombinant interferon alpha-2 (INTRON A) in a phase II study of renal cell carcinoma. J Biol Resp Modif 5:27

Kim B, Louie AC (1992) Surgical resection following interleukin-2 therapy for metastatic renal cell carcinoma prolongs remission. Arch Surg 127:1343–1349

Kish JA, Neefe JR, Flannigan R (1991) EF: Efficacy of low dose continuous infusion of 5-fluorouracil (LDCI-5FU) in recurrent metastatic renal cell carcinoma (RCC): A Southwest Oncology/SWOG) study. Proc Am Assoc Cancer Res 32:186 (abstr 1107)

Kjaer M (1989) Mistlet (Iscador) therapy in stage 4 renal adenocarcinoma: A phase II study in patients with measurable lung metastases. Acta Oncol 28:489–494

Klein G, Boon T (1993) Tumor immunology: present perspectives. Curr Opin Immunol 5:687–692

Klugo RC, Detmers M, Stiles RE et al. (1977) Aggressive versus conservative management of stage IV renal cell carcinoma. J Urol 118:244

Kohn EC, Liotta LA (1993) Invasion and metastasis: new approaches to an old problem. Oncology (Huntingt) 7(4):47–52; discussion 52, 57, 60–62

Kokron O, Maci S, Gasser G et al. (1991) Cimetidine and coumarin therapy of renal cell carcinoma: A pilot study. Oncology 48:102–106

Krigel R, Padavic K, Rudolph A, Comis R (1988) Phase II study of recombinant interleukin-2 (rIL-2) plus recombinant beta interferon (IFN-beta) in advanced renal cell carcinoma. Proc Am Soc Clin Oncol 7:A509

Kurzrock R, Rosenblum MG, Quesada JR et al. (1986) Phase I study of recombinant interferon-alpha and recombinant-gamma in cancer patients. J Clin Oncol 4:1677–1683

Kwak WL, Michael PD, Campbell J et al. (1992) Induction of immune responses in patients with B-cell lymphoma against the surface immunoglobulin idiotype expressed by their tumors. N Engl J Med 327:1209

Lafreniere R, Rosenberg SA (1985) Adoptive immunotherapy of murine hepatic metastases with lymphokine activated killer (LAK) cells and recombinant interleukin-2 (rIL-2) can mediate the regression of both immunogenic and nonimmunogenic sarcomas and an adenocarcinoma. J Immunol 135:4273–4280

Lee SS, Eisenlohr LC, McCue PA, Lattime EC (1993) Intravesical gene therapy: In vivo gene transfer using vaccinia vectors. In: Book of abstracts. Society for Biological Therapy Annual Meeting, p 87

Levens W, Rubben H, Ingenhag W (1989) Long-term interferon treatment in metastatic renal cell carcinoma. Eur Urol 16:378–381

Lindemann A, Monson JRT, Stahel RA et al. (1990) "Low intensity" combination treatment with r-interleukin-2 (rh-IL-2) and r-interferon alpha2a (rh-IFN-a-2a) in renal cell carcinoma. A multicenter phase II trial. Proc ASCO 9:584

Lipton A, Harvey H, Hirsh M et al. (1990) Treatment of metastatic renal cell carcinoma with infusion of interleukin-2 and intramuscular interferon alpha-2a. Proc ASCO 9:A534

Maldazys JD, de Kernion JB (1986) Prognostic factors in metastatic renal carcinoma. J Urol 136:376–379

Maluish AE, Urba WJ, Longo DL et al. (1988) The determination of an immunologically active dose of interferon gamma in patients with melanoma. J Clin Oncol 6:434–445

Mani S, Todd MB, Katz K, Poo WJ (1995) Prognostic factors for survival in patients with metastatic renal cancer with metastatic renal cancer treated with biological response modifiers. J Urol 154:35–40

Markowitz A, Talpaz M, Lee K et al. (1989) Phase I–II study of recombinant interleukin-2 (RIL-2) plus recombinant interferon-alpha 2a (rIFN-alpha) in renal cell carcinoma (RCC). Proc ASCO 8:A568

Marshall ME, Mendelsohn L, Butler K et al. (1987) Treatment of metastatic renal cell carcinoma with coumarin (1,2-benzopyrone) and cimetidine: A pilot study. J Clin Oncol 5:862–866

Marumo K, Murai M, Hayakawa M et al. (1984) Human lymphoblastoid interferon for advanced renal cell carcinoma. Urology 6:567–571

Marx FJ (1988) Stellenwert der Embolisation in der Behandlung des fortgeschrittenen Nierenkarzinoms. In: Staehler G (Hrsg) Das Nierenkarzinom. Springer, Berlin Heidelberg New York Tokyo, S 85–97

McCune CS (1983) Immunologic therapies in kidney carcinoma. Semin Oncol 10:431–436

McCune CS, Marquis DM (1990) Interleukin1 as an adjuvant for active specific immunotherapy in a murine tumor model. Cancer Res 50:1212–1215

Medeiros LJ, Gelb AB, Weiss LM (1988) Renal cell carcinoma: Prognostic significance of morphologic parameters in 121 cases. Cancer 61:1639–1651

Melief CJM, Kast WM (1982) Lessons from T cell responses to virus induced tumors for cancer eradication in general. Cancer Surv 13:81–99

Montie JE, Stewart BH, Straffon RA et al. (1977) The role of adjunctive nephrectomy in patients with metastatic renal cell carcinoma. J Urol 117:272

Motzer RJ, Nanus DM, O'Moore P et al. (1992) Phase II trial of suramin in patients with advanced renal cell carcinoma: Treatment results, pharmacokinetics, and tumor growth factor expression. Cancer Res 52:5775–5779

Muss HB (1988) Interferon therapy of metastatic renal cell cancer. Semin Surg Oncol 4:199–203

Natali G, Bigotti A, Nicotra M, Vioora M, Manfredi D, Ferrone S (1984) Distribution of human class I (HLA-,B-,C) histocompatibility antigens in normal and malignant tissues of non-lymphoid origin. Cancer Res 44:4679–4687

Negrier S, Mercatello A, Coronel B, Lanier F et al. (1994) Interleukin 2-therapy. Report on 129 patients at 3 different schedules. In: Staehler G, Pomer S (eds) Contemporary research on renal cell carcinoma. Springer, Berlin Heidelberg New York Tokyo, pp 56–62

Neidhart JA, Murphy SG, Hennick LA, Wise HA (1980) Active specific immunotherapy of stage IV renal carcinoma with aggregated tumor antigen adjuvant. Cancer 46:1128–1134

Nunnensick C, Rüther V (1993) Paraneoplastische Endokrinopathien. In: Ruther V, Nunnensick C (Hrsg) Paraneoplastische Syndrome. Tumordiagnostik-Verlag, Leonberg

Olencki T, Finke J, Lorenzi V (1994) Adoptive immunotherapy for RCC TILS cultured in vitro with rIL2, and autologous tumor. A phase II trial. Proc ASCO 13:244 (abstr 762)

Osband ME, Lavin PT, Babayan RK et al. (1990) Effect of autolymphocyte therapy on survival and quality of life in patients with metastatic renal-cell carcinoma. Lancet 335:994–998

Overmayer B, Fox K, Tomaszewski J et al. (1993) A phase II trial of R-Verapamil and infusional vinblastine (Velban) in advanced renal cell carcinoma (RCC). Proc ASCO 12:251 (abstr 792)

Palmer PA, Vinke J, Philip T et al. (1992) Prognostic factors for survival in patients with advanced renal cell carcinoma treated with recombinant interleukin-2. Ann Oncol 3:475–480

Palmer PA, Atzpodien I, Phillip T, Negrier S et al. (1993) A comparison of 2 modes of administration of recombinant IL2: Continuous i.v. infusion alone versus s.c. administration plus interferon-alpha in patients with advanced renal cell carcinoma. Cancer Biotherapy 8:123–136

Pardoll DM (1993) Cancer vaccines. Trends Pharmacol Sci 10:202–208

Pardoll DM Golumbek P, Levitsky HI, Jaffee EM (1993) Gene therapy in the treatment of murine renal cell cancer In: Klein E, Bukowski RM, Finke JH (eds) Renal cell carcinoma. Dekker, New York, p 115

Paulson DF, Pezez CA, Anderson T (1985) Cancer of the kidney and ureter. In: DeVita VT, Hellman S, Rosenberg SA (eds) Cancer, principles and practice of oncology, 2nd edn. Lippincott, Philadelphia, pp 895–913

Philip T, Stoter G, Jasmin C et al. (1989) Recombinant human interleukin-2 with or without LAK cells in metastatic renal cell carcinoma. Proc ASCO 8:A507

Phillips JH, Lanier LL (1986) Dissection of the lymphokine activated killer phenomenon. J Exp Med 164:814–825

Pierce WC, Belldegrun A, de Kernion J (1995) Cellular therapy for renal cell cancer. Semin Oncol 22:76–80

Pittman K, Selby P (1994) The management of renal cell carcinoma. Crit Rev Oncol Hematol 16:181–200

Platzer C, Richter G, Uberla K, Hock H, Diamantstein T, Blankenstein T (1992) Interleukin-4-mediated tumor suppression in nude mice involves interferon-gamma. Eur J Immunol 22(7):1729–1733

Pomer S, Thiele R, Staehler G (1990) Die Behandlung des fortgeschrittenen Nierenkarzinoms mittels kombinierter Vakzinierung mit modifiziertem, autologem Tumormaterial und Interleukin 2. Methoden-Charakterisierung und vorläufige Ergebnisse. Akt Onkol 57:28–37

Pomer S, Thiele R, Daniel V et al. (1991) Sequential therapy of advanced renal cell carcinoma with active specific immu nisation, and subcutaneous low dose application of Interferon 2b and Interleukin 2. World J Urol 9:223–227

Pomer S, Schirrmacher V, Thiele R, Löhrke H, Brkovic D, Staehler G (1995) Tumor response and 4 year survival data of patients with advanced renal cell carcinoma treated with autologous tumor vaccine and subcutaneous r-IL-2 and IFN-alpha 2b. Int J Oncol 6:947–954

Pomer S, Klopp M, Brkovic D et al. (1997) Hirnmetastasierung beim Nierenzellkarzinom. Urologe A (im Druck)

Possinger K, Wagner H, Beck R (1988) Renal cell carcinoma. Contrib Oncol 30:195–207

Prezioso JA, Wang N, Duty L, Bloomer WD, Gorelik E (1993) Enhancement of pulmonary metastasis formation and gamma-glutamyltranspeptidase activity in B16 melanoma induced by differentiation in vitro. Clin Exp Metastasis 11(3):263–74

Quesada JR, Rios A, Swanson D, Trown P, Guttermann U (1985) Antitumor activity of recombinant-derived interferon alpha in metastatic renal cell carcinoma. J Clin Oncol 3:1522

Redman BG, Flaherty L, Chou TH et al. (1989) Phase I trial of combination therapy with recombinant interleukin-2 (IL-2) and recombinant interferon-gamma in patients with cancer. Proc ASCO 8:A734

Richards JM, Barker E, Latta J, Ramming K, Vogelzang NJ (1988) Phase I study of weekly 24-hour infusions of recombinant human interleukin-2. J Natl Cancer Inst 80:1325

Ritchie AWS, Chisholm GD (1983) The natural history of renal cell carcinoma. Semin Oncol 10:390–400

Rodenburg CJ, Nooter K, Herweijer H et al. (1991) Phase II study of combining vinblastine and cyclosporin-A to circumvent multidrug restistance in renal cell cancer. Ann Oncol 2:305–306

Röhl L, Riedasch G (1988) Organerhaltende Tumorresektion des Nierenzellkarzinoms. In: Staehler G (Hrsg) Das Nierenkarzinom. Springer, Berlin Heidelberg New York Tokyo, S 19–24

Rohloff R, Lang, Lissner J (1988) Stellenwert der Strahlentherapie in der Behandlung des Nierenkarzinoms. In: Staehler G (Hrsg) Das Nierenkarzinom. Springer, Berlin Heidelberg New York Tokyo, S 115–124

Rosenberg SA (1984) Immunotherapy of cancer by systemic administration of lymphoid cells plus interleukin-2. J Biol Resp Mod 3:501–511

Rosenberg SA, Spiess P, Lafreniere R (1985) A new approach to the adoptive immunotherapy of cancer with tumor infiltrating lymphocytes. Science 233:1318–1321

Rosenberg SA, Lotze MT, Yang JC et al. (1989) Experience with the use of high-dose interleukin-2 in the treatment of 652 cancer patients. Ann Surg 210:474–484

Rosenberg SA, Lotze MT, Yang JC et al. (1993) Prospective randomized trial of high-dose interleukin-2 alone or in conjunction with lymphokine-activated killer cells for the treatment of patients with advanced cancer. J Natl Cancer Inst 85:662–632

Rosenberg SA, Yang JC, Topalian SL et al. (1994) Treatment of 283 consecutive patients with metastatic melanoma or renal cell cancer using high-dose bolus interleukin 2. JAMA 271:907

Rötschke O, Stevanovic S, Jung G, Rammensee HG, Falk K (1991) Specific motifs revealed by sequencing of self peptides eluted from MHC molecules. Nature 351:290–296

Sawczuk IS (1993) Autolymphocyte therapy in the treatment of metastatic renal cell carcinoma. Urol Clin North Am 20:297–301

Schärfe T, Becht E, Klippel KF, Jacobi GH, Hohenfellner R (1986) Active immunotherapy of stage IV renal cell cancer using autologous tumor cells. World J Urol 3:245–248

Schirrmacher V, Heicapell R (1987) Prevention of metastatic spread by postoperative immunotherapy with virally modified autologous tumor cells. II. Establishment of specific systemic anti-tumor immunity. Clin Exp Metastasis 5:147–156

Schlag G, Manasterski M, Gerneth T et al. (1992) ASI with NDV modified tumor cells following liver metastases resection in colorectal cancer. Cancer Immunother 35:325–330

Schomburg A, Kirchner H, Fenner M (1993) Lack of therapeutic efficacy of Tamoxifen in advanced renal cell carcinoma. Eur J Cancer 29A:737–740

Schulman P, Davis RB, Rafla S et al. (1984) Phase II trial of spirogermanium in advanced renal cell carcinoma: A Cancer and Leukemia Group B study. Cancer Treat Rep 68:1305–1306

Schwartsmann G, Da Cunha FM, Silveira LA et al. (1991) Phase II trial of vinblastine plus nifedipine (VN) in patients with advanced renal cell carcinoma (RCC): A Hoosier Oncology Group study. Proc ASCO 10:176 (abstr 569)

Schwartzentruber DJ, Topalian SL, Mancini MJ et al. (1991) Specific release of granulocyte-macrophage colony-stimulating factor, tumor necrosis factor alpha, and IFN-alpha tumor stimulation. J Immunol 146:153–164

Sella A (1995) Bio-chemotherapy: american and israelian results. In: Book of abstracts, Med Hochschule Hannover

Sella A, Logothetis CJ, Fitz K et al. (1991) Recombinant interferon alpha (a Roferon) combined with 5-fluorouracil based chemotherapy in metastatic renal cell cancer. J Urol 145:273A

Sleijfer DTH, Buter J, Van der Graaf WTA, De Vries EGE, Willemse PHB, Mul der NH (1993) A progress report on the outpatient treatment of patients with advanced renal cell carcinoma using subcutaneous interleukin-2. Semin Oncol 6:16–21

Sosman JA, Kohler PC, Hank J et al. (1988) Repetitive weekly cycles of interleukin-2. II. Clinical and immunologic effects of dose schedule, and addition of indomethacin. J Natl Cancer Inst 80:1451

Spencer WF, Linehan WM, Walther MM et al. (1992) Immunotherapy with IL-2 and alpha interferon in patients with metastatic renal cell cancer with in situ primary cancers: a pilot study. J Urol 147:24

Stahl M, Wile H, Schmoll HJ et al. (1992) A phase II study of high dose tamoxifen in progressive, metastatic renal cell carcinoma. Ann Oncol 3:167–168

Stenzl A., deKernion JB (1989) Pathology, biology and clinical staging of renal cell carcinoma. Semin Oncol 16:3–11

Störkel S, Thoenes W, Jacobi GH, Lippold R (1989) Prognostic parameters in renal cell carcinoma – a new approach. Eur Urol 16:416–422

Tahara H, Zeh III JH, Storkus WJ et al. (1994) Fibroblasts genetically engineered to secrete interleukin 12 can suppress tumor growth and induce antitumor immunity to a murine melanoma in vivo. Cancer Res 54:182–189

Talberg T, Tykkä H (1986) Specific active immunotherapy in advanced renal cell carcinoma: a clinical long term follow-up study. World J Urol 3:234–244

Tanaka N, Sivanadham M, Wallack MK (1993) Active specific immunotherapy of vaccinia oncolysate prepared with interleukin-2 gene encoded vaccina virus in combination with interferon-alpha. Society for Biological Therapy Annual Meeting, Book of abstracts, p 79

Taneja S, Pierce W, Figlin R, Belldegrun A (1994) Management of disseminated kidney cancer. Urol Clin North Am 21:625–637

Thompson JA, Shulman KL, Benyunes MC et al. (1992) Prolonged continuous intravenous infusion interleukin-2 or bolus injection interleukin-2 plus lymphokine-activated killer cells for advanced renal cell carcinoma. J Clin Oncol 10:960–968

Urologische Univ.-Klinik Heidelberg, Therapieprotokoll: Behandlung der Patienten mit metastasierendem Nierenzellkarzinom mit ASI + IL2/IFN-A s.c. versus IL2/IFN-Â s.c.

Volm M, Mattern J, Efferth T (1992) Expression of several resistance mechanisms in untreated human kidney and lung carcinomas. Anticancer Res 12:1063–1067

Vugrin D, Einhorn LH, Birch R (1987) Phase II trial of gallium nitrate in patients with metastatic renal carcinoma. Proc ASCO 28:203 (abstr 806)

Wallich R, Bulbuc N, Hämmerling GJ, Katzav S, Segal S, Feldmann M (1985) Abrogation of metastatic properties of tumour cells by de novo expression of H-2K antigens following H-2 gene transfection. Nature 315:301–30

Weiss GR, Margolin KA, Aronson FR et al. (1992) A randomized phase II trial of continuous infusion interleukin-2 or bolus injection interleukin-2 plus lymphokine-activated killer cells for advanced renal cell carcinoma. J Clin Oncol 10:275–281

Weißbach L, de Mulder P, Osieka R et al. (1992) Phase II trial of gemcitabine in renal cancer. Proc ASCO 11:219 (abstr 689)

West WHJ, Taeus KW, Yanelli JTR et al. (1987) Constant-infusion recombinant interleukin-2 in adoptive immunotherapy of renal cancer. N Engl J Med 316:898

Whitehead RP, Ward D, Hemmingway L, Hemstreet P (1987) Effect of subcutaneous recombinant interleukin 2 in patients with disseminated renal cell carcinoma. Proc ASCO 6:A947

Wirth M (1993) Supportive Maßnahmen beim Krebspatienten. In: Rübben H (Hrsg) Uroonkologie. Springer, Berlin Heidelberg New York Tokyo, S 617–663

Yagoda A, Bassam AR, Petrylak D (1995) Chemotherapy for advanced renal cell carcinoma 1983–1993. Semin Oncol 22:42–60

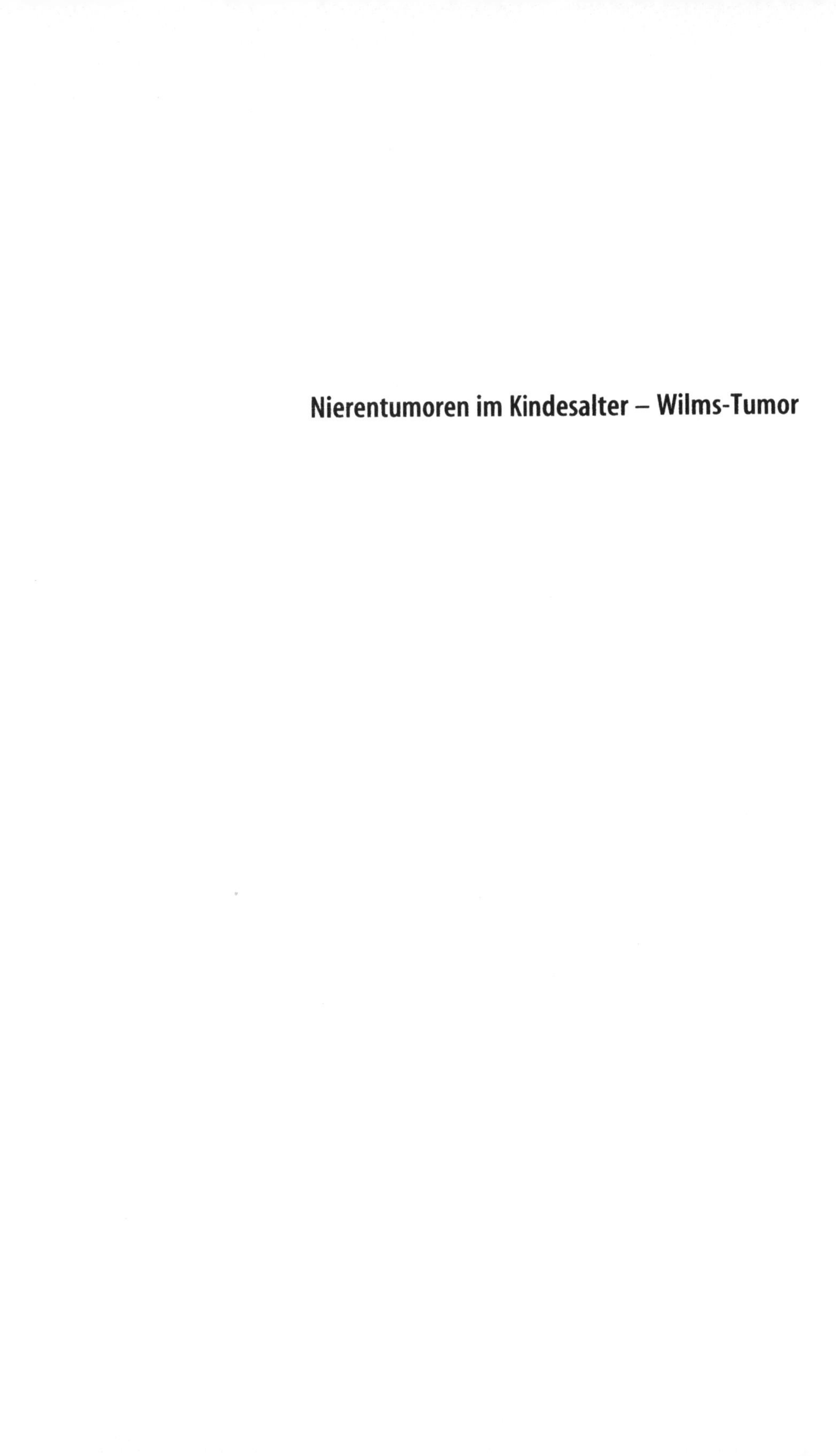

Nierentumoren im Kindesalter – Wilms-Tumor

Das Nephroblastom – Diagnose, Therapie und Prognose

A. Weirich und R. Ludwig

Einführung

Inzidenz und Epidemiologie des Nephroblastoms

Im Kindesalter ist das Nephroblastom, das auch nach einem seiner Erstbeschreiber (Abb. 1) als Wilms-Tumor bezeichnet wird, der weitaus häufigste maligne Tumor der Niere. Dagegen stellt das Nierenzellkarzinom eine sehr seltene Erkrankung dieses Lebensabschnitts dar. Nach den Erhebungen des Kinderkrebsregisters erkranken in Deutschland jährlich mehr als 100 Kinder an einem Nephroblastom, aber nur 1–2 Kinder an einem Nierenzellkarzinom. Die altersstandardisierte Inzidenz für eine Nephroblastomerkrankung, bezogen auf 100 000 Kinder unter 15 Jahren, liegt mit ausgewogenem Geschlechtsverhältnis bei 0,8 in der Bundesrepublik (Kaatsch et al. 1994). Über 80 % der Nephroblastome werden bereits in den ersten 5 Lebensjahren diagnostiziert. Im Erwachsenenalter wird die Erkrankung an einem Nephroblastom als große Seltenheit zumeist nur in Kasuistiken beschrieben (Kälble et al. 1990).

Die altersstandardisierte Inzidenz in Deutschland entspricht etwa der, die in der weißen Bevölkerung der USA erhoben wird. In der schwarzen Bevölkerung der USA und Nigerias liegt dagegen die Inzidenz mit über 1 100 000 Kindern unter 15 Jahren eindeutig höher. In Ostasien besteht demgegenüber eine 2- bis 3fach niedrigere Erkrankungshäufigkeit. Die Epidemiologen interpretieren diese mehr ethnisch als geographisch variierenden Inzidenzen als Hinweis auf die bevorzugt genetisch determinierte Ätiologie des Wilms-Tumors (Breslow et al. 1993).

Therapiestudien

In Deutschland werden zur Zeit über 90 % aller Kinder mit Nephroblastom in eine multizentrische, prospektive und randomisierte Therapiestudie der Gesellschaft für Pädiatrische Onkologie und Hämatologie (GPOH) eingebracht. Seit 1989 kooperiert die GPOH in der Behandlung der Wilms-Tumoren engmaschig mit der SIOP (Société Internationale d'Oncologie Pédiatrique), beteiligt sich an der Durchführung der SIOP-9-Studie (Patientenaufnahme: 1/1989-3/1994) (Ludwig et al. 1992) und seit April 1994 an der SIOP-93-01-Studie unter der Leitung von Herrn

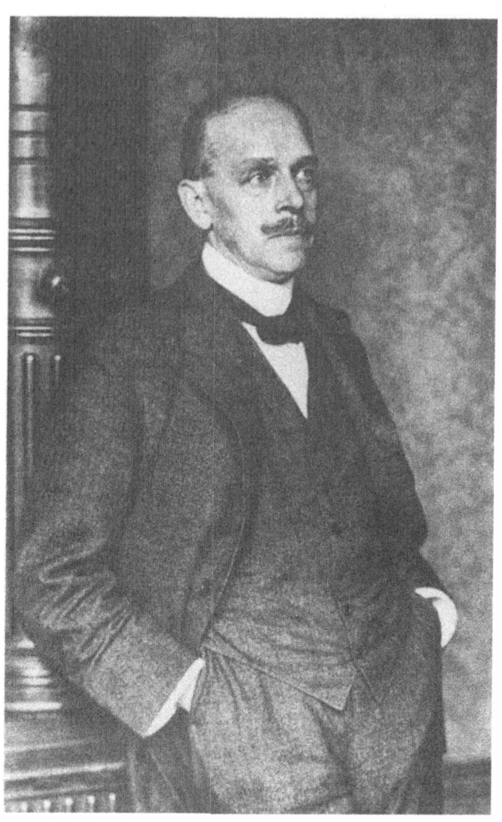

Abb. 1. Max Wilms (1867–1918) wurde mit seiner Monographie „Die Mischgeschwülste der Niere", die 1899 im Verlag von Arthur Georgi in Leipzig erschien, einer der bekanntesten frühen Erforscher des Nephroblastoms. Von 1910 bis zu seinem Tode war Professor Wilms Direktor der Chirurgischen Universitätsklinik Heidelberg

Tabelle 1. Allgemeinzustand der Patienten bei Diagnosestellung

		[%]
Normale Aktivität	243	50,0
Geringe Beeinträchtigung	169	34,8
Stark eingeschränkt	45	9,3
Bettlägerig, pflegebedürftig	22	4,5
Schwerstkrank, moribund	7	1,4
Gesamtzahl der Nephroblastome	486	100,0

PD Dr. Graf von der Universität Homburg/Saar. Zuvor, d.h. zwischen 1980 und 1988, führte die GPOH eine nationale prospektive Wilms-Tumor-Studie (WTS 80/ 82) ohne Randomisierung durch (Gutjahr et al. 1990), die in der Grundkonzeption eher der Nationalen Wilms-Tumor-Studie (NWTS) (D'Angio et al. 1989) der USA vergleichbar war. Großbritannien behandelt seine Wilms-Tumor-Patienten nach einer nationalen und randomisierten Wilms-Tumor-Studie.

Die Therapie der wenigen erwachsenen Patienten mit Nephroblastom wird zumeist individualisiert in Anlehnung an die jeweils aktuellen pädiatrischen Therapiekonzepte durchgeführt.

Diagnose

Klinische Diagnosestellung

Erstsymptomatik

Anläßlich der Vorsorgeuntersuchungen (U1–U9), die Kindern in den ersten 6 Lebensjahren in der Bundesrepublik Deutschland seit 1977 zur Verfügung stehen, werden nach den Daten der SIOP-9/GPOH-Studie etwa 10% der Nephroblastome festgestellt (Abb. 2). Diese aktuellen Daten zur Vorsorgeuntersuchung entsprechen somit den Ergebnissen der WTS 80/82. Die zufällige Entdeckung der Tumorerkrankung bei einer anderweitig bedingten ärztlichen Untersuchung erfolgt nach Daten der SIOP 9/GPOH bei 15% der Patienten. Die Diagnose Nephroblastom wird in 75% bei einem Arztbesuch anläßlich unspezifischer Erstsymptomatik gestellt. Unter den Erstsymptomen (Mehrfachangaben möglich) dominiert nach Analysen der WTS 80/82 in 56% die durch den Tumor selbst hervorgerufene Bauchschwellung. Hämaturie wird in 18% der Fälle beobachtet und ein begleitender Harnwegsinfekt in nur 6%. Schmerzen werden in 25% der Fälle angegeben und Unregelmäßigkeiten des Stuhlgangs in 10% (6% Obstipation, 4% Diarrhö). 6% der Kinder mit Nephroblastom werden durch gehäuftes Erbrechen auffällig. Der Allgemeinzustand war bei über 80% der Patienten der SIOP 9/GPOH bei Diagnose nicht oder kaum durch die Erkrankung beeinträchtigt (Tabelle 1).

Paraneoplastische Syndrome

Paraneoplastische Syndrome, d.h. Symptome, die durch Sekretion bestimmter Substanzen durch den Tumor und nicht durch die direkte Tumorausbreitung bzw. Organzerstörung hervorgerufen werden, sind eher ungewöhnlich bei onkologischen Erkrankungen im Kindesalter. Beim Wilms-Tumor werden dennoch gelegentlich einige die Erkrankung begleitende bzw. indirekt durch ihn und seine biologischen Marker hervorgerufene Syndrome beobachtet und beschrieben (Tabelle 2). Die Kenntnis der entsprechenden Symptomatik mit ihren „Tumormarkern" kann für den Kliniker bei Diagnosestellung bzw. Verlaufskontrolle des Wilms-Tumors hilfreich sein. Eine systematische Untersuchung großer Patientenkollektive bezüglich paraneoplastischer Syndrome wurde bisher noch nicht durchgeführt (Coppes 1993).

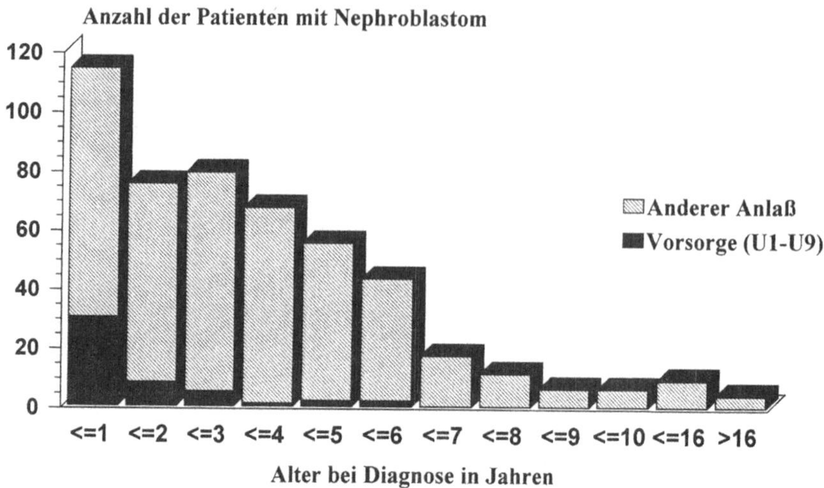

Abb. 2. Die Altersverteilung der Nephroblastome der SIOP-9/GPOH-Studie. 89,1 % (433/486) der Nephroblastome wurden in den ersten 6 Lebensjahren diagnostiziert. Dabei wurden 11 % (48/433) im Rahmen der Vorsorgeuntersuchungen (U1–U9) entdeckt

Tabelle 2. Tumormarker und paraneoplastische Syndrome bei Patienten mit Nephroblastom. (Nach Coppes 1993)

Tumormarker	Paraneoplastisches Syndrom
Renin	Hochdruck
Erythropoetin	Polyglobulie
Noch unbekannt	erworbenes Willebrand-Jürgens-Syndrom
Parathormon	Hyperkalzämie
ACTH	Cushing-Syndrom
NSE (neuronenspezifische Enolase)	–
HA (Hyaluronsäure)	–
HASA (hyaluronsäurestimulierendes Protein)	–

Kongenitale Fehlbildungen und Syndrome

Neben den o.g., direkt oder indirekt durch die Tumorerkrankung hervorgerufenen Symptomen werden vielfältige das Nephroblastom begleitende bzw. mit ihm auffällig häufig assoziierte kongenitale Fehlbildungen beschrieben, die z.T. in charakteristischer Kombination mit dem Wilms-Tumor unter Syndrombezeichnungen zusammengefaßt werden (Clericuzio 1993). Die Kenntnis dieser möglicherweise einen Wilms-Tumor begleitenden kongenitalen Phänotypien kann von entscheidender Bedeutung für die Früherkennung eines Wilms-Tumors sein und sollte die betreuenden Ärzte zu einem entsprechenden, evtl. sogar regelmäßigen sonographischen Untersuchungen der kindlichen Nieren veranlassen.

Der Wilms-Tumor wird besonders häufig von den unterschiedlichsten urogenitalen Fehlbildungen begleitet. Deren Ausprägung kann sehr vielfältig sein. Doppelniere, Hufeisenniere, Nierendysplasie, Glomerulosklerose, Megaureter, Maldescensus testis, wie z. B. Hodenhochstand und Pendelhoden, Streifenhoden, Hodenaplasie, Hypospadie, genitale Hypoplasie, Vaginalatresie usw. wurden nach Daten der SIOP 9/GPOH bei 6 % der Wilms-Tumor-Patienten angetroffen. Nach epidemiologischen Analysen der NWTS werden genitale Fehlbildungen etwa doppelt so häufig bei Kindern mit Wilms-Tumor angetroffen wie im Normalkollektiv.

Eine partielle oder komplette Hemihypertrophie wurde nach den Daten der SIOP 9/GPOH nur bei etwa 2 % der Patienten mit Wilms-Tumor beobachtet. Dieser prozentuale Anteil ist vergleichbar niedrig auch bei den größeren Kollektiven der NWTS, liegt aber weit höher als die in den USA in einer kooperativen Perinatalstudie an einem Normalkollektiv erhobenen Häufigkeit. Es besteht ein hohes Risiko, daß bei Vorliegen dieser Fehlbildung mit der Entwicklung eines Wilms-Tumors zu rechnen ist.

Assoziiert mit einem Beckwith-Wiedemann- oder EMG-Syndrom (Exophtalmus – Makroglossie – Gigantismus) werden verschiedene abdominale Tumoren beschrieben, unter denen der Wilms-Tumor eindeutig dominiert.

Die Beobachtung eines gemeinsamen Vorkommens von kongenitaler Aniridie und Wilms-Tumor ist zwar bekannt und vielbeschrieben, wird aber nur bei weniger als 1 % der Wilms-Tumoren beobachtet. Aniridie und Wilms-Tumor sind am häufigsten kombiniert im Rahmen des WAGR-Syndroms (Wilms-Tumor – Aniridie – genitale Fehlbildung – mentale Retardierung). Bei diesem Syndrom ist die Aniridie zudem oft kombiniert mit Katarakt, kongenitalem Glaukom und Blindheit. Unter dem Denys-Drash-Syndrom wird eine Kombination des Wilms-Tumors mit genitaler Fehlbildung im Sinne eines Pseudohermaphroditismus und degenerativer Nierenveränderung in Form einer Glomerulosklerose zusammengefaßt.

Neben diesen bekannteren Syndromen wird der Wilms-Tumor noch gelegentlich im Rahmen eines Perlman-Syndroms beobachtet. Dabei ist die Wilms-Tumor-Prädestination mit fetalem Gigantismus, typischer Fazies und urogenitalen Fehlbildungen einschl. nephrogener Reste assoziiert. Weitere kongenitale Erkrankungen, wie z. B. eine Neurofibromatose, das Klippel-Trenauney-Weber Syndrom, das Sotos-Syndrom oder das Bloom-Syndrom, können auch manchmal neben einem Wilms-Tumor vorkommen.

5–7 % der Wilms-Tumoren treten synchron oder metachron bilateral auf, so daß zur Initialdiagnostik und zur Verlaufsdiagnostik eines Wilms-Tumors immer auch eine sorgfältige sonographische Mituntersuchung der kontralateralen Niere gehört.

Bildgebende Diagnostik

Die Verdachtsdiagnose "Nephroblastom" wird im wesentlichen durch den Einsatz bildgebender Verfahren gestellt. Um der Gefahr einer intraabdominalen Blutung bzw. Tumorstreuung vorzubeugen, wird in der SIOP zumeist auf eine bioptische Sicherung der durch Bildgebung gestellten Verdachtsdiagnose vor Einsatz einer präoperativen Chemotherapie verzichtet. Die Sicherheit, daß die bildgebende Verdachtsdiagnose „Nephroblastom" nach präoperativer Chemotherapie tatsächlich durch die Pathologie bestätigt wird, liegt derzeit in der SIOP/GPOH-Studie bei 95 % (Rieden et al. 1993). Die Gefahr, daß ein Kind mit benigner Läsion bei Verdacht auf Nephroblastom unberechtigt eine zytostatische Vortherapie erhält, liegt in der GPOH derzeit etwa bei 1 %.

Das typische Nephroblastom, wie es sich in Ausscheidungsurogramm, Ultraschall und Computertomographie mit intravenösem und oralem Kontrastmittel darstellt, zeigt Verdrängung, Spreizung und Destruktion des Hohlsystems und einen zumeist recht großen (Tabelle 3), überwiegend soliden, inhomogenen Tumor, der nach Gabe von intravenösem Kontrastmittel noch inhomogener wird (Abb. 3). Das typische Nephroblastom ist glatt bis kapselartig begrenzt und zeigt nur selten eine Infiltration des umgebenden Nachbargewebes. Die intraabdominalen Lymphknoten zeigen zwar bei der Bildgebung sowie intraoperativ häufig eine gewisse unspezifische Vergrößerung, aber nur in etwa 10 % einen pathologisch gesicherten Tumorbefall. In ca. 8 % zeigt sich initial eine Infiltration extrarenaler Gefäße, vorwiegend der V. renalis, seltener der V. cava (Abb. 4). Der zusätzliche oder alternative Einsatz der Magnetresonanztomographie ist zum jetzigen Zeitpunkt insbesondere wegen der Möglichkeit sagittaler und transversaler Schnittführung (Abb. 5) auf jeden Fall dann indiziert, wenn ein Verdacht auf Leber- und Zwerchfellinfiltration bzw. ein Verdacht auf Tumorausdehnung per continuitatem oder als V.-cava-Thrombus in den Thorakalraum gegeben ist. Bewegungsartefakte bei den zumeist sehr kleinen

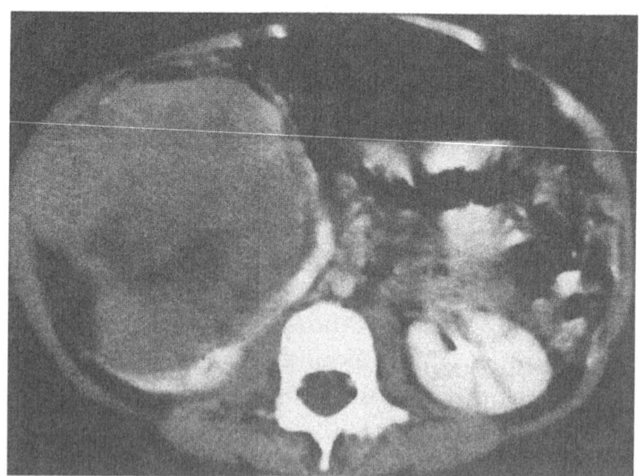

Abb. 3. Initiale Bildgebung eines 3jährigen Mädchens mit rechtsseitigem Nephroblastom. Im Computertomogramm nach Kontrastmittelgabe stellt sich der ausgedehnte Tumor mit inhomogener Binnenstruktur dar. Die Restniere ist nur noch saumartig medial und dorsal abzugrenzen. Die kontralaterale Niere ist unauffällig

Kindern und der im Vergleich zur Computertomographie noch recht langen Untersuchungsdauer schränken allerdings die Aussagemöglichkeiten der Magnetresonanztomographie beim Nephroblastom derzeit noch ein.

Differentialdiagnostisch sollten vor Beginn der Therapie zahlreiche andere benigne und maligne Erkrankungen durch Bildgebung und unter Berücksichtigung von klinischen Parametern ausgeschlossen werden (Tabelle 4). Zur initialen diagnostischen Abklärung eines Nephroblastoms ist unter den bildgebenden Methoden das Ausscheidungsurogramm bei der Abgrenzung, insbesondere

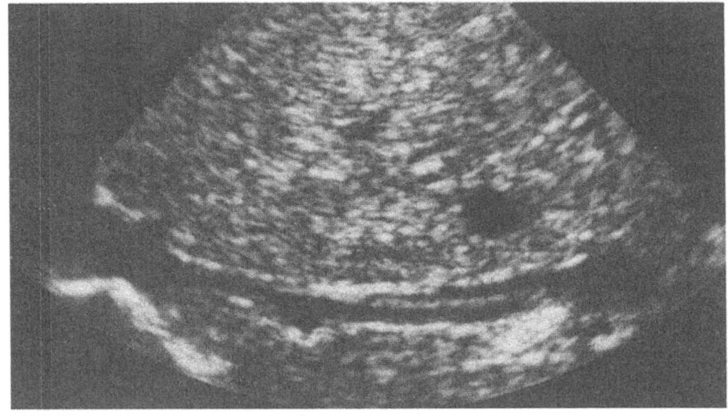

Abb. 4. Initiale sonographische Bildgebung eines 3jährigen Mädchens mit rechtsseitigem Nephroblastom. Der Längsschnitt zeigt einen Thrombus in der V. cava inferior

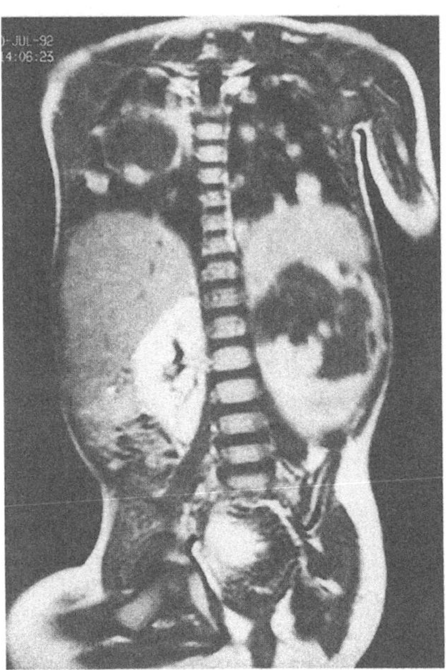

Abb. 5. Koronares Magnetresonanztomogramm eines 2jährigen Jungen mit linksseitigem Nephroblastom nach Vortherapie. Nach Kontrastierung mit Gadolinium demarkiert sich ein inhomogener Tumor mit zystisch-regressiver Binnenstruktur. Pulmonal ist bilateral eine Metastasierung sichtbar

Tabelle 3. Initiale sonographische Tumorgrößen der Nephroblastome. Die Tabelle wurde anhand der Daten von 391 Nephroblastomen der Stadien I–IV der Nephroblastom-Studie SIOP 9 /GPOH erstellt. Die Errechnung der Tumorgrößen erfolgte nach der Ellipsoidformel

	[%]
$< 120\,\text{cm}^3$	16,9
$121-240\,\text{cm}^3$	16,6
$241-360\,\text{cm}^3$	14,8
$361-480\,\text{cm}^3$	14,6
$481-600\,\text{cm}^3$	12,0
$601-720\,\text{cm}^3$	7,4
$721-840\,\text{cm}^3$	6,4
$841-960\,\text{cm}^3$	3,1
$961-1080\,\text{cm}^3$	1,8
$1080-1200\,\text{cm}^3$	1,3
$> 1200\,\text{cm}^3$	5,3

Tabelle 4. Diagnosestellung mit bildgebenden Verfahren; Differentialdiagnosen zum Nephroblastom vor Einleitung einer präoperativen Chemotherapie

Maligne Neoplasien
Nierenzellkarzinom
Weichteilsarkom (Rhabdomyosarkom)
Peripherer neuroektodermaler Tumor (PNET)
Malignes Teratom
Renale Metastase
Non-Hodgkin-Lymphom
Langerhans-Zell-Histiozytose
Neuroblastom

Benigne Neoplasien und Dysplasien
Ganglioneurom
Tuberöse Sklerose
Benignes Teratom
Angiomyolipom
Fibrom
Embryonales Adenom
Nephrogener Rest, Nephroblastomatose
Zystisches Nephrom
Nierendysplasie, insbes. Zystennieren

Andere renale Veränderungen
Pseudotumor (Hypertrophie der Bertini-Säule)
Akute Nierenblutung und Hämatome
Entzündliche Erkrankungen
– xanthogranulomatöse Pyelonephritis
– Abszeß, inflammatorischer Pseudotumor

vom extrarenalen Neuroblastom, immer noch besonders wichtig. Bei einem sehr guten Sonographiegerät, einer ausgezeichneten Untersuchungstechnik und eindeutigem Befund kann an erfahrenen Zentren auf das AUG zunehmend verzichtet werden.

Zur weiteren diagnostischen Abgrenzung eines Nephroblastoms vom Neuroblastom ist in fraglichen Fällen zudem die Durchführung einer MIBG Szintigraphie neben Bestimmung der Katecholaminmetabolite (Vanillin-mandelsäure, Homovanillinmandelsäure) in Blut oder Urin sehr hilfreich.

Bei bildgebend gesichertem Verdacht auf ein Nephroblastom sollte das Vorliegen von Bilateralität (5–7%) und Fernmetastasen (10–12%) sicher ausgeschlossen werden. Die bei weitem häufigste Lokalisation von Fernmetastasen ist die Lunge, zu deren Abklärung zumeist eine Röntgenuntersuchung in mindestens 2 Ebenen genügt. Bei älteren Kindern steigt die Wahrscheinlichkeit einer Fernmetastasierung erheblich, so daß nach dem 3. Lebensjahr zumindest bei nicht ganz eindeutigen Befunden eine zusätzliche Computertomographie der Lunge mit enger Schichtung sinnvoll ist. Zudem sind eine Skelettszintigraphie und ein kraniales CT bei der Diagnose eines Klarzellsarkoms zum Ausschluß von Skelett- bzw. ZNS-Metastasen unabdingbar.

Histologische Diagnostik

Definition, Subklassifikation und Grading

Die pathologische Definition und Subklassifikation des Nephroblastoms (Abb. 6), das aus vielfältigen Gewebskomponenten aufgebaut sein kann, wird bisher generell allein anhand von morphologischen bzw. morphometrischen Kriterien vorgenommen. Die histologische Klassifikation und Definition dieser Tumor-entität ist in Teilbereichen nach wie vor gewissen Veränderungen unterworfen. Grundsätzlich werden derzeit im Rahmen der SIOP 3 Hauptgruppen entsprechend ihrem biologischen Verhalten bzw. ihrem Rezidivrisiko unterschieden. Man spricht von niedriger, intermediärer und hoher Malignität (Tabelle 5), wobei jeweils noch verschiedene Subgruppen abgegrenzt werden. Die Tumoren der niedrigen Malignität – insbesondere das mesoblastische Nephrom – werden bevorzugt im Säuglingsalter diagnostiziert und machen 86% der Nephroblastome des Neugeborenenalters nach Daten der SIOP 9/GPOH aus.

Abweichend von diesem in der SIOP üblichen pathologischen Unterteilungs-system wird in den USA im Rahmen der NWTS ein etwas anderes System angewandt. Die NWTS bevorzugt eine Unterteilung in nur 2 Gruppen: „favourable histology" (intermediäre Malignität) und „unfavourable histology" (hohe Malignität). Die in der SIOP/GPOH gebräuchliche Gruppe der niedrigmalignen Tumoren, die als Sondervariante auch das mesoblastische Nephrom einschließt, wird in der NWTS nicht zu den Wilms-Tumoren gerechnet. Tatsächlich sind sich die Pathologen international darüber einig, daß das mesoblastische Nephrom eine eigene, vom typischen Nephroblastom abgrenzbare histologische Entität darstellt.

Abb. 6. Makroskopie eines ausgedehnten linksseitigen Nephroblastoms bei einem 22monatigen Mädchen. Das große rundliche abgekapselte Nephroblastom demarkiert sich am Oberpol. Zudem sind perilobär hyperplastische nephrogene Reste insbesondere am Unterpol sichtbar. (Die Abbildung wurde freundlicherweise von Herrn Prof. Bruce Beckwith zur Verfügung gestellt)

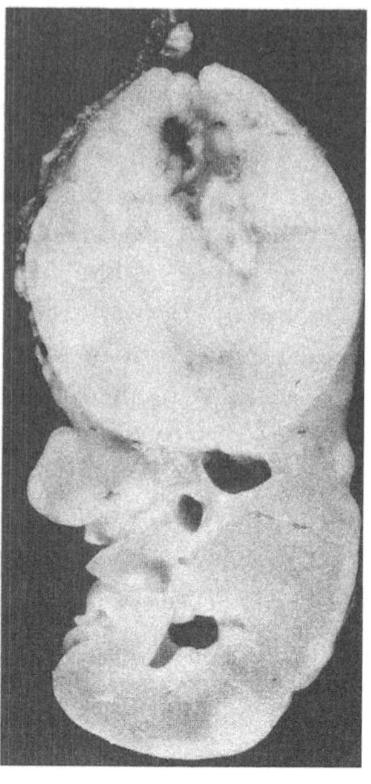

Tabelle 5. Pathologische Subklassifikation des Nephroblastoms bzw. seiner Sondervarianten nach der SIOP-9/GPOH-Studie. *Kursiv* und mit * sind Varianten gedruckt, die histologisch als eigene Gruppen betrachtet werden müssen

---

Niedrige Malignität (günstige Histologie)
- zystisches, partiell differenziertes Nephroblastom
- *mesoblastisches Nephrom**
- fibroadenomatöses Nephroblastom

Intermediäre Malignität (Standardhistologie)
- epithelreiches Nephroblastom
- stromareiches Nephroblastom
- gemischt-triphasisches Nephroblastom
- blastemreiches Nephroblastom
- regressives Nephroblastom

Hohe Malignität (ungünstige Histologie)
- Nephroblastom mit Anaplasie
- Nephroblastom mit sarkomatösem Stroma
- *Klarzellsarkom (BMRTC)**
- *Rhabdoidtumor**

Seine Wuchsform ohne die klassische kapselartige Begrenzung mit infiltrativer Ausbreitung in den Perirenalraum durch feinste fingerförmige Tumorausläufer und sein biologisches Verhalten mit extrem seltener Fernmetastasierung charakterisieren das mesoblastische Nephrom als Sondervariante.

Das Nephroblastom ist ein embryonaler Tumor, dessen Ursprung eng an die frühe Entwicklung bzw. Fehlentwicklung des urogenitalen Gewebssystems gekoppelt ist. Zumeist ist dieser Tumor mit ausgewogener Seitenlokalistion unilateral oder in 5–7 % bilateral in der Niere lokalisiert. Selten (1–2 %) entsteht das Nephroblastom aber auch extrarenal, was man sich mit einer Versprengung von Anlagen des Urogenitalsystems in der Embryonalzeit erklärt. Extrarenal dominieren inguinale und retroperitoneale Lokalisationen.

Aus der Embryonalzeit bleiben auch sog. nephrogene Reste als Dysplasien bzw. Fehlentwicklungen des Nierengewebes bestehen, die z.T. auch als benigne Vorläufer der malignen Nephroblastome angesehen werden. Dabei unterscheidet man die sehr seltene diffuse Ausbreitung nephrogener Reste, die zu einer ausgedehnten Verbreiterung der Nierenrinde beidseits führt, oder einzelner nephrogener Reste bzw. Nephroblastomatoseherde, die isoliert oder parallel mit einem Nephroblastom meist subkapsulär auftreten. Isolierte nephrogene Reste bleiben immer ein Risiko für eine maligne Entartung (Beckwith 1993). Wenn neben oder in einem Nephroblastomgewebe ein nephrogener Rest bzw. eine Nephroblastomatose diagnostiziert wurde, sollte beim Follow-up die kontralaterale Niere besonders sorgfältig bildgebend nachuntersucht werden, da hieraus später, d.h. metachron, ein Nephroblastom entstehen kann.

Das klassische Nephroblastom ist durch die 3 Tumorkomponenten Blastem, Epithel und Stroma charakterisiert. Eine Subtypisierung des „favourable" bzw. intermediär malignen Nephroblastoms, die sich mit einem semiquantitativen Verfahren an dem relativen Anteil dieser 3 Tumorkomponenten am gesamten Tumor orientiert, wurde von Beckwith (1978) beschrieben. Im Kindertumorregister der GPOH (Pathologie der Universität Kiel), das in Deutschland Referenzzentrum für Nephroblastome ist, werden diese Prinzipien zur Subtypisierung auch mit dem langfristigen Ziel angewandt, Risikogruppen in dieser zahlenmäßig größten Untergruppe der Nephroblastome herauszuarbeiten (Schmidt et al. 1992). Bisher scheint sich abzuzeichnen, daß die blastemreichen Nephroblastome, bei denen das Blastem mindestens 2/3 des Tumorpräparats ausmacht, ein besonders aggressives Verhalten unter den Nephroblastomen mit Standardrisiko (intermediäre Malignität) zeigen.

Da das Nephroblastom von intermediärer Malignität in der Regel ein gutes Ansprechen auf die präoperative Chemotherapie zeigt, wird auch untersucht, in welchem Maße der prozentuale Anteil des Tumorresponse bzw. der Tumorregression auf die Verlaufsprognose Einfluß nimmt.

Ein Vergleich der Tumoren intermediärer Malignität im Stadium I-III bezüglich des Therapiezweigs, primäre Operation vs. präoperative Chemotherapie mit Actinomycin D und Vincristin, zeigt interessante Veränderungen. Die Tumorkomponenten Blastem und Epithel erweisen sich als sehr chemosensibel, wohingegen die Stromakomponente unter präoperativer Chemotherapie noch zunimmt (Abb. 7).

Als chemoresistent erwiesen sich Nephroblastome hoher Malignität, insbesondere bei Vorliegen einer Anaplasie. Nach der immer noch aktuellen Definition von Beckwith u. Palmer (1978) zeigen Nephroblastome die histologischen

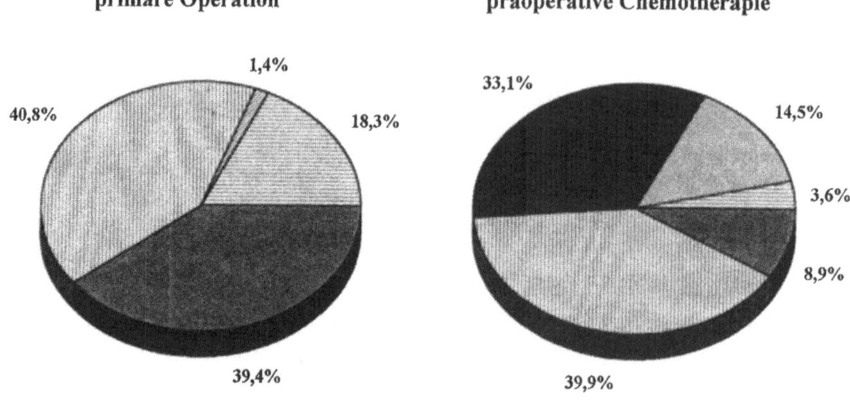

Abb. 7. Die beiden Graphiken zeigen die Verteilung der Subtypen von Nephroblastomen mit Standardhistologie und Stadium I–III nach primärer Operation (n = 71) und präoperativer Chemotherapie (n = 248) entsprechend der vom Referenzpathologen gestellten Diagnose im Rahmen der SIOP-9/GPOH-Studie (Datenstand 11/1994)

Kriterien der Anaplasie, wenn Tumorzellen einen mindestens 3fach größeren Kerndurchmesser als die benachbarten Zellen gleichen Typs aufweisen, eine deutliche Kernhyperchromasie und atypische Mitosen haben. Bei 6,62 % der Nephroblastome der SIOP-9/GPOH-Studie, die zumeist erst nach zytostatischer Vortherapie operiert wurden, wurde eine fokale oder diffuse Anaplasie diagnostiziert. Die Daten der Vorstudie der GPOH und die Daten der amerikanischen NWTS, die beide die primäre Operation der Nephroblastome bevorzugten, zeigten etwa denselben Prozentsatz an anaplastischen Tumoren.

Die Häufigkeit des noch selteneren Klarzellsarkoms, das in der angloamerikanischen Literatur als „Bone Metastizing Renal Tumor of Childhood" (BMRTC) bezeichnet wird, liegt bei 2–4 %. Morphologische Gesichtspunkte und ein vom klassischen Nephroblastom verschiedenes biologisches Verhalten mit bevorzugter Metastasierung in Skelett und Zentralnervensystem veranlassen die Pathologen, hier von einer Sondervariante renaler Tumoren hoher Malignität zu sprechen. Eine gewisse Verwandschaft mit dem mesoblastischen Nephrom legt der lichtmikroskopische Aspekt nahe.

Stadieneinteilung

International werden bezüglich der Stadieneinteilung 3 große Gruppen unterschieden. Die unilateralen Nephroblastome ohne Fernmetastasen werden dem Stadium I-III zugeordnet, Nephroblastome mit Fernmetastasen dem Stadium

Tabelle 6a,b. Prinzipien des Staging für Nephroblastome bei den international führenden Therapiestudien der SIOP (**a**) und der NWTS (**b**). Die Stadienzuweisung berücksichtigt jeweils die Daten der Tumoroperation bzw. der histologischen Auswertung der Tumorpräparate unabhängig von der histologischen Subklassifikation des Nephroblastoms

a

I	Tumor innerhalb der Tumor- bzw. Nierenkapsel mit vollständiger Resektion
II	Tumor mit Infiltration des extrarenalen Raums mit vollständiger Resektion und/oder Befall der regionalen Lymphknoten
III	Tumor unvollständig reseziert oder rupturiert oder intraoperativ biopsiert und/oder Befall abdominaler extraregionaler Lymphknoten
IV	Hämatogene Fernmetastasen z. B. in Lunge und/oder Leber und/oder sehr selten in Knochen und Zentralnervensystem
V	Bilateralität des Nephroblastom

b

I	Tumor innerhalb der Tumor- bzw. Nierenkapsel mit vollständiger Resektion
II	Tumor mit Infiltration des extrarenalen Raums mit vollständiger Resektion oder Biopsie bzw. lokal auf die ipsilaterale Flanke begrenzte Tumoraussaat bei Tumorruptur („minor spillage")
III	Tumor unvollständig reseziert oder rupturiert mit großflächiger Tumoraussaat („major spillage") und/oder Befall abdominaler Lymphknoten oder Tumorpenetration durch das Peritoneum
IV	Hämatogene Fernmetastasen z. B. in Lunge und/oder Leber und/oder sehr selten in Knochen und Zentralnervensystem
V	Bilateralität des Nephroblastom

IV und bilaterale Nephroblastome dem Stadium V. Bezüglich der Unterteilung der Stadien II und III gibt es gewisse Unterschiede zwischen den Einteilungsprinzipien der SIOP und der NWTS (Tabelle 6a,b). Während die NWTS eher die Tumorausbreitung selbst, unabhängig von der radikalen Resektabilität, berücksichtigt, ist das Einteilungsprinzip in der SIOP strenger der Resektabilität des Gewebes untergeordnet. Bezüglich der Lymphknoten differenziert die SIOP zwischen regionaler (II N$^+$) und extraregionaler abdominaler Ausbreitung (III), wohingegen die NWTS, sich ganz pragmatisch an der gleichartigen postoperativen Radiotherapie orientierend, abdominalen Lymphknotenbefall grundsätzlich dem Stadium III zuordnet.

Genetische Diagnostik

Etwa 7–10 % der Wilms-Tumoren, alle bilateralen und die familiären, sind mit einem autosomal-dominanten Erbgang und variabler Penetranz mit genetischen Veränderungen in der Keimbahn verbunden. Die meisten unilateralen Tumoren dagegen, soweit sie nicht mit den bekannten kongenitalen Syndromen des Wilms-

Tumors vergesellschaftet sind, basieren auf genetischen Veränderungen in der Körperzelle, d. h. sie sind „somatisch" und werden somit nicht an die Kinder der Patienten weitervererbt. Das ursprünglich für das Retinoblastom formulierte „two hit model" wurde auf die Entstehung von Wilms-Tumoren übertragen. Nach diesem Modell sind 2 genetische Veränderungen („two hits") notwendig für die Tumorentstehung. Bei den meisten unilateralen, spontan entstandenen Tumoren treten beide „hits" in einer somatischen Zelle auf. Dagegen erfolgt die erste Genmutation oder chromosomale Deletion in bilateralen und anderen erblichen Fällen schon in der Keimbahn. Wenn der Verlust beider Allele eines Gens, wie es beim Retinoblastom der Fall ist und für das Nephroblastom angenommen wird, zur Tumorentstehung führt, spricht man von rezessiven Tumorsuppressorgenen (Knudson 1993).

Die Isolierung des WT 1-Suppressorgens ergab sich aus der zytogenetischen Analyse bei Patienten mit WAGR-Syndrom. Patienten mit WAGR-Syndrom haben einen seltenen Komplex von Entwicklungsstörungen, der das Auftreten von einem Wilms-Tumor neben Aniridie, urogenitalen Mißbildungen und geistiger Retardierung einschließt. Die Analyse des Karyotyps von Patienten mit WAGR-Syndrom zeigte heterozygote Keimbahndeletionen auf der Bande p 13 von Chromosom 11.

Es ist bekannt, daß die WAGR-Deletionen mehrere benachbarte Gene betreffen, einschl. des Aniridiegens PAX 6 und des Wilms-Tumor-Gens WT 1. Das WT 1-Gen, dessen Charakterisierung 10 kodierende Exons erbrachte, wird spezifisch im Urogenitalsystem exprimiert, weshalb es auch bei der Urogenitalentwicklung eine Rolle spielt. Dies wird bestätigt durch die Untersuchung von Patienten mit Denys-Drash-Syndrom. Patienten mit diesem Syndrom haben degenerative Nierenfunktionsstörungen, Genitalmißbildungen und entwickeln häufig Wilms-Tumoren oder Gonadoblastome und zeigen Keimbahnmutationen eines WT 1-Allels.

Einzweites Wilms-Tumor-Suppressorgen WT 2 befindet sich auf dem kurzen Arm von Chromosom 11 in der Bande p 15, distal von WT 1. Ähnlich der Assoziation von WT 1 mit dem WAGR-Syndrom wurde das WT 2 mit dem Wiedemann-Beckwith-Syndrom in Verbindung gebracht (Tabelle 7).

Tabelle 7. Die kongenitalen Syndrome, die mit dem Wilms-Tumor in Verbindung stehen, und der chromosomale Ort der zugehörigen genetischen Veränderung

Kongenitales Syndrom	Chromosomenort	Genetische Läsion
Aniridie	11 p 13	Verlust der Funktion des Aniridiegens *PAX 6*
WAGR-Syndrom	11 p 13	Deletion in 11 p 13
Denys-Drash-Syndrom	11 p 13	Punktmutation im Wilms-Tumor-Suppressorgen *WT 1*
BWS-Syndrom	11 p 15	Duplikation und/oder Deletion und/oder uniparentale Disomie in der 11 p 15-Region

Für die familiäre Form des Wilms-Tumors, der in weniger als 1% der Fälle auftritt, wird ein drittes Gen postuliert (WT 3). Grundsätzlich scheint es mehrere Gene zu geben, die bei der Entstehung von Wilms-Tumoren eine Rolle spielen. Wie viele dieser Gene betroffen sein müssen, damit ein Tumor entsteht, ist bisher noch nicht bekannt.

Zum gegenwärtigen Zeitpunkt hat die genetische Untersuchung des Tumormaterials bzw. des kindlichen und oder elterlichen Blutes noch eine eingeschränkte Bedeutung, da insgesamt nur etwa 10–15% der Patienten mit Wilms-Tumor die entsprechenden, bisher bekannten genetischen Veränderungen aufweisen. Im Rahmen der genetischen Beratung des Kindes bezüglich seiner eigenen Fortpflanzung bzw. zur Abschätzung des familiären Risikos können diese Untersuchungen bereits eingesetzt werden. Es ist möglich, das Risiko für Kinder mit bestimmten phänotypischen Erscheinungsbildern wie z.B. Aniridie abzuschätzen.

Therapie

Der Therapieansatz der Nationalen Wilms-Tumor-Studie (NWTS) der USA sieht generell eine primäre Operation der Wilms-Tumoren vor (D'Angio et al. 1989). Eine präoperative Chemotherapie ist individuell beschränkt auf bestimmte Indikationen, wie z.B. primäre Inoperabilität, Infiltration des Tumors in die V. cava und Bilateralität. Dagegen hat die SIOP-Nephroblastomstudie seit Jahren, zunächst im Rahmen der SIOP-6-Studie, dann in der SIOP-9- und jetzt bei der SIOP-93-01-Therapiestudie die Konzeption, alle Kinder mit Verdacht auf Nephroblastom im Alter zwischen 6 Monaten und 16 Jahren generell einer präoperativen Chemotherapie zu unterziehen mit dem Ziel, die Resektabilität der Tumoren zu verbessern und das Risiko der intraoperativen Tumorruptur zu reduzieren (Ludwig et al. 1992). Hierbei ergibt sich ein höherer Prozentsatz an Stadium-I-Patienten zum Zeitpunkt der Tumornephrektomie, die dann einer weniger intensiven postoperativen Chemotherapie bedürfen. Die Überlebensraten beider Therapiestrategien zeigen bisher keine signifikanten Unterschiede.

Präoperative Chemotherapie

Die präoperative Chemotherapie wird beim unilateralen Wilms-Tumor ohne Metastasen (Stadium I-III) nur über 4 Wochen durchgeführt, nachdem die in der SIOP-9-Studie randomisiert überprüfte Verlängerung der präoperativen Chemotherapie auf 8 Wochen keinen Vorteil erbrachte. Als Zytostatika werden Actinomycin D und Vincristin appliziert. Im Stadium IV wird als zusätzliches Zytostatikum Adriamycin in einer 6wöchigen Therapie eingesetzt. Bei Bilateralität des Tumors beinhaltet die Chemotherapie präoperativ dieselben Zytostatika wie bei Stadium I-III. Sie kann in der Dauer individualisiert über die 4 Wochen des

Stadiums I-III hinaus fortgesetzt und durch den Einsatz von Adriamycin intensiviert werden, um eine nierenerhaltende Operation möglichst beidseits zu ermöglichen.

Operation

Die Operation eines unilateralen Nephroblastoms bedeutet in der Regel eine komplette Tumornephrektomie. Generell wird die Entnahme der gesamten tumortragenden Niere mit dem Tumor gegenüber einer partiellen Tumornephrektomie favorisiert, da eine komplette Tumorentfernung mit mikroskopisch freiem Absetzungsrand operationstechnisch zumeist nicht einfach routinemäßig realisierbar ist. Zudem liegen oft neben dem Haupttumor noch bildgebend kaum oder nicht sichtbare nephrogene Reste vor. Die partielle Nephrektomie erfolgt daher bevorzugt nur beim Vorliegen eines bilateralen Nephroblastoms und bleibt erfahrenen operativen Zentren vorbehalten.

Da der Wilms-Tumor zumeist inhomogen, z. T. von Zysten durchsetzt und sehr stark vaskularisiert ist, besteht nicht selten die Gefahr einer intraoperativen Tumorruptur. Die Rupturgefahr ist insbesondere bei Vorliegen großer, sehr zystenreicher Tumoren relativ hoch. Das Aufbrechen des Tumors während der Operation wird nach Durchführung einer präoperativen Chemotherapie seltener beobachtet. Ein Vergleich der Daten einer intraoperativen Ruptur zwischen dem primär operierten und dem präoperativ behandelten Kollektiv der SIOP-9/GPOH-Studie erbrachte einen eindeutigen Unterschied von 14,6 zu 5,2 %.

Der operative Zugang über einen Pararektalschnitt mit Eröffnung des Peritoneums kann das gesamte abdominale Staging mit Inspektion der Leber, der Lymphknoten und der weiteren Nachbarorgane ermöglichen gegenüber dem subkostalen, d. h. nur retroperitonealen Zugang. Deshalb wird in der SIOP generell die Tumornephrektomie über eine Oberbauchlaparatomie empfohlen. Im wesentlichen gelten die im Kapitel „Operative Therapie des Nierenzellkarzinoms" ausgeführten Grundsätze.

Früher mußte in jedem Fall die kontralaterale Niere mitinspiziert werden. Seit Einführung der Computertomographie mit intravenösem Kontrastmittel bei initialer Diagnosestellung kann bei dort unauffälligem Befund unter hinreichend enger Schichtung auf die Freilegung der kontralateralen Niere verzichtet werden. Auch bei nur fraglichem Verdacht auf einen kontralateralen Wilms-Tumor bzw. auf eine Nephroblastomatose sollte nach wie vor auch die kontralaterale Niere orientierend inspiziert und evtl. operativ bzw. bioptisch angegangen werden.

Sehr wesentlich ist es, während der Operation ein gutes intraabdominales Staging durchzuführen. Dies beinhaltet neben einem orientierenden Inspizieren des intra- bzw. retroperitonealen Raumes eine Entnahme von makroskopisch befallenem bzw. zumindest repräsentativem Lymphknotengewebe im Bereich der Nierenvene bzw. paraaortal und parakaval. Es ist aber keine radikale Lymphknotendissektion im Sinne einer Ausräumung aller interaortokavalen

Noduli erforderlich, da im Falle pathologisch positiver Lymphknoten immer die ganze paravertebrale Lymphknotenkette bestrahlt wird.

Die Operation des Nephroblastoms kann durch einen Tumorthrombus in der V. cava, der in sehr seltenen Fällen sogar bis zum rechten Vorhof reicht, kompliziert werden. Nach präoperativer Chemotherapie war zum Zeitpunkt der Tumoroperation bei etwa 2,5% der Nephroblastome nach der SIOP-9/GPOH-Studie ein V.-cava-Thrombus vorhanden. In den sehr seltenen Fällen einer Ausbreitung des Tumors in den Thoraxraum sollte in jedem Fall ein Thoraxchirurg bzw. Kardiochirurg hinzugezogen werden.

Die Operation von pulmonalen Metastasen wird dann notwendig, wenn die Metastasen im Rahmen der 6wöchigen präoperativen Chemotherapie nicht verschwunden sind. Nach der Vortherapie noch vorhandene pulmonale Metastasen sollten, soweit irgend möglich, operativ entfernt werden. Die sehr viel seltener auftretenden Metastasen der Leber werden z.T. im Rahmen der bildgebenden Diagnostik vor der Operation nicht sichtbar; daher sollte in jedem Fall eine Inspektion der Leber anläßlich der Tumornephrektomie durchgeführt werden. Lebermetastasen müssen durch atypische Resektionen so radikal wie möglich entfernt werden.

Bei Nephroblastomen mittlerer und hoher Malignität, die zumeist von einer fibrösen Tumorkapsel umgeben sind, genügt normalerweise die Tumorne-phrektomie mit sorgfältiger Inspektion des Umgebungsraumes. Nur wenn ein Verdacht auf eine Infiltration des Nachbargewebes vorliegt, muß dieses so radikal wie möglich mitreseziert werden. Liegt allerdings der Verdacht auf ein mesoblastisches Nephrom vor, sollte so viel Umgebungsgewebe wie möglich, d.h. auf jeden Fall zumindest das perirenale Fettgewebe, mitentfernt werden. Dies ist deshalb notwendig, weil das mesoblastische Nephrom im Unterschied zum typischen Nephroblastom, nicht so klar umkapselt ist und sich mit zarten „fingerförmigen" Tumorausläufern ganz fein und stark infiltrativ in die Umgebung hinein ausbreitet. Wegen dieses besonderen Wachstumsverhaltens muß die Absetzungsebene des Präparates besonders sorgfältig später auf mikroskopische Tumorfreiheit geprüft werden.

Postoperative Chemotherapie

Die postoperative Chemotherapie wird in allen Therapiestudien entsprechend dem Stadium bzw. der Histologie zum Zeitpunkt der Tumoroperation durchgeführt. In über 85% der Fälle liegt ein Nephroblastom der mittleren Malignität vor. Dieses weist charakteristischerweise eine große Chemo- und Radiosensibilität auf. Als hocheffektiv gelten die Zytostatika Actinomycin D, Vincristin und Adriamycin. Bei Patienten mit Stadium I und Standardhistologie werden sowohl in der SIOP- als auch in der NWTS-Therapie allein Vincristin und Actinomycin als Zytostatika eingesetzt. In der SIOP 9 erhielten die Patienten im Stadium I eine postoperative Therapie über 18 Wochen mit 3 Therapiezyklen. Die

Tabelle 8. Therapieübersicht der Nephroblastomstudie SIOP-9/GPOH. (Abkürzungen: *A*, *D* Actinomycin D; *V* Vincristin; *A"*Adriamycin; *I* Ifosfamid; *RT* Radiotherapie; *M−* Metastasen entfernt; *M+* Metastasen nicht entfernbar; *N−* Lymphknoten negativ; *N+* Lymphknoten positiv)

Stadium/ Alter	Präoperative Chemotherapie	Operation		Postoperative Therapie
< 0,5 > 16 Jahre	–	OP		Individualisierte Intensität
I–III	AV 4 Wochen Randomisation AV 8 Wochen	OP	Günstige Histologie	Stadium I, OHNE Therapie
			Standardhistologie	Stadium I: AV Stadium II N−: AVA" Stadium II N+, III: AVA" + RT
			Ungünstige Histologie	Stadium I[a] DA"VI Stadium II, III: DA"VI + RT
IV	AVA" 6 Wochen	OP + Metastasektomie		M−: AVA" ± RT M+: IVA + RT
V	AV(A") individuelle Dauer	OP	mindestens wie Stadium II	

[a] Anaplasie Stadium I wird wie Standardhistologie Stadium I behandelt.

wenigen Patienten mit ungünstiger Histologie bzw. hoher Malignität erhielten postoperativ eine intensivere Chemotherapie unter Einsatz von Ifosfamid und Adriamycin über 39 Wochen (Tabelle 8).

Radiotherapie

Die abdominale Radiotherapie ist Bestandteil aller Nephroblastomtherapiestudien. Der Einsatz der Radiotherapie bei der Behandlung von Nephroblastomen wurde aber in den Therapiestudien immer weiter reduziert, sowohl bezüglich der Indikationstellung (Tabelle 9) als auch der applizierten Dosis. Besonders in den SIOP-Studien konnte durch den Einsatz präoperativer Chemotherapie die abdominale Radiotherapie insgesamt so stark reduziert werden, daß heute nur etwa 20–25 % der Kinder bestrahlt werden.

Die abdominale Radiotherapie ist auf jeden Fall dann notwendig, wenn der Tumor nicht komplett entfernt werden konnte oder mikroskopisch keine tumorfreien Absetzungsränder vorliegen (Stadium III). Ein besonders ausgedehntes Bestrahlungsfeld mit „abdominalem Bad" sollte bei Stadium III durchgeführt werden, wenn während oder vor der Operation eine große Tumorruptur erfolgte. Kleinere Bestrahlungsareale, die nur das ursprüngliche Tumorvolumen umfassen, sind notwendig, wenn der Tumor bei einer ungünstigen Histologie den perirenalen Raum bzw. die Nachbarorgane infiltriert hat, aber komplett reseziert wurde. Bei einer Standardhistologie ist eine Bestrahlung im Stadium II nur notwendig, wenn zudem die regionalen bzw. paraaortalen Lymphknoten befallen sind. Bei positiven Lymphknoten sollte die

Tabelle 9. Indikationen zur abdominalen Radiatio bei den Nephroblastomstudien der SIOP

Intermediäre Malignität
- Stadium II N +,
    d. h. bei positiven Lymphknoten
- Stadium III

Hohe Malignität
- Stadium II N −/+,
    d. h. bei negativen und positiven Lymphknoten
- Stadium III

Stadium IV und V
Entsprechend dem *abdominalen* Stadium
bzw. dem histologischen Subtyp,
d. h. wie bei Stadium I − III

ganze paraaortale Lymphknotenkette mit einem zusätzlichen Boost bestrahlt werden. Die kontralaterale Niere bzw. die Ovarien sollten in jedem Fall ausgeblendet werden.

Die abdominale Bestrahlungsdosis hängt vom Bestrahlungsfeld, dem Stadium und dem Malignitätsgrad ab. Die Dosis im Primärfeld beträgt bei Tumoren mittlerer Malignität 15 Gy. Bei makroskopischem Tumorrest oder positiven Lymphknoten wird die entsprechende Region als Boostfeld um weitere 15 Gy auf insgesamt 30 Gy aufgesättigt. Bei Nephroblastomen hoher Malignität wird das ganze Primärfeld mit 30 Gy Gesamtdosis bestrahlt. Bei „abdominalem Bad", des z. B. nach großflächiger Tumoraussaat im Rahmen einer Tumorruptur indiziert ist, beträgt die maximale Gesamtdosis 20 Gy.

Die Bestrahlung von pulmonalen Metastasen wurde ebenfalls nach einer 6wöchigen präoperativen Chemotherapie stark reduziert, so daß nur etwa 1/3 der Patienten mit pulmonalen Metastasen eine Lungenbestrahlung brauchten. Eine pulmonale Bestrahlung ist im Rahmen der aktuellen SIOP-Studien nur dann indiziert, wenn die Metastasen durch die 6wöchige Vortherapie nicht verschwunden bzw. nicht komplett resezierbar sind.

Nephroblastomatose

In Anbetracht des Risikos einer späteren Neoplasie auf dem Boden benigner nephrogener Reste sollten bei reiner bilateraler Nephroblastomatose ohne Nephroblastom engmaschige bildgebende Follow-up-Kontrollen beider Nieren erfolgen. Es besteht in der SIOP und der NWTS übereinstimmend gegenwärtig die Tendenz, bei Vorliegen ausgeprägter bilateraler Nephroblastomatoseherde eine milde protrahierte Chemotherapie mit Actinomycin D und Vincristin durchzuführen, um die Proliferationsaktivität des hyperplastischen Gewebes zu beeinflussen und das spätere Entartungspotential zu bremsen (Beckwith 1993).

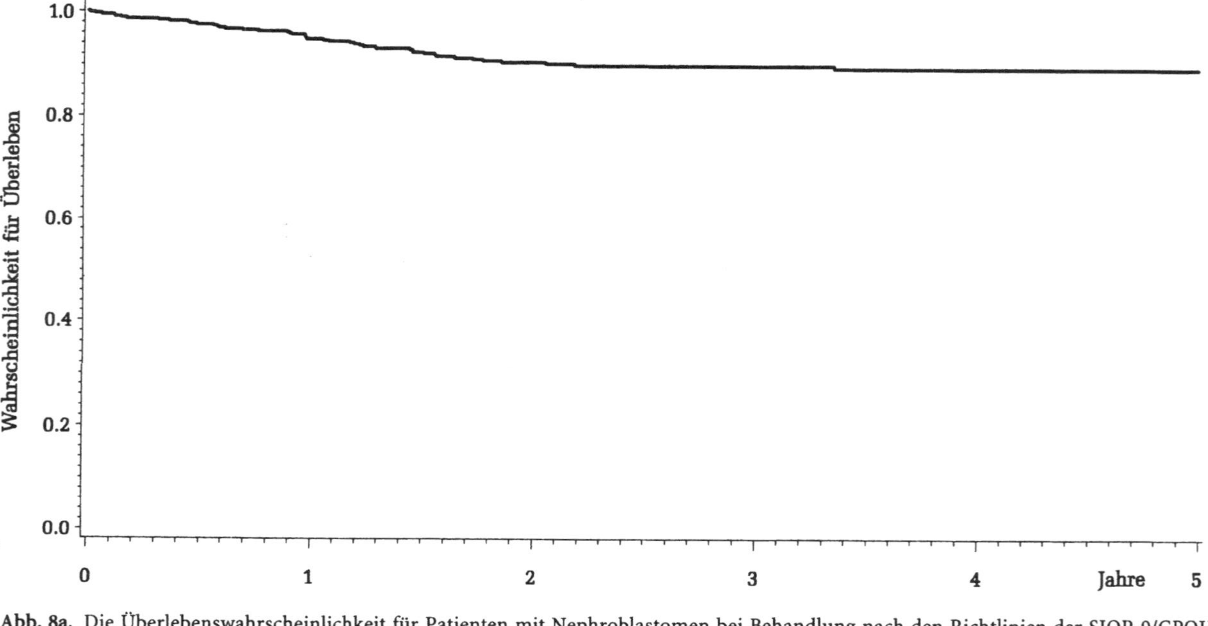

Abb. 8a. Die Überlebenswahrscheinlichkeit für Patienten mit Nephroblastomen bei Behandlung nach den Richtlinien der SIOP-9/GPOH-Therapiestudie bei medianer Nachbeobachtungszeit von 3 Jahren. Das Überleben aller Patienten mit Nephroblastomen (n = 486).

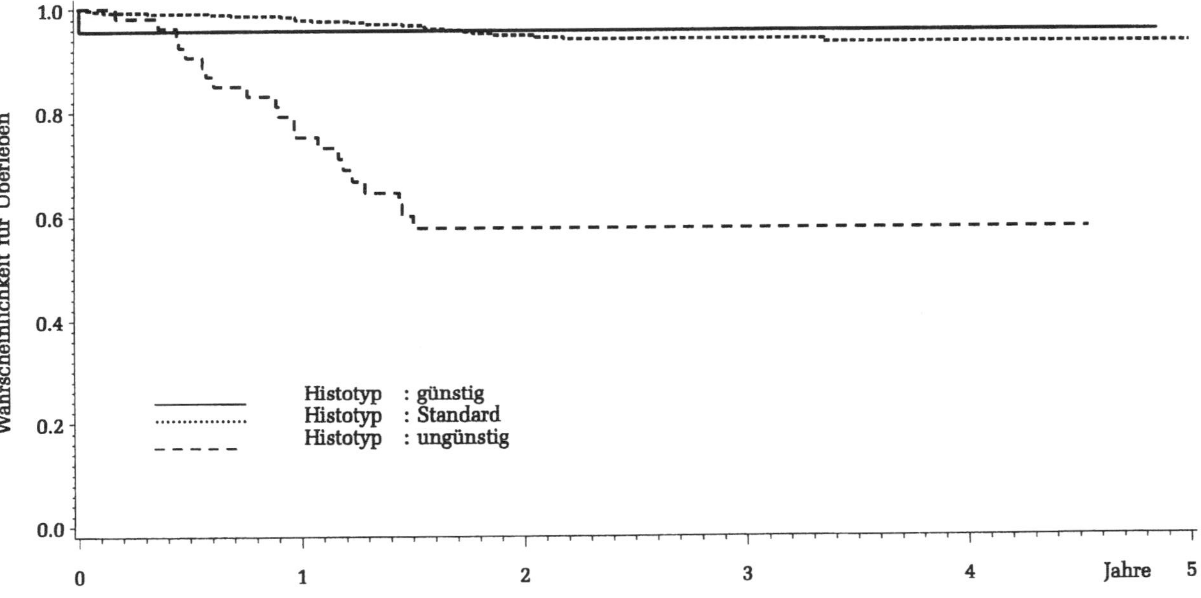

Abb. 8b. Die Überlebenswahrscheinlichkeit für Patienten mit Nephroblastomen bei Behandlung nach den Richtlinien der SIOP-9/GPOH-Therapiestudie bei medianer Nachbeobachtungszeit von 3 Jahren. Das Überleben der Nephroblastome mit histologischer Subgruppierung nach den Malignitätsgraden (n = 484). Zwei der Patienten verstarben präoperativ ohne histologische Sicherung der bildgebenden Diagnosestellung

Prognose

In den 50er und 60er Jahren, d.h. vor Einführung der großen nationalen und internationalen Studienkonzepte zur Therapie der Nephroblastome, überlebte nur etwa die Hälfte der Kinder. Innerhalb der letzten 30 Jahre konnte die Prognose des Nephroblastoms ganz entscheidend verbessert werden. Mittlerweile ist die dauerhafte Heilungsrate beim Nephroblastom mit annähernd 90% sehr befriedigend (Abb. 8a). Die Heilungs- bzw. dauerhafte Überlebenschance der Patienten ist abhängig vom Malignitätsgrad (Abb. 8 b) bzw. vom Stadium. Im Rahmen der SIOP-9/GPOH-Studie (Patientenaufnahme der Therapiestudie: 1.1.1989–31.3.1994) ist die Überlebenswahrscheinlichkeit bei medianer Nachbeobachtungszeit von 3 Jahren mittlerweile über 90% im Stadium I intermediärer Malignität angestiegen.

Die Randomisationsfrage bezüglich der Dauer der präoperativen Chemotherapie war bereits Ende 1991 im Rahmen der internationalen SIOP-9-Studie beantwortet worden. Es hatte sich gezeigt, daß die Dauer einer präoperativen Chemotherapie von 8 Wochen gegenüber einer 4wöchigen keinen signifikanten Vorteil erbringt, weder in bezug auf den Prozentsatz von Stadium I noch in der Prognose für die Patienten.

Akute und späte Nebenwirkungen der Therapie

Angesichts der guten Heilungschancen bei Patienten mit Nephroblastom gewinnt die Verminderung der akuten und späten Therapietoxizität zunehmend an Bedeutung.

Unter den akuten Nebenwirkungen der Chemotherapie wurde insbesondere die Hepatotoxizität in den letzten Jahren häufig beobachtet und beschrieben. Diese unter Nephroblastomtherapie bei allen Studienkonzepten bei mehr als 12% der Patienten beobachtete Nebenwirkung prägte sich nach den Daten der SIOP-9/GPOH-Studie in etwa 7% bis hin zur „veno-occlusive disease" (VOD) aus. Das Krankheitsbild der VOD wurde ursprünglich insbesondere bei der Konditionierungstherapie für Knochenmarkstransplantationen als oft letale Komplikation beschrieben. In diesem Rahmen wurden von McDonald (1984) 3 klinische Symptome zur Charakterisierung des Krankheitsbildes aufgeführt. Zwei der 3 Symptome (1. Lebervergrößerung oder Schmerzen im rechten oberen Quadranten. 2. Ikterus, 3. Aszites oder Gewichtzunahme um mehr als 5% des Körpergewichts) sollten bei der VOD der Leber mindestens vorliegen. Wenn die VOD („veno-occlusive disease") der Leber im Rahmen der Nephroblastomtherapie auftritt, wo sie insbesondere bei kleinen Kindern mit einem Körpergewicht bis 12kg unter Therapie mit Actinomycin D und Vincristin beobachtet wird, ist die Letalität trotz der Schwere des Krankheitsbildes sehr gering. Dosisreduktionen der Zytostatika bei der Chemotherapie von kleinen Kinder führten bereits zur Senkung der Hepatotoxizität im Rahmen der SIOP. Ein weiterer Risikofaktor zur Entwicklung einer VOD stellt eine abdominale Radiatio unter Einbeziehung der Leber in das Bestrahlungsfeld dar, insbesondere, wenn die notwendigen Dosisreduktionen der Zytostatika unter und im 11 Zyklus nach Bestrahlung nicht beachtet werden (Flentje et al. 1994).

Als akute Nebenwirkung wird zudem bei etwa 6 % der Nephroblastompatienten eine objektivierbare vincristinbedingte Neuropathie entsprechend dem WHO-Toxizitätsgrad II-IV beobachtet. Diese ist zumeist reversibel und beschränkt sich auf periphere Polyneuropathie, z.T. mit Paresen peripherer Nerven und einem ataktischen Gangbild. Gelegentlich wird auch die Entwicklung eines paralytischen Ileus beschrieben. Sehr selten aber tritt eine schwere Paraplegie auf, die von Blasendysfunktion begleitet wird.

Unter den späten Nebenwirkungen sieht man selten eine adriamycinbedingte Kardiotoxizität. Gefährdet sind besonders Patienten im Stadium IV wegen ihrer relativ hohen kumulativen Adriamycindosis von 400 mg/m^2 KG. Ein zusätzlicher Risikofaktor stellt dann eine gleichzeitige ausgedehnte pulmonale und/oder abdominale Radiatio dar.

Dazu wird nach abdominaler und pulmonaler Bestrahlung des wachsenden kindlichen Skeletts eine erhöhte Anzahl von Wachstumsverzögerungen bzw. Skoliosen beobachtet (Rate et al. 1991). In den letzten Jahren sind zunehmend die Nebenwirkungen des Ifosfamids, das insbesondere bei ungünstiger Histologie als Zytostatikum eingesetzt wird, in den Vordergrund getreten (Rossi et al. 1993). Etwa 9 % der Kinder leiden zumindest passager an der entsprechenden Tubulustoxizität mit Proteinurie. Die Tubulopathie kann zudem im Extremfall mit Phosphatverlust einhergehen und bis zum Vollbild des Fanconi-Syndroms ausgeprägt sein. Besonders risikoreich ist die abdominale Bestrahlung unter Einbeziehung eines Teils der Niere bei gleichzeitiger Ifosfamidbehandlung.

Beeinträchtigung der Fertilität, z.T. erschwerte Schwangerschaften und Sterilität werden nach Einsatz einer ausgedehnten abdominalen Bestrahlung beobachtet. Allerdings beziehen sich die bisher veröffentlichten Daten auf frühere, aggressivere Behandlungsprotokolle (Hawkins u. Smith 1989).

Überlebenswahrscheinlichkeit

Die Heilungschancen in den beiden Therapieansätzen – generelle primäre Operation und nur individuelle Indikation zur präoperativen Chemotherapie oder generalisierte präoperative Chemotherapie – zeigen bisher keine wesentlichen Unterschiede.

Die Fünfjahresüberlebensrate ist mit annähernd 90 % beim Nephroblastom beispielhaft. Allerdings ist sie im wesentlichen auf die guten Ergebnisse der Standardhistologie zurückzuführen. Patienten mit ungünstiger Histologie, die bei ca. 12 % der Patienten vorhanden ist, haben eine eingeschränkte Gesamtprognose von etwa 50 % ereignisfreiem Überleben. Zu einer weiteren Risikogruppe zählen Patienten im Stadium IV und metastatischem Befall mehrerer Organsysteme (z.B. Lunge, Leber und Knochen).

Die nichttumorbedingte Therapieletalität liegt in der SIOP-9/GPOH-Studie unter 1,5 % bei Nephroblastomen. Dabei handelt es sich häufiger um eine zytostatika- als eine operationsbedingte Letalität. Intra- bzw. perioperativ sind insbesondere die Neugeborenen bzw. Säuglinge gefährdet.

Rezidive und metachrone Nephroblastome

Fast alle Rezidive des Nephroblastoms ereignen sich innerhalb der ersten 3 Jahre nach Diagnose des Primärtumors. Späte Rezidive zwischen dem 3. und 5. Jahr gelten bereits als Seltenheit. Dagegen können metachrone Nephroblastome sich durchaus später, d. h. nach dem 3. Jahr nach Primärdiagnose, entwickeln.

Der überwiegende Teil der Rezidive des Nephroblastoms erfolgt pulmonal, wohingegen die lokalen Rezidive eher in den Hintergrund treten. Die Chancen, daß ein Kind mit Rezidiv erfolgreich behandelt werden kann, sind sowohl von der Ausbreitung, der Histologie und dem Zeitpunkt des Rezidivs als auch vom initialen Stadium und der damaligen Histologie bzw. der entsprechenden Primärtherapie abhängig.

Ein Patient im initialen Stadium I und Standardhistologie hat im Falle eines pulmonalen Rezidivs gute Heilungschancen. Das pulmonale Rezidiv eines Patienten im initialen Stadium IV und Anaplasie hat dagegen kaum mehr Chancen, erfolgreich behandelt zu werden.

Zweitmalignome

Sekundäre Neoplasien nach einer Nephroblastomtherapie werden relativ selten beschrieben. Gefährdet sind insbesondere Patienten nach Bestrahlungstherapie (Breslow et al. 1988).

Ausblick

Die aktuelle Nephroblastomstudie SIOP 93-01

Nach den befriedigenden Ergebnissen der Nephroblastomstudie SIOP 9 bezüglich der Überlebenszeit bei der großen Gruppe von Tumoren intermediärer Malignität und den immer noch bedauerlich schlechten Ergebnissen bei den seltenen Tumoren hoher Malignität, wurde ein neues Studienkonzept entworfen. Die Konzeption dieser aktuellen Studie beinhaltet 2 Hauptprinzipien: Therapieminimierung durch weitere Reduktion der Chemotherapie im großen Patientenkollektiv mit günstiger Gesamtprognose und starke Therapieintensivierung bei der kleinen prognostisch ungünstigen Patientengruppe. Seit April 1994 werden Nephroblastome in Deutschland entsprechend diesem neuen

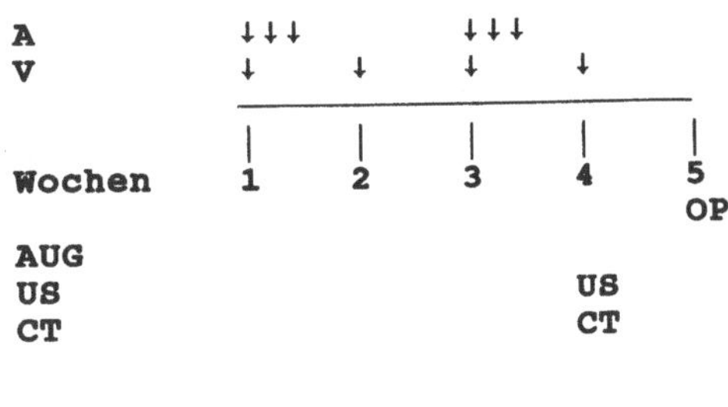

Abb. 9. Präoperative Chemotherapie der SIOP-93-01-Therapiestudie für Stadium I–III. *AUG* Ausscheidungsurographie; *US* Ultraschall; *CT* Computertomographie; *OP* Tumoroperation

Therapiestudienprotokoll der SIOP 93-01 behandelt. Es ist Hauptaufgabe der neuen Therapiestudie zu prüfen, ob in der großen Gruppe Stadium I von intermediärer Malignität eine Verkürzung der postoperativen Chemotherapie nach 4wöchiger präoperativer Therapie (Abb. 9) möglich ist. Diese Studienfrage wird im Rahmen einer zentralen Randomisation gestellt (Abb. 10).

Patienten mit Nephroblastomen hoher Malignität und solche im Stadium IV und unzureichender Response bzw. Resektabilität der Metastasen nach 6wöchiger präoperativer Chemotherapie werden nun postoperativ intensiver zytostatisch behandelt. Sie erhalten zusätzlich die hocheffektiven, in der Rezidivtherapie bereits erfolgreich erprobten Zytostatika Etoposid (VP 16) und Carboplatin.

Im Rahmen der SIOP-93-01-Studie empfiehlt man zudem, die sehr kleinen Patientengruppen mit hoher Rezidivwahrscheinlichkeit, d.h. einer Wahrscheinlichkeit für rezidivfreies Überleben von weniger als 30 %, einer zusätzlichen Therapieintensivierung zuzuführen. Sie erhalten nach Erreichen einer Vollremission im Rahmen der Primärtherapie eine myeloablative zytostatische Konditionierungstherapie mit hochdosiertem Carboplatin, VP 16 und Melphalan mit anschließender autologer Stammzellentransplantation.

Kleinere Variationen in der Definition und pathologischen Subklassifikation wurden in dem Sinne vorgenommen, daß in dieser Studie die Rhabdoidtumoren endgültig nicht mehr zu den Nephroblastomen, sondern zur Gruppe der Weichteilsarkome gerechnet werden. Die sehr seltenen hochdifferenzierten epithelreichen Nephroblastome werden zu den niedrigmalignen Nephroblastomen gezählt, da sie in der Vergangenheit einen günstigen Verlauf zeigten.

Partielle Nephrektomie

Eventuell wird durch weitere Entwicklungen von Operationstechnik und Bildgebung bei initialer und Follow-up-Diagnostik in Zukunft die Häufigkeit von

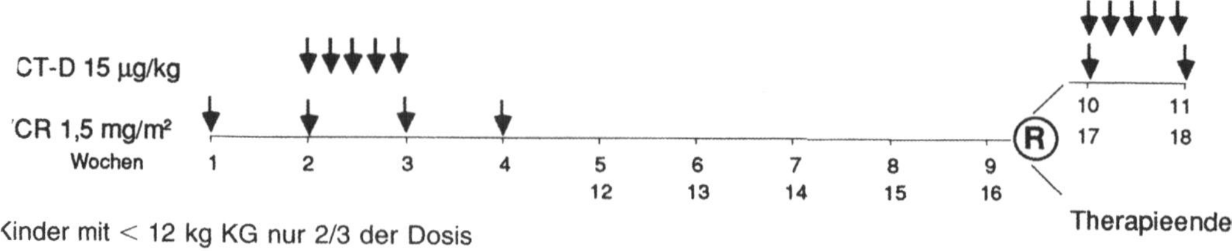

Abb. 10. Postoperative Chemotherapie der-SIOP-93-01-Therapiestudie für Patienten in Stadium I mit Standardhistologie. R = Randomisation

partiellen Nephrektomien bei sehr kleinen unilateralen Nephroblastomen der Stadien I-III zu erhöhen sein, ohne das Rezidivrisiko zu verändern.

Intraoperative Bestrahlung

Die bei Erwachsenen in wenigen Zentren erprobte Praxis der intraoperativen Bestrahlung erlaubt eine das Umgebungsgewebe des Bestrahlungsareals durch gezielte Abdeckung weniger gefährdende abdominale Radiatio. Dabei ist eine postoperative Aufsättigung der Dosis mit konventioneller fraktionierter Bestrahlung notwendig. Diese Technik könnte möglicherweise in Zukunft auch im Kindesalter in manchen Fällen extensiver Feldgrößen die Nebenwirkungen der Bestrahlung auf das wachsende Gewebe vermindern helfen. Bisher wurde diese intraoperative Bestrahlung bei Nephroblastomen lediglich in der Rezidivtherapie eingesetzt.

Pathologische Klassifikation

Seit Frühjahr 1994 erprobt das pathologische Panel der SIOP in Absprache mit den Pathologen der NWTS eine neue Subklassifikation auf ihre mögliche prognostische Bedeutung. Diese neue Arbeitsklassifikation (Stockholm Working Classification) versucht nun erstmals, auch die regressiv-nekrotischen Veränderungen, die unter Vortherapie auftreten, beim Grading der Tumoren mitzuberücksichtigen. Dahinter steht die Überlegung bzw. Beobachtung, daß Nephroblastome, die auf die milde zytostatische Vortherapie mit Actinomycin D und Vincristin mit einer kompletten Nekrose reagieren, eine günstige Prognose haben. Wenn diese Beobachtungen anhand der neuen Arbeitsklassifikation statistisch bewiesen werden, würden nach Vortherapie komplett nekrotische Tumoren in Zukunft im Stadium I wie alle niedrigmalignen Nephroblastome keine postoperative Therapie benötigen.

Möglichkeiten molekulargenetischer Untersuchungen

Das Hauptziel der genetischen Forschung beim Wilms-Tumor besteht gegenwärtig darin, neue genetische Veränderungen bzw. Gene zu finden, die es erlauben, verschiedene Risikogruppen abzugrenzen. Diese Ergebnisse sollten möglichst mit der herkömmlichen morphologisch-pathologischen Zuordnung der Wilms-Tumoren korreliert werden. Interessante Fortschritte diesbezüglich wurden kürzlich publiziert, wobei Veränderungen des Genortes p53 auf dem kurzen Arm von Chromosom 17 insbesondere bei anaplastischen Tumoren gefunden wurden. Die Relevanz und die Bedeutung dieser Ergebnisse müssen allerdings noch bewiesen werden (Bardeesy et al. 1994).

Des weiteren wird vermutet, daß genetische Veränderungen auf dem langen Arm von Chromosom 16 und auf dem kurzen Arm von Chromosom 1 von prognostischer Bedeutung sein könnten. Sollten diese Untersuchungen in der weiteren Zukunft erfolgreich sein, könnte möglicherweise die genetische Untersuchung der Tumoren dazu beitragen, risikoadaptierte und individualisierte Therapiekonzepte bei den entsprechenden Patienten einzusetzen.

Literatur

Bardeesy N, Falkoff D, Petruzzi MJ et al. (1994) Anaplastic Wilms' tumour, a subtype displaying poor prognosis, harbours p53 gene mutations. Nature Genetics 7:91–97

Beckwith JB (1993) Precursor lesions of Wilms' tumor: clinical and biological implications. Med Pediatr Oncol 21:158–168

Beckwith JB, Palmer NF (1978) Histopathology and prognosis of Wilms' tumor. Results from the First National Wilms' Tumor Study. Cancer 41:1937–1948

Breslow NE, Norkool PA, Olshan A, Evans AE, D'Angio GJ (1988) Second malignant neoplasm in suvivors of Wilms' tumor: A report from the National Wilms' Tumor Study. J Natl Cancer Inst 80:592–595

Breslow N, Olshan A, Beckwith JB, Green DM (1993) Epidemiology of Wilms tumor. Med Pediatr Oncol 21:172–181

Clericuzio CL (1993) Clinical phenotypes and Wilms tumor. Med Pediatr Oncol 21:182–187

Coppes MJ (1993) Serum biological markers and paraneoplastic syndromes in Wilms Tumor. Med Pediatr Oncol 21:213–221

D'Angio GJ, Breslow N, Beckwith JB et al. (1989) Treatment of Wilms' tumor: Results of the Third National Wilms' Tumor Study. Cancer 64:349–360

Flentje M, Weirich A, Pötter R, Ludwig R (1994) Hepatotoxicity in irradiated nephroblastoma patients during postoperative treatment according SIOP 9/GPOH. Radiother Oncol 31:222–228

Gutjahr P, Kaatsch P, Spaar HJ et al. (1990) Klinik, Therapie und Prognose bei 373 Kindern mit Wilms-Tumoren – Ergebnisse der bundesweiten Studie 1980–1988. Akt Urol 21:132–141

Hawkins MM, Smith RA (1989) Pregnancy outcomes in childhood cancer survivors: Probable effects of abdominal irradiation. Int J Cancer 43:399–402

Kaatsch P, Haaf HG, Michaelis J (1994) Jahresbericht 1993 des Deutschen Kinderkrebsregisters. Johannes-Gutenberg-Universität, Institut für Medizinische Statistik und Dokumentation, Mainz

Kälble T, Stähler G, Richter, GM, Waldherr R (1990) Der Wilmstumor im Erwachsenenalter. Urologe [A] 29:215–218

Knudson AG (1993) Introduction to genetics of primary renal tumors in children. Med Pediatr Oncol 21:193–198

Ludwig R, Weirich A, Pötter R et al. (1992) Präoperative Chemotherapie des Nephroblastoms. Klin Pädiatr 204:204–213

McDonald GB, Sharma P, Matthews DE, Shulman HM, Thomas ED (1984) Veno-occlusive-disease of the liver after bone marrow transplantation: Diagnosis, incidence and predisposing factors. Hepatology 4:116–122

Rate WR, Butler MS, Robertson WW, D'Angio GJ (1991) Late orthopedic effects in children with Wilms' tumor treated with abdominal irradiation. Med Pediatr Oncol 19:265–268

Rieden K, Weirich A, Tröger J, Gamroth AH, Raschke K, Ludwig R (1993) Accuracy of diagnostic imaging in nephroblastoma before preoperative chemotherapy. Eur Radiol 3:115–122

Rossi R, Rath B, Ullrich K, Ehrich JHH (1993) Ifosfamid-induzierte Nephrotoxizität. Monatsschr Kinderheilk 141:594–601

Schmidt D, Harms D, Leuschner I (1992) Malignant renal tumors of childhood. Pathol Res Pract 188:1–15

Sachverzeichnis

Springer
und
Umwelt

Als internationaler wissenschaftlicher
Verlag sind wir uns unserer besonderen
Verpflichtung der Umwelt gegenüber
bewußt und beziehen umweltorientierte
Grundsätze in Unternehmens-
entscheidungen mit ein. Von unseren
Geschäftspartnern (Druckereien,
Papierfabriken, Verpackungsherstellern
usw.) verlangen wir, daß sie sowohl
beim Herstellungsprozess selbst als
auch beim Einsatz der zur Verwendung
kommenden Materialien ökologische
Gesichtspunkte berücksichtigen.
Das für dieses Buch verwendete Papier
ist aus chlorfrei bzw. chlorarm
hergestelltem Zellstoff gefertigt und im
pH-Wert neutral.

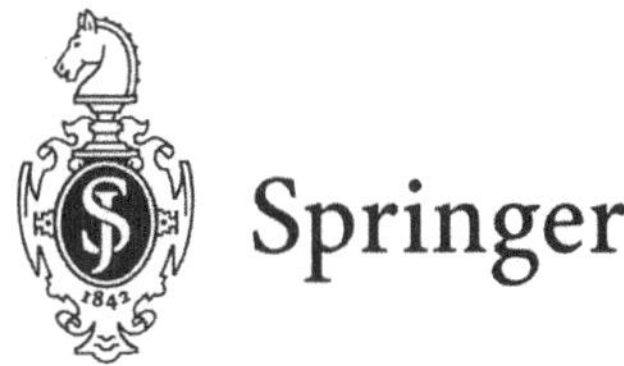

Springer